基本を学ぶ 看護シリーズ 3

病気の成り立ちを知る

草間朋子・脊山洋右・松本純夫 監修

穴沢小百合・竹内朋子・松本和史
松山友子・草間朋子・松本純夫 著

東京化学同人

"基本を学ぶ 看護シリーズ"の刊行にあたって

　チーム医療が不可欠な時代を迎えております.

　患者さんの最も身近な存在としてかかわってきた看護職は,"チーム医療のキーパーソン"として活躍することが期待されております.

　チーム医療のキーパーソンであるためには,対象者を"ヒト","人","人間"として的確に観察・評価し,医療関係者の間のコミュニケーションをとりながら,対象者の多様なニーズに的確に対応できる能力が求められます.

　チーム医療における看護職の役割は,患者さんたちのQOL(生活の質)の向上を図るための"症状マネジメント"であると考えております.個々の患者さんと向き合うたびに,患者さんの声にしっかりと耳を傾け(傾聴),自分自身の五感を活用して患者さんの状態を的確に把握し,最適な対応が何であるかを判断できなければなりません.まず,生物学的な"ヒト"としての人体の構造および機能を理解したうえで,さらに,疾病などに関する知識を活用し,それぞれの"人"の身体のなかで何が起こっているかを的確に推測できる能力が必要とされます.社会生活を送る人(人間)に対して看護職として必要なサポートを的確にできる能力も必要とされます.

　症状マネジメントに不可欠とされる面接,フィジカルアセスメントの能力を習得し,常に活用できる状態にしておくために,医学・生物学の知識を段階的,系統的に理解し,しっかり身につけることができるようにと考え,このたび,東京化学同人のご協力を得て,'1. 自然科学の基礎知識を知る','2. からだの仕組みと働きを知る','3. 病気の成り立ちを知る','4. くすりの基礎を知る','5. 健康を維持する仕組みを知る'の5巻からなる"基本を学ぶ 看護シリーズ"を刊行することにしました.

　'1. 自然科学の基礎知識を知る'では,生物学,化学,物理学の幅広い知識のなかから看護に必要とされるエッセンスを選択し,生物学的な"ヒト"を理解するうえで必要とされる基礎的な知識を解説することにしました.

　'2. からだの仕組みと働きを知る'では,"身体の構造と機能(解剖/生理)"の基礎的な知識をまとめ,さらに看護職に必要とされる"フィジカルアセスメント"との関連性も理解できるようにしたつもりです.

　'3. 病気の成り立ちを知る'では,看護職が臨床現場で遭遇する可能性の高い症状と疾病を取上げ,看護師に必要とされるフィジカルアセスメント,臨床検査に関する基礎的な知識をまとめ,適切な症状マネジメントにつなげられるようにしました.

　'4. くすりの基礎を知る'では,個々の患者さんに対して,医師が処方し,薬剤師により調剤された薬剤を,患者さんが安全に,安心して服用できるように支援するための基礎的な知識をまとめることにしました.

　'5. 健康を維持する仕組みを知る'では,"健康寿命の延伸"に向けて看護師として

対象者自身の自助努力を支援する方策や健康増進の共助，公助の仕組みについての基礎的な知識についてまとめることにしました．

　チーム医療を円滑に進めていくための基本は，患者さんに関する情報をチーム医療を担う医療職の間で共有することです．患者さんの最も身近で，四六時中患者さんとかかわっている看護職は，患者さんに関する情報を最も早く入手することができ，そして，多くもっております．本"看護シリーズ"を活用して，患者さんに関する情報を的確に"つかみ"，"つたえ"，"つかって"いくスキルを，常に磨いていってほしいと思います．

　本"看護シリーズ"は，看護の基礎教育にかかわっている教員たちが中心となって執筆しました．各巻とも，コラム欄をできるだけ数多く設け，基礎的な知識と看護の実践が結びつくように工夫してみました．各巻には空白の部分がたくさんあります．読者のみなさんがそれぞれメモができるようにと考えました．空白部分にできるだけたくさんのメモを書き込み，各自の知識をまとめる教科書として使っていただければ幸甚に存じます．

　看護師も人である以上，忘れることは当たり前です．そんなときに，知識を再確認する手段のひとつとしても本"看護シリーズ"を活用していただければと思っております．

　本"看護シリーズ"の刊行にあたりましては，編集者としての素晴らしい才能をおもちの東京化学同人の住田六連さん，福富美保さんをはじめ関係者みなさまの多大なご協力をいただきました．

　　2018 年 8 月

監修者を代表して

草　間　朋　子

ま え が き

　"基本を学ぶ 看護シリーズ"の"3. 病気の成り立ちを知る"を完成することができました.

　看護学生を対象にした疾病・病気に関連する数多くの著書が,すでに出版されております.また,インターネットから疾病・病気に関する情報を簡単に入手することも可能な状況にあり,情報過多の時代を迎えております.

　このような社会のなかで,本巻の執筆にあたり,最も重視した点は,看護師の役割は患者さんや対象者の方々の"症状マネジメント"であり,看護学を学ぶ学生たちが本書を通して,患者さんにとって最適な症状マネジメントを提供できるスキルを習得できるようにすることでした.執筆にあたり関係者の間で議論を重ね,構成にも工夫を加えたつもりでおります.

　'第1章 疾病を理解するための基本的事項'では,チーム医療を進めていくうえで,他の医療職との情報共有にあたって不可欠とされる医学的知識を中心にまとめました.

　'第2章 面接・観察を通して状態を把握する'では,患者さんの状態を正確に観察するための面接と看護師の五感を活用して行われるフィジカルアセスメントに関する知識・技術を記載しました.

　'第3章 臨床検査の結果を通して状態を把握する'とし,患者の症状を把握するための手段として,面接,フィジカルアセスメントと並行して重要とされる臨床検査結果の見方に関する知識について記載しました.画像診断を含む,臨床で行われている検査などは時間の経過とともに進歩しております.本書では,従来から日常的に行われている臨床検査を取上げることにしました.

　'第4章 患者の症状から病気を推定する'は,本書の基幹となる章であると認識しております.遺伝子診断を含め,臨床検査は進化し,新しい疾患も次から次へと見つけられており,症状に対する処置などは医療技術の進歩に伴い変化しますが,患者さんの訴える症状は,今も昔も大きな違いはないと考えております.

　'第5章 看護師が知っておきたい疾病'には,臨床現場で遭遇する機会の多い疾病を取上げ,個々の疾患とそれに対する対応の概要を記述しました.特に治療に関しては簡単な記述にとどめました.これは,"疾病マネジメント",すなわち病気そのものに注目し,治療しコントロールするのは,医師の役割であると考えたからです.

　看護学生に必要とされる疾病に関する知識については網羅的に取上げたつもりです.本書が看護学生のスキルアップの一助になれば,と思っております.

　東京化学同人の住田六連さんと福富美保さんお二人の素晴らしい編集者とともに,本書の刊行にこぎつけることができましたことを感謝申し上げます.

　　2018年8月

草 間 朋 子
松 本 純 夫

基本を学ぶ 看護シリーズ

シリーズ監修

草 間 朋 子　東京医療保健大学 副学長, 医学博士
脊 山 洋 右　東京医療保健大学 客員教授, 医学博士
松 本 純 夫　国立病院機構東京医療センター 名誉院長, 医学博士

第3巻　病気の成り立ちを知る

編　集

草 間 朋 子　東京医療保健大学 副学長, 医学博士
松 本 純 夫　国立病院機構東京医療センター 名誉院長, 医学博士

執　筆　者

穴 沢 小 百 合　元東京医療保健大学東が丘・立川看護学部 准教授, 修士（看護学）
草 間 朋 子　東京医療保健大学 副学長, 医学博士
竹 内 朋 子　東京医療保健大学東が丘・立川看護学部 准教授, 博士（保健学）
松 本 和 史　東京医療保健大学東が丘・立川看護学部 准教授, 修士（保健学）
松 本 純 夫　国立病院機構東京医療センター 名誉院長, 医学博士
松 山 友 子　東京医療保健大学東が丘・立川看護学部 教授, 博士（看護学）

（五十音順）

目　　次

第1章　疾病を理解するための基本的事項……………………………………………1

1・1　炎　　症…………（松本和史）………1	1・5　代謝障害…………（草間朋子）……14
1・2　腫　　瘍…………（松本和史）………3	1・6　免疫機能の異常……（松本和史）……17
1・3　感　　染…………（松本和史）………8	1・7　遺伝性疾患…………（草間朋子）……21
1・4　循環障害…………（草間朋子）……11	1・8　死　　亡…………（竹内朋子）……26

第2章　面接・観察を通して状態を把握する…………………………（穴沢小百合）……33

2・1　面接・観察の目的……………………33	2・4　フィジカルアセスメント……………45
2・2　面接・問診（健康歴などの聴取）……33	2・5　胸部のフィジカルアセスメント………47
2・3　バイタルサイン………………………35	2・6　腹部のフィジカルアセスメント………50

第3章　臨床検査の結果を通して状態を把握する……………（草間朋子，松本純夫）……53

3・1　一般血液検査…………………………53	3・8　放射線検査……………………………81
3・2　血液生化学検査………………………58	3・9　MRI 検査……………………………85
3・3　尿検査，腎機能検査…………………63	3・10　遺伝子検査……………………………86
3・4　便　検　査……………………………67	3・11　染色体検査……………………………90
3・5　心　電　図……………………………70	3・12　視覚検査………………………………91
3・6　呼吸器系の検査………………………74	3・13　聴力検査………………………………93
3・7　超音波検査……………………………79	

第4章　患者の症状から病気を推定する……………………………………………97

4・1　意識障害…………（竹内朋子）……97	4・10　脱　　水…………（松本和史）…133
4・2　けいれん…………（松本和史）…101	4・11　発汗の異常………（穴沢小百合）…136
4・3　発　　熱…………（草間朋子）…105	4・12　リンパ節腫脹………（松本和史）…140
4・4　頭　　痛…………（松山友子）…108	4・13　不　整　脈………（穴沢小百合）…143
4・5　胸　　痛…………（松山友子）…112	4・14　呼吸困難…………（松本和史）…148
4・6　腹　　痛…………（松山友子）…116	4・15　咳嗽，喀痰………（松本和史）…151
4・7　腰　　痛…………（松山友子）…120	4・16　下　　痢…………（竹内朋子）…155
4・8　関　節　痛………（松山友子）…124	4・17　便　　秘…………（草間朋子）…158
4・9　浮　　腫…………（竹内朋子）…128	4・18　食欲不振…………（竹内朋子）…162

4・19　嘔　　吐……………………（竹内朋子）…164
4・20　排尿障害…………………（穴沢小百合）…167
4・21　皮疹（発疹）…………………（松山友子）…171
4・22　褥　　瘡……………………（松山友子）…175
4・23　四肢のしびれ（感覚障害）
　　　　　　　　　　　…………（松山友子）…183
4・24　めまい……………………（穴沢小百合）…187
4・25　聴覚障害（難聴）…………（松本和史）…191
4・26　視力障害…………………（竹内朋子）…195
4・27　幻覚，妄想…………………（松本和史）…200
4・28　更年期障害（女性）………（草間朋子）…203

第5章　看護師が知っておきたい疾病………………………（草間朋子，松本純夫）…207

5・1　糖　尿　病………………207
5・2　脂質異常症………………211
5・3　高血圧症…………………213
5・4　低　血　圧………………215
5・5　狭　心　症………………216
5・6　心筋梗塞…………………218
5・7　脳　梗　塞………………222
5・8　脳　出　血………………226
5・9　くも膜下出血……………227
5・10　下肢静脈瘤………………229
5・11　インフルエンザ…………231
5・12　慢性閉塞性肺疾患（COPD）………232
5・13　肺　結　核………………236
5・14　肺　　炎…………………240
5・15　気　　胸…………………243
5・16　胃・十二指腸潰瘍………244
5・17　肝　　炎…………………247
5・18　肝　硬　変………………252
5・19　腎盂腎炎…………………254
5・20　尿　毒　症………………256
5・21　関節リウマチ……………258
5・22　膠　原　病………………262
5・23　サルコイドーシス………264
5・24　帯状疱疹…………………266
5・25　麻　　疹…………………268
5・26　風　　疹…………………270
5・27　熱　　傷…………………271
5・28　骨　　折…………………274
5・29　パーキンソン病…………278
5・30　アルツハイマー型認知症………280
5・31　うつ　病…………………284
5・32　統合失調症………………287

索　　引………………………………………………………………………293

1 疾病を理解するための基本的事項

1・1 炎 症 inflammation

炎症とは，生体が何らかの原因で傷害を受けた際に起こる一連の反応のことであり，生体の防御反応のひとつである．細胞や組織が傷害された際に，炎症反応により傷害を局所にとどめ，異物を排除し，傷害を受けた組織を修復することができる．炎症はありふれた病態で，肝炎，肺炎，皮膚炎，胃炎など炎症を主体とする疾患は数多く存在する．一方で，炎症反応が過剰に生じ，生体に不利益（疾患）をもたらす場合もあり，**アレルギー**が代表的な例である．

炎症をひき起こす原因は，物理的要因，化学的要因，生物的要因の三つに大別できる（表 1・1）．外部からの刺激だけでなく，生体内にある物質が炎症をひき起こすこともある．

1・1・1 炎症の症状

炎症の徴候として，① **発赤**，② **発熱（熱感）**，③ **腫脹**，④ **疼痛**の四徴候（**ケルススの四徴候**），もしくは，⑤ **機能障害**を含めた五徴候が出現する（**ガレノスの五徴候**）．たとえば，転倒して膝を擦りむいたら，膝は赤くなり（発赤），熱を帯びてくる（熱感）．さらに擦りむいた部位は腫れ（腫脹），痛くなる（疼痛）．擦りむいた傷が回復するにつれ，これらの徴候は改善し，炎症反応は終息する．

炎症が強かったり広範囲にわたる場合，全身性の発熱もみられる．これは，マクロファージから分泌される**サイトカイン**（⇨ **コラム❶**）が，体温調節中枢である前視床下部に作用するためである．

また，細菌が原因で炎症を生じた場合，細菌のなかには**毒素**を産出するものがあり，これらが発熱物質として作用することもある．

表 1・1 炎症の原因

分 類	原因および疾患の例
物理的要因	機械的（外傷，手術） 熱（熱傷，凍傷） 放射線（放射線障害） 光（白内障） 電気（感電）
化学的要因	有毒ガス（慢性気管支炎） 重金属（神経障害） 酸，アルカリ 低酸素
生物的要因	ウイルス（肝炎，感冒） 細菌（肺炎） 真菌（カンジダ症，肺炎） 寄生虫（アニサキス） 自己免疫反応（関節リウマチ，アレルギー）

コラム❶ サイトカイン

免疫に関係する細胞から分泌されるタンパク質，インターロイキン 1（IL-1）など．（本シリーズ "1. 自然科学の基礎知識を知る"，p.154 参照．）

1・1・2 炎症の過程

炎症反応には，傷害を受けた部位の血管と結合組織，血液中に存在する白血球と血漿が関与する．炎症反応は，図1・1に示す一連の過程からなる．炎症反応の進行は連続的に進み，傷害を受けた身体部位によって進行度が異なり，さまざまな段階が混在することがある．

a. 細胞の変性・壊死　傷害の生じた局所では，まず，細胞の変性や壊死が起こる．変性・壊死した細胞から**ヒスタミン**や**セロトニン**などの化学伝達物質が放出され，生体は防御反応を開始する．

b. 充血と滲出　化学伝達物質の働きにより，局所の血管（毛細血管，細動脈，細静脈）が拡張し血流が増加する（**充血**）．傷害を受けた局所が充血することにより，炎症に関与する白血球や血漿が炎症の部位に集まりやすくなる．充血により，発熱や発赤が生じる．その後，血管壁の透過性が高まり，血漿成分や白血球が血管外に漏れ出て（**滲出**），障害を受けた部位に移動する．これにより**浮腫**を生じ，炎症徴候としての**腫脹**がみられる．液体である血漿が滲出することで，傷害をひき起こした毒素を希釈する効果があるほか，血漿中に含まれる免疫グロブリンを傷害局所に集中させることができる．さらに血漿中の**フィブリン**が病原体をとらえ，病原体の拡散を防止する作用もある．

c. 炎症性細胞浸潤　白血球のうち，まず**好中球**が，その後，単球（血管外に滲出すると**マクロファージ**とよばれる細胞に変化する）やリンパ球が血管外に滲出し，目的の部位に移動する．これらの白血球は，さまざまな化学伝達物質や毒素を感知しながら能動的に移動する（**遊走**）．好中球は炎症局所で細菌などの異物を自身の細胞内に取込み，自身のもつ酵素によって消化する（**貪食**）．マクロファージは，貪食のほか，免疫系に指令の信号を送る機能をもつ．リンパ球は，抗体を介して微生物を攻撃したり，ウイルス感染細胞を直接攻撃する．そのほか，これらの細胞は，サイトカインなどの化学伝達物質を放出し炎症の進行をコントロールする．

d. 肉芽形成　傷害の範囲が小さく，炎症原因物質が速やかに除去された場合，元どおりに治癒する．転んでできた傷口を洗浄するのは，炎症原因物質を減らし，炎症を治癒させるのに効果がある．しかし，傷害の範囲が大きかったり，原因物質が長時間とどまっていた

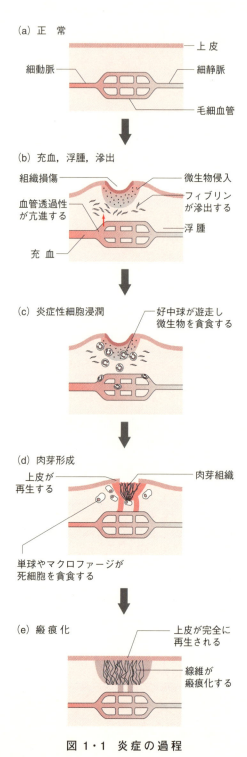

図1・1　炎症の過程

場合，傷害部位が**肉芽**や**瘢痕**といった別の組織に置換されて治癒することもある．この場合，まず，欠損・破壊された組織の周囲に毛細血管と線維芽細胞からなる肉芽組織が増殖する．肉芽組織は，血流に富んだ柔らかい組織で，修復に重要な役割を果たす．その後，肉芽組織中の毛細血管と線維芽細胞は減少し，硬い膠原線維が主体となり，最終的には瘢痕となる．瘢痕形成なく元どおりに治癒するものを**一次治癒**，瘢痕を形成して治癒するものを**二次治癒**という．

また，炎症の原因物質が除去されず，長期間炎症が続く場合もある（**慢性炎症**）．慢性炎症では，炎症の主役が好中球からマクロファージやリンパ球に代わる．また，組織修復の過程で炎症部位に**新生血管**が増殖し，線維組織が増加してくる．

1・2 腫　瘍 tumor

1・2・1 腫 瘍 と は

細胞は分裂・増殖を繰返し，細胞数を増加させることで細胞の塊となり，組織や臓器が形成される．ヒトの成長はこの細胞数の増加の結果である．細胞の分裂・増殖は秩序立って行われる．成長の過程で身長がいつまでも伸び続けることもないし，肝臓がいつまでも大きくなり続けることもない．それは細胞の分裂・増殖が一定のプログラムに沿ってコントロールされているからである．

このコントロールされたプログラムから外れて無秩序な分裂・増殖を続けた結果，形成される組織の塊のことを**腫瘍**といい，次のような特徴をもつ．

① **単クローン性**（たった1つの腫瘍細胞から分裂・増殖が始まって腫瘍の塊となる）

② **進行性**（徐々に大きくなる）

③ **無目的性**（正常で合理的な機能をもたない）

④ **正常組織傷害性**（正常な臓器・組織を破壊する）

1・2・2 腫瘍の分類（図1・2）

腫瘍のうち，分裂・増殖が際限なく続き，遠隔転移や再発を起こすものを**悪性腫瘍**という．腫瘍が増大すると周辺の臓器機能に影響を与えるようになり，治療をしなければ最終的にはその個体は死亡する．一方，遠隔転移

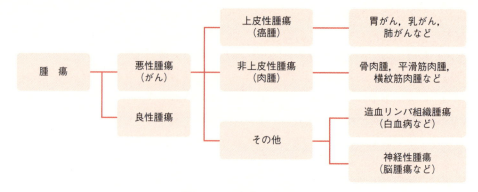

図 1・2 腫瘍の分類

を起こさず，局所で増殖し一定の大きさになったときに増殖が停止するものを**良性腫瘍**といい，無症状・無治療で経過するものが多い．

悪性腫瘍のうち，上皮組織に由来する腫瘍を**上皮性腫瘍**（**癌腫**，carcinoma）といい，肺がん，胃がん，大腸がんなどがある．上皮組織には皮膚，消化管や気道の粘膜，および，これらから分化した甲状腺や肝臓，膵臓などがある．一方，非上皮組織（結合組織や脂肪組織，骨，筋肉や神経）に由来する腫瘍を**非上皮性腫瘍**（**肉腫**，sarcoma）といい，骨肉腫，平滑筋肉腫などがある．神経内分泌腫瘍（以前はカルチノイドとよばれていた）も肉腫のひとつで，全身の臓器・組織に発生する．なお，**がん**（または**ガン**，cancer）と表す場合は悪性腫瘍全体（癌腫と肉腫）を含み，漢字で"癌"と表す場合は癌腫，すなわち上皮性の悪性腫瘍をさす場合が多い．

上記の病理学的な視点での分類以外に，がんの増殖する臓器・組織に着目して**固形腫瘍**と**血液腫瘍**に分類することもある．固形腫瘍とは肺がん，胃がん，乳がんのように臓器や組織で増殖した腫瘍細胞が塊として存在するものである．治療としては，手術で腫瘍細胞を取残しのないように切除すること（**根治切除**）が第一選択である．血液腫瘍は，造血器の細胞が腫瘍化したもので，白血病や悪性リンパ腫，多発性骨髄腫などがある．治療としては，手術は選択肢とはなりえず，**薬物療法**が第一選択となる．

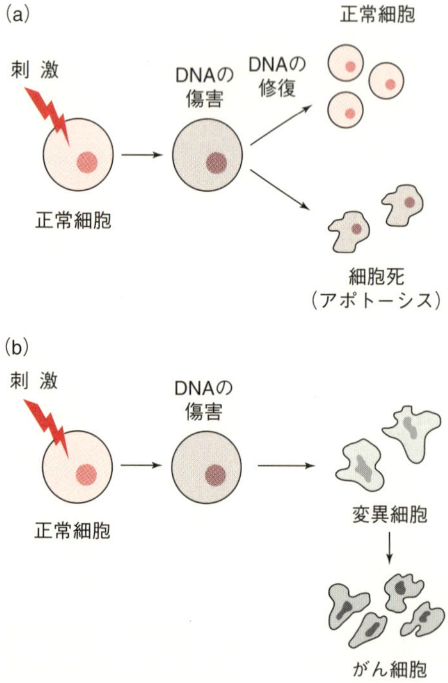

1・2・3 腫瘍の発生

腫瘍は，正常細胞の核内の遺伝子が何らかのきっかけで異常な遺伝子に姿を変えた（**遺伝子の変異**）結果，発

図 1・3 悪性腫瘍の発生の過程

生する．つまり腫瘍は遺伝子の病気といえる．正常細胞の遺伝子が異常な遺伝子に変異しても，変異した遺伝子を修復したり，逆に細胞死（アポトーシス）をひき起こしたりして，変異を起こした遺伝子をもつ細胞は取除かれることが多い（図1・3a）．しかし，なかには変異を起こした遺伝子が残ったまま細胞が生き残ることがある．このような細胞が腫瘍化し，異常な増殖を繰返して腫瘍となる（図1・3b）．

発がんに関連する遺伝子には**がん遺伝子**と**がん抑制遺伝子**があり，変異によりがん遺伝子が活性化したり，がん抑制遺伝子が不活性化したりすることで腫瘍化する．

遺伝子に変異を起こさせ，発がんをもたらす要因は**発がん因子**とよばれ，多くの因子が知られている．たとえば，たばこには約60種類の発がん因子が含まれている．また，放射線も発がん因子のひとつである．一部のウイルスも発がんに関与しており，B型肝炎ウイルスによる肝臓がんや成人型T細胞白血病I型ウイルスによる成人型T細胞白血病，ヒトパピローマウイルスによる子宮頸がんなどがある．

1・2・4 転 移

良性腫瘍が増殖をする際には，周囲の正常組織との境界は比較的明瞭である．一方，悪性腫瘍の場合には，周囲の正常組織内に腫瘍細胞が入り込むように浸潤し（⇨ **コラム2**），周囲との境界が不鮮明になる．また，その際に周囲の正常組織を破壊して広がる傾向がある．

さらに悪性腫瘍は，良性腫瘍とは異なり，発生した場所（**原発巣**）にとどまらず，遠隔に転移する性質（**遠隔転移**）をもつ（⇨ **コラム3**）．遠隔転移には，① **血行性転移**，② **リンパ行性転移**，③ **播種性転移（播種）**の三つの様式がある．

血行性転移では，腫瘍細胞が原発巣内で毛細血管や静脈の壁を破って血管内に侵入し，血流によって他の臓器・組織に運ばれその臓器や組織で分裂・増殖する．たとえば，大腸がんは門脈を介した血行性転移により肝臓へ転移しやすい．

リンパ行性転移では，腫瘍細胞がリンパ管内に侵入し，原発巣周囲のリンパ節（所属リンパ節）に転移する．所属リンパ節転移後，さらにリンパ管を経由し，遠隔に転移する．たとえば，胃がんでは左鎖骨上窩リンパ

コラム2 胃がんの浸潤範囲と深達度分類

胃がんの深達度は腫瘍細胞の浸潤範囲によって下図のように分類される．

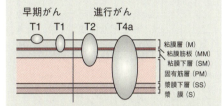

T1: がんの浸潤が粘膜（M）または粘膜下層（SM）に留まるもの
T2: がんの浸潤が固有筋層（PM）に至るもの
T3: がんの浸潤が漿膜下層（SS）に留まるもの
T4a: がんの浸潤が漿膜を越えているもの
T4b: がんの浸潤が胃壁を越え他臓器にも及ぶもの
TX: がんの浸潤の深さが不明なもの

図 胃がんの深達度分類

コラム3 がんの転移とステージ分類（TNM分類）

がんのステージ（病期）分類はがんの大きさ・浸潤範囲（T: 腫瘍），所属リンパ節転移の範囲や個数（N: リンパ節転移），遠隔転移の有無（M: 遠隔転移）に着目して表記される．手術治療や化学療法後の生存率はステージごとに統計結果が出ている．結腸がんの肝転移は切除で長期延命例があること，甲状腺がんでは肺転移があっても長期生存例があることなど，がんの種類別の特性を学ぶことが重要である．

わが国ではがんの状態や治療効果を記録する際の約束事を関連学会が取りまとめたものとして"癌取扱い規約"があり，胃がん，大腸がんなど20を超える取扱い規約が作成されている．

CT: computed tomography（コンピューター断層撮影）
MRI: magnetic resonance imaging（磁気共鳴画像）

コラム❹ 腫瘍マーカー

　血液中に含まれる，がん細胞がつくる物質またはその物質に反応して生体がつくる物質で，がんの存在，種類，程度などの判断に用いられるものを**腫瘍マーカー**という．がんの補助診断のほか，病期の分類，予後の判断，治療効果の予測などに利用されている．現在利用されている腫瘍マーカーは約40種類ある（下表）が，ほとんどは単独でがんの存在を判定できるほど精度は高くなく，早期診断に使用できる検査ではない．しかし，血液検査で簡易に測定できるため，特に進行したがんの推移を把握するのに広く用いられている．進行したがんの治療の前後での値の推移から，治療効果を推定したりする．

表　代表的な腫瘍マーカーと陽性となるがんの種類

腫瘍マーカー	陽性となるがんの種類
AFP	肝臓がん
CA125	卵巣がん，乳がん，膵臓がん
CA19-9	大腸がん，胃がん，卵巣がん
CEA	肺がん，大腸がん，膵臓がん，胃がん，乳がん
CYFRA	肺がん
NSE	神経芽細胞腫，肺小細胞がん
PSA	前立腺がん
SCC	食道がん，肺がん

AFP: α-fetoprotein（α-フェトプロテイン）
CA: carbohydrate antigen（糖鎖抗原）
CEA: carcinoembryonic antigen（がん胎児性抗原）
CYFRA: cytokeratin19 fragment（サイトケラチン19フラグメント）
NSE: neuron specific enolase（神経特異性エノラーゼ）
PSA: prostate-specific antigen（前立腺特異抗原）
SCC: squamous cell carcinoma（扁平上皮がん）

節へ転移することがあり，**ウィルヒョウ転移**という．

　また，胸膜や腹膜を越えて胸腔や腹腔などに腫瘍細胞が種をばらまくように転移するものを播種性転移（播種）という．胸膜播種や腹膜播種は，それぞれがん性胸膜炎やがん性腹膜炎を生じ，胸水や腹水が貯留する．

1・2・5　再　　発

　悪性腫瘍がCTやMRIで検出されるには1cm程度の大きさが必要である．これより小さい悪性腫瘍の場合，たとえ存在していても臨床的に検出することは困難である（⇨**コラム❹**）．手術や放射線治療などにより完全に腫瘍を取除いたと考えられた場合でも，わずかでも取残しがあれば，腫瘍が再び現れてくることがあり，これを**再発**という．原発巣のあった臓器や組織にみられる再発を**局所再発**，異なる臓器や組織に生じるものを**転移性再発**という．

1・2・6　腫瘍による身体への影響

　腫瘍が与える局所的な影響として，周囲の臓器や組織を圧迫することによる血行障害や機能障害がある．良性腫瘍でも生じることがあるが，増殖速度の速い悪性腫瘍の方が重篤な影響を与える．また，悪性腫瘍では周囲の血管に浸潤し破壊することで壊死や出血を起こしたり，消化管に発生した腫瘍が消化管の通過障害（腸閉塞など）を起こすこともある．

　腫瘍による局所の障害が主要な臓器に及ぶと全身に影響を与える．肺がんが気管支を閉塞すると，その末梢側の肺は空気が入らない無気肺の状態となり，呼吸機能が低下し，呼吸困難となる．さらに，閉塞した気管支の末梢側の肺で細菌が増殖することで，肺炎をひき起こしやすくなる．また，悪性腫瘍が進行し，全身に転移が及ぶようになると，腫瘍によるエネルギーの消費や慢性炎症などにより，全身が衰弱し体重が減少するようになる．このような病態は**悪液質**とよばれる．

　腫瘍細胞がタンパク質や糖鎖抗原あるいはホルモンに類似した物質を産出し，身体に影響を与えることもある．たとえば一部の肺がんや乳がんでは，副甲状腺ホルモン（パラトルモン）に似たタンパク質を分泌するものがあり，**高カルシウム血症**を生じさせる．

1・2・7 腫瘍に対する治療

悪性腫瘍の治療には，おもに，① **手術療法**，② **放射線療法**，③ **化学療法**，④ **ホルモン療法** がある．また，悪性腫瘍から生じる苦痛を和らげることを目的にした ⑤ **緩和療法** も治療の大きな柱となる．治療法は，悪性腫瘍の種類や進行度のほか，患者の全身状態や臓器機能，患者の意向などにより決められる．一般的には，悪性腫瘍の治療は侵襲が大きく，ときには副作用や合併症により命を落とすこともある．また，治療を行ったとしても，治癒が難しいことも少なくない（⇨ **コラム 5**）．そのため，看護師には，治療を選択する際に患者が十分な説明を受け，治療法や副作用などを理解したうえで，患者自身が納得できる治療法を選択できるよう援助する役割がある．また，治療が計画どおりに安全に行えるよう，十分な観察や異常の早期発見に努める必要がある．

a. 手術療法 転移のない固形腫瘍の大部分で，第一選択の治療法となっている．手術では，術後に再発しないように周辺リンパ節・組織を含め腫瘍をすべて摘出するのが原則である．完全に摘出できた手術を **根治的手術** という．このほか，腫瘍の完全切除をせずに，症状の緩和や生活の質（QOL）の改善を目的に行う手術もある（**姑息的手術**）．

b. 放射線療法 X 線，ガンマ線，電子線 などを用いて腫瘍細胞を死滅させる治療法である．体外から放射線を照射する方法（**体外照射療法**）や放射線が放出される物質をカプセルや針状の容器に密封し体内に埋め込んで行う方法（**密封小線源療法**），放射性物質（放射性医薬品）を体内に投与する方法（**核医学治療**）などがある．放射線療法は，単独で行う場合もあるが，手術療法や化学療法と組み合わせて行う場合が多い（**集学的治療**）．また，根治を目的とせずに骨転移に対する疼痛緩和目的で行う場合もある（**姑息的照射**）．

c. 化学療法 **抗がん剤** を用いた薬物療法で，固形腫瘍や血液腫瘍に対して用いられる．全身に薬物が届くので，手術療法や放射線療法と異なり，腫瘍が転移している場合や画像検査では検出できないほどの小さい腫瘍に対しても効果がある．従来型の抗がん剤は正常細胞に対しても強い毒性があるため，強い副作用が生じる．分子標的薬は，腫瘍細胞に特有の分子構造などを標的にして抗腫瘍作用を発揮する．正常細胞への作用が少なく

コラム 5　がんの 5 年生存率，10 年生存率

がんの診断日（または治療開始日）を起点として一定期間後に生存している確率を **生存率** といい，がんの治療効果を評価する重要な指標である．多くのがんでは，手術などの治療によってその時点では根治できたと思われても，しばらくたってから再発し，命を落とすことがある．そのため，診断後 5 年経過した時点での生存率（**5 年生存率**）をがんの治癒の目安としている．また，10 年経過した時点での生存率（**10 年生存率**）を指標とするがんもある．

生存率には **実測生存率**（単なる生存率ともいう）と **相対生存率** がある．実測生存率は，がん以外の死因も含めたすべての死亡に対する割合を計算する生存率である．相対生存率は，あるがんと診断された人のうち 5 年後に生存している人の割合（5 年実測生存率）が，日本人全体で 5 年後に生存している人の割合に比べてどのくらいであるかを表す生存率で，がん以外の死因により死亡する確率が異なる影響を補正した指標である（下図）．

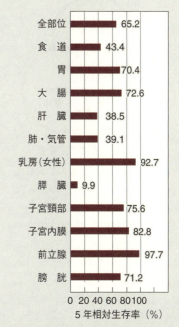

図　おもながんの 5 年相対生存率
がん診療連携拠点病院院内がん登録 2008 年 5 月予後情報付きデータより作成．

効果が期待できるため，新しい治療薬が盛んに開発されている．

d. ホルモン療法　乳がんや前立腺がんなどホルモンによって増殖が促進される腫瘍に対して，ホルモンを阻害する治療法である．乳がんではエストロゲンやプロゲステロンの働きを阻害する薬剤が，前立腺がんではアンドロゲンなどの働きを阻害する薬剤が用いられる．

1・3　感　染　infection

1・3・1　感染と感染症

感染とは，細菌やウイルスなどの微生物が，生体内もしくは体表面に定着した状態になることをいう．微生物の定着（感染）により発症した疾患を**感染症**という．微生物が感染したからといって，必ず症状を生じるわけではない．これを**不顕性感染**という．

1・3・2　感染の三要素

感染が成立するためには，① **感染源**，② **感染経路**，③ **感染する個体（宿主）** の3つの要素が必要である（図1・4）．

① **感　染　源**：感染をひき起こす微生物（病原微生物）のことで，**細菌**，**ウイルス**，**真菌**，**原虫**などがある（本シリーズ"1. 自然科学の基礎知識を知る"27章参照）．

② **感染経路**：微生物が，感染する個体に定着するまでの経路である．感染経路により，**接触感染**，**飛沫感染**，**空気感染（飛沫核感染）**，**血液感染**，**母子感染**などに分類される（表1・2）．微生物によっては複数の感染経路をとるものもある．

③ **感染する個体（宿主）**：微生物が侵入し定着した個体のことである．同じ微生物に接触しても，感染を生じる人と生じない人がいる．この違いは個体の免疫力などによる．疾患（HIV感染症など）や治療の副作用（抗がん剤など）により免疫力が低下すると，通常では感染症をひき起こさないような常在細菌により感染症を発症することがある（**日和見感染症**）．予防接種は，ある特定の微生物に対する宿主の免疫力を強化し，感染を予防したり，感染した際の症状を軽減する方法である．

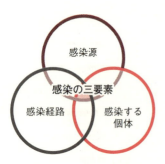

図1・4　感染の三要素

HIV: human immunodeficiency virus（ヒト免疫不全ウイルス）

1・3 感　　　染　　9

表 1・2　おもな感染経路と感染経路別の予防策

感染経路	特　徴	感染経路別予防策の例	感染症の例
接触感染	微生物が付着した皮膚・粘膜やドアノブなどの表面，医療機器などに直接，触れることで感染する. ・経口感染: 手や食物に付着した微生物が口から消化管に感染する. ・性感染: 性行為の際に微生物が付着した性器粘膜・粘液に接触することで感染する.	・患者に接触する際には手袋・ガウン・マスクなどを着用する. ・患者に使用する器具は専用にする. 使用後は感染廃棄物専用容器に廃棄する.	MRSA[11] 感染症 流行性角結膜炎 性感染症（梅毒，HIV 感染症，B 型肝炎など） 感染性胃腸炎（ノロウイルス，クロストリジウム・ディフィシルなどによる） 食中毒
飛沫感染	微生物が含まれる咳嗽やくしゃみなどの飛沫粒子（粒径 5 µm 以上）の吸入により感染. 飛沫粒子の飛散距離は 1 m 程度	・原則として個室に隔離する. ・患者の 1 m 以内に近づく際には，マスクを着用する.	インフルエンザ 流行性耳下腺炎 風疹
空気感染（飛沫核感染）	患者の咳嗽やくしゃみにより空気中に飛散した微生物は，空気中で水分が蒸発し，5 µm 以下の小さな粒子（飛沫核）となって空気中を浮遊する. これらの微粒子を吸入することで成立する. 1 m 以上離れていても感染する.	・陰圧個室（⇨ コラム 6）に隔離する. ・入室の際は，微粒子用マスク（N95 マスク）を着用する.	結核 水痘 麻疹 ノロウイルスによる感染性胃腸炎（嘔吐物や下痢が乾燥した場合） 重症急性呼吸器症候群（SARS[12]）
血液感染	輸血や注射針の再利用など微生物を含む血液が粘膜や傷口を通じて血液中に侵入することで感染する.	・注射針や注射器の使い回しをしない. ・リキャップをしない（針刺し事故防止）. ・手袋を着用する.	B 型肝炎 C 型肝炎 HIV 感染症
母子感染	母から子に伝わる感染 ・経胎盤感染: 胎盤を通して胎児に感染する. ・経産道感染: 出産時の出血を介して感染する. ・母乳感染: 微生物を含んだ母乳を飲むことで感染する.	・経産道感染の可能性が高い場合の出産には，帝王切開を行う. ・母乳感染の可能性が高い場合には，人工乳で育てる.	HIV 感染症 サイトメガロウイルス感染症（低出生体重，黄疸，難聴など） B 型肝炎 成人型 T 細胞白血病

†1　**MRSA**: methicillin-resistant *Staphylococcus aureus*（メチシリン耐性黄色ブドウ球菌）
†2　**SARS**: severe acute respiratory syndrome（重症急性呼吸器症候群）

1・3・3　標準予防策と感染経路別予防策

　看護師はさまざまな感染症患者や免疫力の低下した患者に接することが多く，感染症患者から医療従事者を介した別の患者への感染（**交差感染**）を防ぐことが求められる. 感染症の予防は，感染の三要素を防止することである. 特に感染経路を絶つことは，医療現場における感染予防策として重要である. 医療現場でとられる感染予防策には，**標準予防策（スタンダードプリコーション）**と**感染経路別予防策**がある.

　a. 標準予防策　　感染の有無に関わらず，すべての患者のケアに際して普遍的に適用する予防策で，すべての患者の血液，体液（汗を除く），排泄物，粘膜，傷

> **コラム 6　陰圧個室**
>
> 　室内の空気や空気感染の可能性がある微生物（結核菌，水痘・帯状疱疹ウイルス，麻疹ウイルス，SARS コロナウイルスなど）が外部に流出しないように，気圧を室外より低くしてある病室のことである.
>
> 　確実な陰圧を保つためには，廊下と前室，前室と病室の間に圧差（−2.5 パスカル）ができるようにする. また，吸気側のダクトにはフィルターや逆流防止ダンパーを設置し，排気側ダクトには HEPA フィルター（粒径 0.3 µm の粒子に対して，99.97 % 以上の捕集率をもつ）を付ける. 室内の換気回数も 12 回/時間以上に設定されていることが望ましい.

のある皮膚を感染の可能性のある物質，すなわち感染源とみなして対応し，患者と医療従事者双方に対する院内感染の危険性を減少させる．患者や周囲の器具などに接触する前後に**手指衛生**（手洗いまたは手指消毒）を行い，血液や体液，粘膜などに触れる恐れのある場合には**マスクやゴーグル**などの個人防護具を用いる．

標準予防策の一環として使い捨て手袋の着用が推奨されている．しかし，時として処置が終わったあとも手袋を着用したまま別の場所のドアを開けたりしてしまうことがある．処置が終了したらすぐに手袋を外すことが大事である．

b. 感染経路別予防策 微生物の種類によっては，標準予防策に追加して感染経路別予防策を実施する（表1・2参照）．

1・3・4 滅菌，消毒

すべての微生物を死滅させることを**滅菌**という．滅菌は，熱，放射線，ガスを用いて行われる（表1・3）．ヒトの細胞も死滅してしまうため，生体組織を滅菌するこ

表 1・3 おもな滅菌法

分 類	方 法	特 徴
熱	高圧蒸気滅菌（オートクレープ）121℃，20分間	高圧の水蒸気を用いるので，短時間で滅菌できる．金属，ゴム，ガラス製品には使用できるが，紙など熱や水に弱い物質には使用できない．
	乾熱滅菌 160〜170℃，120分間など	金属，ガラス製品に使用する．紙，プラスチックなど熱に弱い物質には使えない．
放射線	ガンマ線，電子線	熱に弱いプラスチックなど（注射筒など）にも使える．
ガ ス	エチレンオキシドガス	熱に弱い器具や筒状の器具にも使える．残存ガスの除去に注意が必要．

表 1・4 おもな消毒剤

消 毒 剤	対象微生物	適 用 対 象
グルタルアルデヒド	すべての微生物	人体には不可
フタラール	すべての微生物	人体には不可
次亜塩素酸ナトリウム	芽胞には効果が弱い．	人体には不可
ポビドンヨード	芽胞には効果が弱い．	皮膚，粘膜に使用可能．医療器具には不可
エタノール	芽胞，一部のウイルスには効果なし	皮膚に使用可能．粘膜には不可
クロルヘキシジン	芽胞，結核菌，緑膿菌，多くのウイルスなどには効果なし	皮膚に使用可能．粘膜には不可
ベンザルコニウム塩化物	芽胞，結核菌，緑膿菌，多くのウイルスなどには効果なし	皮膚，粘膜に使用可能

とはできず，滅菌できるものは器具などに限られる．
　これに対し，微生物を害のない程度まで減らすことを**消毒**という．消毒は一般に薬剤を用いる（表1・4）．器具や環境のほか，皮膚や粘膜などの生体組織にも用いることができる．消毒剤によっては効果のない微生物も存在する．また，生体に毒性のある消毒剤もあるため，消毒剤の特徴を理解して使用する必要がある．
　一般に，体内に挿入する器具（手術用器械，注射針など）はすべて使用前に滅菌しておく必要がある．一方，患者の皮膚に触れるもの（聴診器や便器など）は，消毒で十分である．

1・4 循環障害 circulatory disturbance

1・4・1 循環障害とは

　ヒトの体重の約60％を水分（**体液**）が占めている．体液の約1/3は**血液**や**リンパ液**として細胞外に存在する**細胞外液**であり，残りの2/3は細胞内に存在する**細胞内液**である．細胞外液は，血管やリンパ管を通して体内をくまなく巡っており，この現象を**循環**という．体液の循環により，**酸素**および**栄養素**（タンパク質，脂質，糖質，ビタミン，ミネラルなど）を各細胞に供給し，さらに代謝の過程で発生した**老廃物**（二酸化炭素，窒素酸化物など）を体外に排泄し続けている．
　血液の循環を**血液循環**，リンパ液の循環を**リンパ液循環**とよぶ．
　血液循環は，心臓のポンプ作用により心臓から動脈を通って全身に送り出された血液が，静脈を通して心臓に戻り，肺でガス交換が行われて，再び心臓から全身に送り出される循環である．
　組織の細胞間隙を満たしているリンパ液（**組織液**）は，静脈に沿って全身にくまなく分布しているリンパ管（⇒ **コラム7**）に集められ，さらに太いリンパ管に集められて静脈に入り心臓に送り込まれる．これをリンパ液循環という．
　循環機能に障害が生じた状態を**循環障害**という．

1・4・2 循環障害の原因と症状

　循環障害によって生じる病態・症状として，充血，

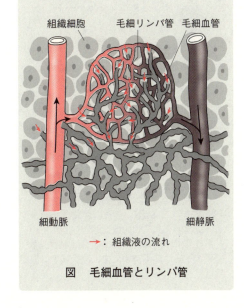

コラム7　リンパ液とリンパ管
　細静脈などから滲み出した液体成分がリンパ液である．リンパ液は，リンパ管の開口部から回収され，静脈系に入る．閉鎖系の血管（動脈→毛細血管→静脈）に対して，リンパ管は開放系である（開口部をもつ）．

図　毛細血管とリンパ管

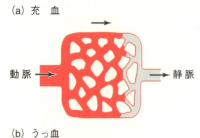

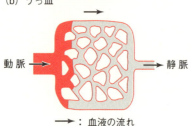

図 1・5 充血 (a) とうっ血 (b)

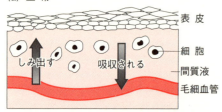

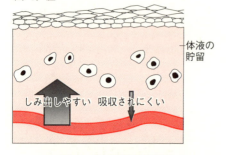

図 1・6 浮腫の仕組み

コラム8　門脈圧亢進症
　肝硬変，下大静脈閉塞症などにより門脈が閉塞されると門脈圧が亢進した状態になる（**門脈圧亢進症**）．門脈圧亢進により腹水の貯留を生じる．また，側副血行路が発達し，食道静脈瘤や内痔核が形成される（§5・18・2参照）．食道静脈瘤が破裂すると大出血を起こし，致死的となる．
　肝硬変では，低タンパク血症により血漿膠質浸透圧が低下するために浮腫状態は重篤になる．

うっ血，浮腫，虚血，梗塞，出血，脱水，全身性循環障害（ショック）などがある．

a．充　血　動脈系からの血液の供給量が増加して臓器・組織内の動脈性の血液量が増加した状態を**充血**という．炎症や自律神経の興奮に伴って生じる．運動時に，臓器・組織の酸素需要量が増加した場合や発熱時・炎症時に起こる自己防衛的な機能である．

b．うっ血　静脈血の血流が妨げられ，臓器・組織内に静脈性の血液量が増加した状態を**うっ血**という．① 心臓のポンプ機能の喪失（**心不全**），② **血栓症，塞栓症**，③ 静脈弁の機能喪失（**静脈瘤**など），臓器・組織の**捻転**などによって生じる．

　局所の静脈狭窄などにより静脈血の還流が障害された結果生じる局所のうっ血，左心室の機能低下による**肺うっ血**，右心室の機能低下による**肝うっ血**などがある．

　うっ血状態にある臓器・組織内では静脈圧，毛細血管圧が上昇する．うっ血により臓器・組織の低酸素症が進展した場合には，臓器・組織の実質障害が生じる．
　図 1・5 に充血とうっ血の概念図を示す．

c．浮　腫（§4・9 参照）　細胞間，組織間，体腔などの腔内に異常な量の液体（濾出液，細胞外液）が貯留した状態を**浮腫**（全身性浮腫，局所性浮腫）という（図 1・6）．腹水，胸水，心囊水などの貯留で生じる症状を**腔水症**という．

　浮腫の原因として，
1) 炎症などに伴う毛細血管の透過性の亢進
2) 細静脈圧の上昇（⇨ コラム8）
3) 血漿中のアルブミンの低下に伴う血漿膠質浸透圧の低下（⇨ コラム8）
4) 腫瘍，炎症などによるリンパ管の閉塞
5) 腎不全などによるナトリウムイオンと水の全身への貯留

などがある．

　甲状腺機能低下に伴い粘液状の体液が組織間に貯留した状態を**粘液水腫**という．

d．虚血と梗塞　血管が狭窄あるいは閉塞することにより血流が低下し，臓器・組織に必要量の血液が供給されない状態を**虚血**といい，虚血の結果生じた臓器・組織の壊死を**梗塞**（心筋梗塞，脳梗塞，肺梗塞，腎梗塞など）という．

虚血，梗塞の原因としては，① 血栓症，② 塞栓症がある．

① **血栓症**：血管内で血液が凝固し，凝固塊が凝固を形成した部位の血管を閉塞し，血流が止まってしまった状態を**血栓症**という．動脈硬化による**アテローム（粥腫）**の形成が要因となる（⇨ **コラム 9**）．

② **塞栓症**：脈管系の剝離物（血栓など）や異物〔空気（空気栓塞），手術後に血管内に入った脂肪（脂肪栓塞）など〕が血流により運ばれ，別の臓器・組織の血管腔を閉塞した状態を**塞栓症**という．

動脈内で形成された血栓などが原因となる場合は脳や腎臓などの塞栓症を生じ，静脈内に原因がある梗塞は肺などに塞栓症を生じる．

e. 出　血　血液の全成分が血管内から組織間隙，体腔，体表面へ出ることを**出血**という．

大出血を伴うおもな疾患としては，**大動脈瘤破裂，脳出血，くも膜下出血**などがある．

f. 全身性循環障害（ショック）　大出血，末梢循環系での血液の貯留などによって循環血液量が急激に減少し，心拍出量の低下や血圧の低下が起こり，その結果，全身の臓器・組織への血流低下をひき起こし，臓器・組

コラム 9　動脈硬化

高コレステロール血症などにより，血管内皮に沈着した脂質が血管内皮下に入って溜まり**アテローム（粥腫）**が形成される．粥腫が形成されると血管内皮は障害を受けやすくなり，これらの変化が繰返されると動脈壁の弾性が低下し，動脈硬化の状態となる（右図）．

動脈硬化状態になると，血管内皮細胞が剝がれアテロームが露出し血栓をつくりやすくなり，硬くなった動脈は動脈圧に耐えられなくなり，**動脈瘤**が形成される．動脈瘤が破裂した場合には，大出血を起こし重篤な状態になる．

高脂血症では，血管内皮細胞の間から脂質やコレステロールが内膜に入り込む．これを貪食するためにマクロファージが内膜に入り込む．脂質などを過剰に貪食したマクロファージ（**泡沫細胞**）が顕微鏡下で観察される．泡沫細胞の塊は粥状になる．

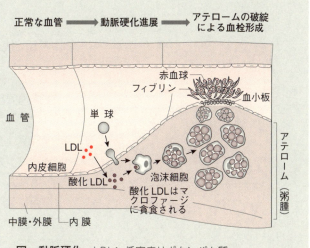

図　動脈硬化　LDL：低密度リポタンパク質

織が低酸素状態になり障害される状態を**ショック**という.

1）**出血性ショック**：急激な出血（大動脈瘤破裂，消化管出血など）により血液量が減少した状態

2）**心原性ショック**：心臓機能の喪失（心筋梗塞など）により通常の血液循環が保てない状態

3）**神経性ショック**：自律神経系の失調（障害）により血圧が保てなくなった状態

4）**アナフィラキシーショック**：アレルギー反応により血管が拡張し，循環血液量が低下した状態

5）**エンドトキシン（内毒素）ショック**：細菌など病原微生物の細胞壁に存在するエンドトキシン（内毒素）が刺激となって生体の免疫反応が起こり，血管拡張作用が亢進し循環血液量が低下した状態（⇨ **コラム❿**）

6）**その他の原因によるショック**：重篤な嘔吐や下痢による体液の急激な減少，細菌感染などによる敗血症に伴う血管壁の壊死，微小循環系の透過性の亢進した状態

　ショックにより酸素の供給量が低下した臓器・組織は嫌気性代謝により乳酸を発生させるために，血液は乳酸アシドーシスを呈する．出血性ショックや心原性ショックでは，低血圧，顔面蒼白，四肢末端の冷感，微弱な脈，意識レベルの低下，心拍数の増加，呼吸数の増加が急激に起こる．ショックに伴い，急性の腎不全が始まり，無尿，電解質異常，代謝性アシドーシスなどが出現し，最悪の場合は，多臓器不全に陥る．

コラム❿　播種性血管内凝固症候群

　播種性血管内凝固症候群（DIC：disseminated intravascular coagulation）は，全身の小血管内で血液凝固が亢進し，血栓形成が多発することにより腎臓や肺などの機能障害をきたし，生命に重大な危険をもたらす．がん，白血病，細菌感染症などが原因疾患となって発症する．細菌感染症の場合では，細菌の出すエンドトキシンなどが単球やマクロファージの表面に組織因子を生じさせて凝固反応が始まり，血管内皮細胞の抗血栓性が低下し血栓が生じる．

1・5　代謝障害　metabolic disturbance

1・5・1　代謝障害とは

　生体内で行われているさまざまな化学反応を**代謝**という．化学作用により，①高分子の化合物を低分子の物質へ分解〔グリコーゲンからグルコース（ブドウ糖）への分解，グルコースから水と二酸化炭素への分解など〕し，エネルギー（ATP）産生を行う**異化作用**と，②異化作用により生成したエネルギー（ATP）を利用して生体にとって必要な物質を合成する反応（**同化作用**）がバランスよく行われている．これらのバランスが崩れた状態を**代謝障害（代謝異常）**という．

1・5・2　代謝障害の原因と症状

　おもな代謝異常として，代謝される物質に注目して，① 糖代謝異常，② 脂質代謝異常，③ アミノ酸代謝異常，④ 色素代謝異常，⑤ ミネラル代謝異常，などがある．それぞれの代謝異常の原因として，先天性の原因と，後天性の原因がある．

1) 先天性の原因: 遺伝子異常により代謝酵素などが産生されないために生じる異常である

2) 後天性の原因: 過食，運動不足，感染，薬物など代謝経路に影響を与える要因が関係した代謝異常である．

　a. 糖（グルコース）代謝異常　　グルコースは，身体にとって最も重要なエネルギー源であり，食物として摂取した炭水化物が消化されてグルコースとなり，体内に吸収される．身体の状態が変化しても，血液中には常に一定量のグルコースが存在し，生命維持や身体活動に必要なエネルギー（ATP）の生産が行われている．血液中の余分なグルコースはグリコーゲンになって肝臓や筋肉中にエネルギー源として貯蔵されている．

　グルコースからのエネルギー（ATP）生産は，① 解糖系，② クエン酸回路，③ 電子伝達系の 3 つの代謝経路を経て行われている〔本シリーズ 1 巻，図 23・4（p.125）参照〕．

　膵臓から分泌されるインスリンは，血液中のグルコース量を一定のレベルに維持する役割を果たしている．糖尿病（§5・1 参照）は，膵臓からのインスリン分泌の低下およびインスリン感受性の低下が原因となり，肝臓などへのグルコースの取込みが低下したために，血液中のグルコース（血糖）の濃度上昇が続く状態となった疾患である〔本シリーズ 2 巻，§11・2・5（p.225）参照〕．

　b. 脂質代謝異常　　小腸絨毛からリンパ管に取込まれた脂質は，**トリグリセリド**（**TG: 中性脂肪，トリアシルグリセロール**）の形で血液中に存在する．トリグリセリドはエネルギー貯蔵物質として脂肪組織に蓄えられ，空腹時に血中に放出される．

　トリグリセリドは脂肪酸とグリセリン（グリセロール）に分解され，脂肪酸はアセチル CoA に，グリセリンは解糖系に入り，グルコースと同じ代謝経路を経てエネルギーを産生する．肝臓では，アセチル CoA からコ

TG: triglyceride（トリグリセリド）
LDL: low-density lipoprotein（低密度リポタンパク質）

LPL：lipoprotein lipase（リポタンパク質リパーゼ）

コラム⑪　先天性代謝異常に対する新生児マススクリーニング

　新生児の先天性の異常の有無を検査する"新生児マススクリーニング"が2014年から全国の都道府県，政令指定都市において開始された．フェニルケトン尿症など約22種類の代謝異常の検査が可能である．

　日本先天代謝異常学会により，22種類の代謝異常についての"新生児マススクリーニング 対象疾患等診療ガイドライン2015"が作成されている．小児期に発症する多くの先天性代謝異常症は，指定難病に指定されている．指定難病は，難病医療法に基づいて厚生労働大臣によって指定され，公費による医療費補助が行われている．

レステロールやケトン体が生成される．ケトン体は，エネルギー源としてのグルコースが不足した場合に，肝臓においてアセチルCoAから生成され，エネルギー源として用いられる〔本シリーズ1巻，図23・5（p.127）参照〕．

　脂質代謝の異常が原因となる疾患としては，**本態性脂質異常症**（**家族性高コレステロール血症，家族性高トリグリセリド血症，原発性高LDL血症**など，§5・2参照），**脂肪肝，動脈硬化症**などがある．

　先天性の脂質異常症として，**先天性LPL欠損症，先天性アポC-Ⅱ欠損症**などがある（⇨ **コラム⑪**）．

　c. アミノ酸代謝異常　　アミノ酸は，身体のタンパク質の構成要素となり，食物中のタンパク質の消化・吸収（必須アミノ酸）や体内のタンパク質の分解（非必須アミノ酸）によって供給される．ピルビン酸，オキサロ酢酸などの代謝中間体として蓄えられ，グルコースや脂肪酸の材料にもなり，エネルギー源にもなる．

　アミノ酸は，アミノ基（$-NH_2$）とカルボキシ基（$-COOH$）からなる．アミノ基は肝臓で代謝されてアンモニアになり，さらに，尿素に変換され尿中に排泄される．アンモニアから尿素が生成される過程を**尿素回路（オルニチン回路）**という〔本シリーズ1巻，図23・6（p.128）参照〕．尿素の生成ができずにアンモニアが体内に貯留した場合には，**高アンモニア血症**となる．

　d. 色素代謝異常

1）**ビリルビン代謝異常**：寿命を迎えた赤血球はマクロファージに取込まれ，肝臓でヘモグロビンはグロビンとヘムに分解される．ヘムは鉄（Fe）を失って**ビリルビン**となり，胆道を経て十二指腸に排泄される．腸管に排泄されたビリルビンは腸内細菌により還元され，ウロビリノーゲンとして糞便中に排泄される．腸管中のウロビリノーゲンの10〜20％は再吸収される〔本シリーズ2巻，§6・10・4d（p.113）参照〕．

　ビリルビン生成量の増大（**溶血性貧血，悪性貧血**など），処理能の低下〔肝の代謝障害（**ジルベール症候群**など）〕，排泄障害（**肝炎，胆石症，膵頭部がん**など）により血漿中のビリルビン濃度が上昇した場合に**黄疸**の症状を呈する．

2）**メラニン色素の代謝異常**：メラニン色素は，表皮の

基底層や毛母に存在するメラニン細胞（メラノサイト，色素細胞）で生成される．生成されたメラニンは，表皮の周期に合わせて角質層（垢）とともにはがれ落ちる〔本シリーズ2巻，図2・2（p.24）参照〕．

過剰に生成されたメラニン色素が表皮細胞にとどまった状態が，**色素斑**，**雀卵斑**（そばかす）などの**しみ**である．

メラニン細胞が破壊されたり機能低下を起こしてメラニン色素が産生されなかったり，メラニン色素が脱出した状態が**白斑**である．自己免疫疾患，活性酸素の増加，精神的なストレス，遺伝などが白斑の原因と考えられている．加齢に伴い**老人性白斑**が生じる．

e. ミネラルの代謝異常　体内に存在する元素のなかで，炭素，水素，酸素，窒素以外の元素を**ミネラル（無機質）**といい，グルコースなどの代謝に関係する種々の酵素の活性化やpHの調整など生命の維持に不可欠である．ミネラルは体内で産生することができないので，食事により摂取する必要がある．

生命維持に必要なミネラルとして，**表1・5**に示す16種類のミネラルがあげられている〔"日本人の食事摂取基準（2015年版）"より〕．これらのミネラルの過不足に伴い，**表1・6**に示す疾患・症状を発症する．

おもなミネラルの代謝障害として，① **鉄代謝障害**，② **カルシウム代謝障害**がある．

1）**鉄代謝**：成人体内の鉄は約4 gであり，55〜70 %は**ヘモグロビン**，5〜10 %は**ミオグロビン**，残りは**貯蔵鉄**（フェリチンやヘモジデリン）として肝細胞や細網内皮系細胞（⇨ **コラム12**）に蓄えられている．

2）**カルシウム代謝**：カルシウムは小腸から吸収され，体内量の大部分が骨に含まれている．血清中のカルシウム濃度は約10 mg/dLである．

カルシウム代謝は，副甲状腺ホルモン（PTH），ビタミンD誘導体，エストロゲンなどによって調整されている．

表 1・5　生命維持に必要なミネラル（16 種類）

- ●**多量ミネラル（5 元素）**
  ナトリウム，カリウム，カルシウム，マグネシウム，リン
- ●**微量ミネラル（8 元素）**
  鉄，亜鉛，銅，マンガン，ヨウ素，セレン，クロム，モリブデン
- ●**その他のミネラル（3 元素）**
  塩素，硫黄，コバルト

コラム12　細網内皮系細胞

　細網内皮系細胞とは，異物を貪食し生体の防御に関与している細胞の総称である．脾洞内皮や脾索の細網細胞，リンパ洞の細網細胞や内皮細胞，肝臓のクッパー細胞，骨髄の毛細血管内皮細胞，単球，組織球，肺胞の塵埃細胞，脳の小膠細胞などが含まれる．

1・6　免疫機能の異常　immunopathy

生体は，非自己と自己を識別し，非自己を攻撃・排除できる**免疫**の仕組みをもっている（本シリーズ1巻

18　第1章　疾病を理解するための基本的事項

表 1・6　ミネラルの摂取量の目安および過剰症と欠乏症

ミネラル	機　能	摂取量の目安 (18〜49歳, 1日当たり)[†]	欠乏症と過剰症
カルシウム	・骨や歯牙の構成成分 ・体液中のカルシウム(機能カルシウム)はさまざまな生体反応の調整や刺激の伝達に関わっている.	推奨量　男性 650〜800 mg 　　　　女性 650 mg	**欠乏** 骨粗鬆症, 筋肉の収縮機能障害(けいれんなど), 情緒不安定 **過剰** 石灰沈着
マグネシウム	体内のミネラルバランスの維持	体内量　30 g (70%は骨) 推奨量　男性 340〜370 mg 　　　　女性 270〜290 mg	**欠乏** 筋肉の収縮機能障害(身体の震え, 筋肉のけいれんなど)
リ　ン	骨などの構成要素, 核酸の構成要素, エネルギー代謝など	体内量　成人体重の約1%(リン酸カルシウムあるいはリン酸マグネシウムとして骨や歯牙に存在. 残りはタンパク質, 脂質などと結合し有機リン酸化合物としてすべての細胞に存在する.) 目安量　男性 1000 mg 　　　　女性 800 mg	**過剰** 骨軟化症, くる病, 骨の石灰化の遅延
鉄	ヘモグロビンやミオグロビン, シトクロム酵素の構成成分	推奨量 　男性　7.0〜7.5 mg 　女性　5.0〜5.5 mg (月経なし) 　　　　10.5 mg (月経あり)	**欠乏** 鉄欠乏性貧血 **過剰** ヘモジデローシス, ヘモクロマトーシス
亜　鉛	タンパク質代謝	推奨量　男性 10 mg 　　　　女性　8 mg	**欠乏** 発疹, 味覚障害
銅	細胞呼吸, エネルギー代謝作用の触媒, 造血機能	体内量　80 mg (骨, 骨格筋, 血液中) 推奨量　男性 0.9〜1.0 mg 　　　　女性 0.8 mg	**欠乏** 貧血, 成長障害, 筋肉の緊張の低下, 免疫機能の低下, コレステロールや糖代謝の異常, 心肥大
マンガン	酵素の活性化, 金属酵素の構成要素	体内量　12 mg (ミトコンドリア内) 目安量　男性 4.0 mg 　　　　女性 3.5 mg	**欠乏** 糖代謝異常, 脂質代謝異常, 生殖機能の低下, 運動失調など
ヨウ素	甲状腺ホルモンの主成分	推奨量　男性 130 μg 　　　　女性 130 μg	**欠乏** 甲状腺腫, 甲状腺機能低下症

†　推奨量, 目安量のデータは, 厚生労働省, "日本人の食事摂取基準(2015年版)"より.

28章参照). この免疫機能のおかげで, 病原微生物の感染を防いだり, 感染症から回復することができる. 一方で, 免疫が宿主である自己を守るように正しく機能しない結果, 生体にさまざまな問題を生じさせることがある. 免疫機能の異常は, ① **免疫機能が亢進する異常**, ② **免疫機能が低下する異常**, ③ **本来攻撃しないはずの自己成分に対し免疫反応が生じてしまう異常**に分けられる.

1・6・1　免疫機能が亢進する異常

　免疫反応が過剰または不適切に生じてしまった結果, 病的な症状が生じるものとして**アレルギー**がある. アレ

1・6 免疫機能の異常　19

表 1・7　アレルギーのタイプ

アレルギーのタイプ	Ⅰ 型 （即時型，アナフィラキシー型）	Ⅱ 型 （細胞傷害型）	Ⅲ 型 （免疫複合型）	Ⅳ 型 （遅延型）
作用因子[†1]	IgE 抗体	IgG 抗体，IgM 抗体，補体	IgG 抗体，IgM 抗体	T 細胞
	液性免疫			細胞性免疫
作用機序	肥満細胞や好塩基球に結合したIgE にアレルゲンが結合するとヒスタミンなどの化学物質が細胞から放出され，気道収縮や炎症反応などの症状が出現する．症状発現までの時間が数分から30 分程度と短い．	標的細胞上のアレルゲンに IgG や IgM が結合すると，細胞融解やマクロファージによる貪食作用を受け，症状が発現する．	可溶性のアレルゲンに IgG や IgM が結合し，免疫複合体が形成される．免疫複合体は組織に沈着し，組織の傷害をひき起こす．	アレルゲンにより活性化された T 細胞がサイトカインを放出し，細胞性免疫を誘導することにより，組織を傷害する．抗体は関与しない．
おもな関連疾患	アナフィラキシー 気管支喘息 アレルギー性鼻炎 アトピー性皮膚炎 食物アレルギー	自己免疫性溶血性貧血 突発性血小板減少性紫斑病 血液型不適合輸血 橋本病	血清病 全身性エリテマトーデス 急性糸球体腎炎	ツベルクリン反応 接触皮膚炎 移植片対宿主病 （GVHD[†2]）

†1　**Ig**: immunoglobulin（免疫グロブリン）
†2　**GVHD**: graft versus host disease（移植片対宿主病）

ルギー反応をひき起こす原因物質，すなわち抗原を**アレルゲン**という．アレルギーは作用機序の違いにより四つのタイプ（**Ⅰ～Ⅳ型**）に分類される（表 1・7）．後述する自己免疫疾患は，アレルギーの機序が関与しているものも多い．

1・6・2　免疫機能が低下する異常

　免疫系に障害が生じた結果，抵抗力が低下し，病的な症状が出る異常には，**先天性（原発性）**のものと**後天性（続発性）**のものがある．後天性の原因として，ウイルス感染，薬剤（副腎皮質ホルモン，免疫抑制剤，抗がん剤など），栄養・代謝障害，加齢などがある．免疫機能の低下により，感染症に罹患しやすい状態やいったん罹患すると重症化しやすい状態となり，通常であれば感染症をひき起こさないような微生物によって感染症をひき起こすことがある（**日和見感染**）．以下にヒト免疫不全ウイルス（HIV）による**後天性免疫不全症候群（AIDS，エイズ）**について説明する．

　HIV は，免疫系の細胞であるヘルパー T 細胞やマクロファージ（これらの細胞は，共通して，細胞表面上にCD4 という物質が存在するため，**CD4 陽性細胞**と総称する）に感染する．感染経路は，性感染，血液感染，母

HIV: human immunodeficiency virus（ヒト免疫不全ウイルス）
AIDS: acquired immunodeficiency syndrome（後天性免疫不全症候群）
CD: clusters of differentiation

表1・8 エイズ指標疾患[a]

分　類	疾　患　名
真菌感染症	1. カンジダ症（食道, 気管, 気管支, 肺） 2. クリプトコッカス症（肺以外） 3. コクシジオイデス症 4. ヒストプラズマ症 5. ニューモシスチス肺炎
原虫感染症	6. トキソプラズマ脳症 7. クリプトスポリジウム症 8. イソスポラ症
細菌感染症	9. 化膿性細菌感染症 10. サルモネラ菌血症 11. 活動性結核 12. 非結核性抗酸菌症
ウイルス感染症	13. サイトメガロウイルス感染症 14. 単純ヘルペスウイルス感染症 15. 進行性多巣性白質脳症
腫　瘍	16. カポジ肉腫 17. 原発性脳リンパ腫 18. 非ホジキンリンパ腫 19. 浸潤性子宮頸がん
その他	20. 反復性肺炎 21. リンパ性間質性肺炎/肺リンパ過形成 22. HIV脳症（認知症, または亜急性脳炎） 23. HIV消耗性症候群

a) "サーベイランスのための HIV 感染症/AIDS 診断基準", 厚生労働省エイズ動向委員会 (2007) を参考に作成.

子感染であり, 皮膚の接触や飛沫では感染しない. 感染してから数年から10年程度は自覚症状がなく経過するが, その間に CD4 陽性細胞は破壊され, 徐々に免疫機能が低下する. その結果, 通常では感染症をひき起こさないような微生物による日和見感染などを発症する. 日和見感染など HIV による免疫不全によって生じやすい23の疾患（**エイズ指標疾患**, 表1・8）が指定されており, これらを発症した時点でエイズと診断される. 世界中で HIV 感染者は約3670万人以上, エイズによる年間死亡者数は約100万人にのぼる〔国連合同エイズ計画（UNAIDS）, 2016年〕.

HIV に感染した場合, 抗 HIV 剤が用いられるが, いったん感染した HIV を完全に排除することはできない. 抗 HIV 剤によってウイルスの増殖を抑え, 免疫低下を防ぐことで, 無症状の期間を長く保つことが治療の目標となる. そのため, 感染を予防することと, 血液検査によって無症状のうちに早期発見することが重要である.

1・6・3 自己成分に対し免疫反応が生じる異常

正常な免疫では, 自己と非自己を識別する機能をもち, 非自己（多くは微生物などの外来性の抗原）のみに反応する. たとえば臓器移植により拒絶反応が生じるのは, 自分の免疫系が移植した臓器を非自己とみなし, 攻撃してしまう結果である. 免疫系が自己の成分（自己抗原）には反応しないことを**免疫トレランス（免疫寛容）**という.

自己抗原に対し免疫反応が生じる異常は, **自己免疫疾患**とよばれ, 免疫トレランスが破たんすることで生じる. 自己免疫疾患では, 自己抗原に対する抗体（**自己抗体**）が生じる. 関節リウマチや全身性エリテマトーデス, 橋本病などの疾患がある（表1・9）.

自己免疫疾患には, 全身の細胞に存在する成分に対する自己抗体が産出され, 全身の臓器に症状が出る全身性自己免疫疾患（**臓器非特異的自己免疫疾患**）と特定の臓器に対する抗原に反応する**臓器特異的自己免疫疾患**がある.

自己免疫疾患の発症には, ある種のウイルスや細菌による感染やストレスなどが関与していると考えられているが, 詳しい発症機序についてはわかっていない. 自己

表 1・9　自己免疫疾患とおもな自己抗体

	自己免疫疾患	おもな自己抗体
全身性自己免疫疾患	関節リウマチ 全身性エリテマトーデス 強皮症 多発性筋炎，皮膚筋炎 シェーグレン症候群 混合性結合組織病	リウマチ因子（IgG に対する抗体），抗 CCP 抗体[†1] 抗核抗体 抗核抗体 抗 Jo-1 抗体 リウマチ因子，抗 SS-A 抗体，抗 SS-B 抗体 抗 U1-RNP 抗体[†2]
臓器特異的 自己免疫疾患	自己免疫性溶血性貧血 突発性血小板減少性紫斑病 1 型糖尿病 重症筋無力症 原発性胆汁性肝硬変 橋本病（慢性甲状腺炎）	抗赤血球抗体 抗血小板抗体 抗膵島細胞抗体 抗アセチルコリン受容体抗体 抗ミトコンドリア抗体 抗チログロブリン抗体

†1　**抗 CCP 抗体**: 抗環状シトルリン化ペプチド抗体（anti-cyclic citrullinated peptide antibody; anti-CCP, ACPA）
†2　**RNP**: ribonucleoprotein（リボ核タンパク質）

免疫疾患は女性に多く，エストロゲンの免疫抑制作用が発症に関与していると考えられている.

1・7　遺伝性疾患　genetic disease

1・7・1　遺伝性疾患（遺伝子の変異に関連した疾患）

　遺伝子が関係した疾患を総称して**遺伝性疾患（遺伝子疾患，遺伝病）**などとよぶ.
　遺伝性疾患は,

① 単一遺伝子疾患（1 つの遺伝子の変異によるもの）
② 多因子遺伝疾患（複数の遺伝子の変異と環境要因との相互作用によるもの）
③ 染色体異常による疾患

に大別される.

1・7・2　単一遺伝子疾患

　1 つの遺伝子の変異によって発症する疾患である. 異常遺伝子（原因遺伝子，責任遺伝子，標的遺伝子などとよぶ）と疾患の間には 1 対 1 の関係が成り立ち，メンデルの法則に従って遺伝する.
　常染色体（44 本）上に存在する遺伝子の変異に由来する疾患と性染色体（X 染色体）上の遺伝子の変異が関

係した疾患（**伴性遺伝疾患**）とがある.

また，両親の一方からの遺伝子異常の伝達のみで発症する**優性遺伝**(ヘテロ接合)と，両親の両方から遺伝子異常が伝達されてはじめて発症する**劣性遺伝**（ホモ接合）に区分される（⇨ **コラム⓭**）.

① **常染色体優性遺伝疾患**：構造タンパク質や受容体の遺伝暗号に関連している遺伝子の変異によることが多い.**家族性高コレステロール血症，筋ジストロフィー，異常ヘモグロビン症，ハッチンソン・ギルフォード・プロジェリア症候群**などの発生や**高発がん家系**などに関連している.

② **常染色体劣性遺伝疾患**：原因遺伝子の大部分は酵素の代謝異常に関連した遺伝子で，遺伝子変異により，正常に代謝できなかった有害物質の蓄積により発症する**フェニルケトン尿症，色素性乾皮症**などがある.

③ **X連鎖性優性遺伝疾患**：罹患男性の娘はすべて罹患し，息子は罹患しない.X連鎖性優性遺伝疾患の大部分はヘテロ接合体であり，症状は軽度である.**ビタミンD抵抗性くる病，アルポート症候群の一部，レット症候群の一部**などがある.

④ **X連鎖性劣性遺伝疾患**：遺伝子変異をもつすべての男性に症状が出現するが，女性ではホモ接合体の場合にのみ症状が出現する.すなわち，X連鎖性劣性遺伝疾患は男性に限定され，女性で認められることはまれである.**血友病やデュシェンヌ型筋ジストロフィー**などがある.原因遺伝子のヘテロ接合体をもつ女性を**保有者（キャリア）**という.

コラム⓭ 優性遺伝，劣性遺伝の名称変更，顕性遺伝，潜性遺伝の提案

長年，遺伝子の特徴が現れやすいか否かに着目し，"優性遺伝"，"劣性遺伝"の用語が使われてきた.遺伝に優劣があるとの誤解や偏見を避けるために日本遺伝学会は，それぞれを，"顕性遺伝"，"潜性遺伝"と名称変更することを提案した（2017年）.さらに，遺伝子の"突然変異"の用語の"突然"には特に意味がないために，"突然"を除いて"変異"とすることを提案している.

伴性劣性遺伝疾患のひとつである"色覚異常"や"色弱"についても"色覚多様性"と変更することを提案している.

2018年9月現在，この件に関しては，日本医学会医学用語管理委員会で検討中である.

1・7・3 多因子遺伝疾患

複数の遺伝子変異と環境要因が関係して発症する疾患である.**口唇口蓋裂，先天性心疾患，無脳症，二分脊椎，幽門狭窄症**などの奇形，**糖尿病，高血圧**などの生活習慣病，**てんかんの一部，統合失調症の一部**は多因子遺伝疾患と考えられている.

がんのなかには，遺伝子の関与が大きいもの（*BRCA1*遺伝子により約80％の確率で発症する乳がん，50％の確率で発症する卵巣がん）がある（⇨ **コラム⓮**）.

コラム⑭ がん遺伝子，がん抑制遺伝子とおもな遺伝性腫瘍

　ある正常な遺伝子が変異を受けて遺伝子発現に異常をきたし，その結果，正常細胞をがん化させる能力を獲得し**がん遺伝子**となる．変異を受ける前の遺伝子を**がん原遺伝子**とよぶ．がん遺伝子は，優性遺伝に関連し，1つの対立遺伝子の異常で，細胞の発がん機構を促進することができる．

　"*myc*" や "*ras*" ががん遺伝子として知られている．1細胞当たりの *myc* が増えることにより，*myc* 遺伝子によりつくられるタンパク質が増加し，際限の

ない無秩序な細胞増殖をひき起こす．*ras* とよばれる一群のがん遺伝子は，特定の場所に傷がつくと機能が過剰な状態になり，際限のない細胞増殖をひき起こすと考えられている．

　がん抑制遺伝子は，細胞死（アポトーシス）の誘導，細胞増殖の抑制，DNA の修復に重要な働きをもった遺伝子で，細胞のがん化を抑制する．

　代表的ながん抑制遺伝子として，*p53* 遺伝子，*Rb* 遺伝子，*MLH1* 遺伝子などがある．

表　おもな遺伝性腫瘍

腫　瘍	発症する腫瘍名など	がん遺伝子	その他の発症しやすいがんの例
大腸がん	リンチ症候群（遺伝性非ポリポーシス大腸がん；HNPCC[†1]）	*MMR*	子宮体がん，卵巣がん，胃がん，小腸がん，腎盂・尿管がん
	家族性大腸ポリポーシス（家族性大腸腺腫症）	*APC*	胃がん，十二指腸がん，デスモイド腫瘍
乳がん，卵巣がん	遺伝性乳がん・卵巣がん症候群（HBOC[†2]）	*BRCA1*, *BRCA2*	前立腺がん，膵臓がん
骨軟部肉腫	リー・フラウメニ症候群	*TP53*	乳がん，急性白血病，脳腫瘍，副腎皮質腫瘍
皮膚がん	遺伝性黒色腫	*p16*	膵がん
泌尿器がん	ウィルムス腫瘍（腎芽腫）	*WT-1*	
	遺伝性乳頭状腎細胞がん	*MET*	
脳腫瘍	フォン・ヒッペル・リンドウ症候群	*VHL*	網膜血管腫症，小脳・延髄・脊髄の血管芽細胞腫，腎臓・膵臓・肝臓・副腎などの囊胞・腫瘍
眼のがん	網膜芽細胞腫	*Rb*	骨肉腫，肉腫
内分泌系の腫瘍	多発性内分泌腫瘍症（MEN[†3]）1型	*CDKN1B*, *CDKN2C*	下垂体・膵ランゲルハンス島・副甲状腺腫瘍
	多発性内分泌腫瘍症（MEN）2型	*RET*	甲状腺髄様がん，副甲状腺機能亢進症，褐色細胞腫

†1 **HNPCC**: hereditary nonpolyposis colorectal cancer（遺伝性非ポリポーシス大腸がん）
†2 **HBOC**: hereditary breast and/or ovarian cancer syndrome（遺伝性乳がん・卵巣がん症候群）
†3 **MEN**: multiple endocrine neoplasia（多発性内分泌腫瘍症）

1・7・4　染色体異常による疾患

　染色体異常は，① 染色体の数の異常と，② 染色体の構造の異常に分けられる（表1・10）．

　a. 染色体数の異常　　染色体の数（正常は 46 本）の変化には，倍数性，半数性，異数性があり，特定の染色体数（通常は 2 本の相同染色体）が過剰な**トリソミー**，染色体の数が不足する**モノソミー**などがある．

1）常染色体の数の異常と先天異常：常染色体の数（正

24   第1章　疾病を理解するための基本的事項

表 1・10　染色体異常

異 常 の 種 類		疾 患 の 例
数の異常	**異数体**：1本から数本の染色体が増減したもの **多数体**：基本数の倍以上に染色体が増加したもの	ダウン症候群（47, XX, +21） クラインフェルター症候群（47, XXY） ターナー症候群（45, XO）
モザイク／キメラ	**モザイク**：1つの個体が2つ以上の染色体構造の異なる細胞から構成されている． **キメラ**：2種類以上の胚細胞が分化し混在して1つの個体を構成している．	
構造の異常	・染色体の切断により断片が欠失したもの ・染色体の2箇所以上が切断し，異なった断片と再結合した結果生じる構造異常（逆位，環状染色体，相互転座など）	白血病など

常は44本）の異常によるおもな疾患（先天異常）を表1・11に示す．

表 1・11　常染色体の数の異常によるおもな疾患（先天異常）

（a）過 剰

1）21-トリソミー症候群（ダウン症候群）
　細胞分裂の際に染色体の不分離が起こり，21番染色体が3本存在する．出生頻度は1/1000と高く，母親の年齢に依存し高年齢に伴って増加する．

2）13-トリソミー症候群（パトー症候群）
　眼球形成不全，口唇・口蓋裂，耳介変形など表現型に幅があり，病態が重篤で多くは早期に死亡する．女児に多い（男児は流産する場合が多い）．出生頻度は1/5000～6000．

3）18-トリソミー症候群（エドワーズ症候群）
　18番染色体が過剰であるためにひき起こされる先天異常．口唇裂，口蓋裂，耳介低位付着などの奇形があり，先天性心疾患（心室中隔欠損症，心内膜床欠損症など）を発症する場合もある．女児に多い（男児は流産する場合が多い）．

（b）欠 失

5p モノソミー症候群（猫なき症候群）：5番染色体の短腕の一部が欠失．出生頻度は約1万人に一人である．

2）性染色体の数の異常

　① **クラインフェルター症候群**：染色体異常の所見は"47, XXY"，"48, XXXY"，"46, XY/47, XXY"など（染色体異常の表記法については，§1・7・5参照）．X染色体の数が多いほど，障害の程度は重い．出生頻度は1/1000．一次性徴までは一般の男児とあまり変わらない体型であるが，二次性徴から体幹の成長が止まり，頸，四肢は成長するために華奢で手足の長い体型になる場合が多いとされるが，

肥満体や，平均並みの身長の者もいる．外性器・内性器は通常の男性型である．

② **ターナー症候群**：染色体の所見は，"45, X"，"46, X, del(Xp)"，"46, X, del(Xq)"，"45, X/46, XX" などで，多彩な X 染色体構造異常がみられる．表現型は女性である．出生頻度は 1/3000〜1/5000．低身長や二次性徴の遅れを契機に疑われ，染色体検査により確定診断される．月経の自然発来を認めることもあり，結婚後に不妊症として発見されることもある．知的発達は正常であり，社会適応は良好である．

③ **XXX 女性**：染色体異常の所見は，"47, XXX"．出生頻度は 1/1000．**トリプル X 症候群**，あるいは**超女性**といわれる．表現型は女性である．核型以外は通常の女性と区別できない．生殖器，二次性徴にもほとんど異常はなく，妊娠，分娩が可能である．瞳孔間距離の増大，内眼角贅皮が認められる．

b. 染色体の構造異常　染色体の構造異常のおもなものを表 1・12 に示す．

● **脆弱 X 症候群**：男性にみられ，精神遅延と巨大睾丸などいくつかの身体症状を呈する．X 染色体の一部に脆弱部位が検出される．"46, fra(X), Y"．出生頻度は 1/2000〜1/2500．

c. 造血器腫瘍の染色体異常　造血器腫瘍の染色体異常は，1960 年に慢性骨髄性白血病（CML）患者から，9 番，22 番染色体の相互転座 "t(9;22)(q34;q11)" により生じる**フィラデルフィア（Ph）染色体**が

表 1・12　おもな染色体構造異常と表記

異常	表記
欠失（deletion）	del
逆位（inversion）	inv
重複（duplication）	dup
挿入（insertion）	ins
相互転座（translocation）	t
環状染色体（ring chromosome）	r
二動原体染色体（dicentric chromosome）	dic
脆弱部位（fragile site）	fra

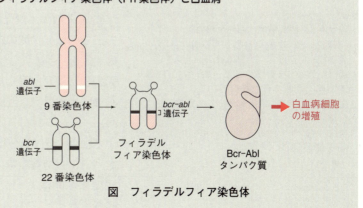

コラム ⓯　フィラデルフィア染色体（Ph 染色体）と白血病

Ph 染色体は，慢性骨髄性白血病の 95% 以上，急性リンパ性白血病の 25% に認められる染色体の異常である．22 番染色体と 9 番染色体の間での相互転座（Ph 染色体）によって *bcr* 遺伝子と *abl* 遺伝子が融合して生じた *bcr-abl* 遺伝子が異常タンパク質（Bcr-Abl チロシンキナーゼ）を生産し，白血病細胞を増殖させる．

図　フィラデルフィア染色体

表 1・13　造血器腫瘍と染色体異常の例

血液疾患	染色体所見
急性骨髄性白血病（M2）	t(8;21)(q22;q22)
慢性骨髄性白血病	t(9;22)(q34;q11)（フィラデルフィア染色体）
急性前骨髄球性白血病	t(15;17)(q22;q12)
濾胞性リンパ腫	t(14;18)(q32;q21)
マントル細胞リンパ腫	t(11;14)(q21;q32)

見つかったことから始まった（⇨ コラム**15**）．造血器腫瘍の染色体検査は固形腫瘍と異なり，腫瘍化細胞が独立しているために染色体検査の検査試料が採取しやすく染色体解析が進んでいる．現在，白血病では50〜80％に染色体異常が認められている．血液疾患と染色体異常の例を表1・13に示す．

1・7・5　染色体異常の表記法

染色体異常は，国際規約（ISCN 2009）に従って表記される．

染色体の数の異常（増減）の場合は，増減している染色体番号を記載し，染色体番号の前に（＋）の記号を付けて表す．たとえば，21番染色体が3本あるトリソミー男児の場合には，"47, XY, ＋21" と表記される．

染色体の構造異常の場合は，構造異常の種類を表す記号（表1・13）の後に，異常を起こしている染色体番号とその位置を記す．たとえば，5番染色体の長腕（q13−q33領域）の欠失の場合には，"46, XX, del(5)(q13q33)" と表記される．

1・8　死　亡　death

1・8・1　死亡の判定

a. 死　亡　死亡とは，個体の生命活動が不可逆的に途絶した状態をいう．ヒトの生存にとって重要な機能である，呼吸系，循環系，神経系のすべての機能が停止した徴候として，

① **呼吸停止**

② **心拍停止**

③ **瞳孔散大，対光反射消失**（⇨ コラム**16**）

の三つの徴候（**死の三徴候**）をもって判定される．死亡の判定は医師または歯科医師によって行われる．個体に死の三徴候が出現した時点を**死亡時刻**，医師または歯科医師によって死亡が確認された時点を**死亡確認時刻**という．

法医学などの研修を修了し，"情報通信機器（ICT）を用いた死亡診断等ガイドライン" に提示された要件を満たす看護師は，死亡診断書を代筆し，遺族に手渡すことができる．

コラム16　瞳孔散大，対光反射消失

延髄，橋，中脳を合わせて**脳幹**といい，生命維持に必要な中枢神経系の伝達路である．脳幹のうち中脳からは，瞳孔括約筋を支配する動眼神経が伸びている．死亡によって脳幹機能が停止すると，動眼神経の伝達路が断絶し，瞳孔括約筋が弛緩したままになるため，縮瞳せず，光刺激に対して瞳孔が反応しなくなる．

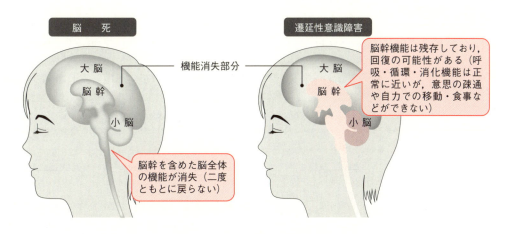

図 1・7 脳死（左）と遷延性意識障害（右）の違い

b. 脳死　脳幹を含む全脳機能の不可逆的な停止を**脳死**といい，遷延性意識障害と区別される（図1・7）．脳死は，臓器移植（⇨ コラム17）に関与しない2人以上の医師によって判定される．確認事項は次の6項目である．
1) 深い昏睡
2) 瞳孔の散大と固定
3) 脳幹反射の消失
4) 平坦な脳波
5) 自発呼吸の停止
6) 1)～5)を確認してから6時間以上経過した後（小児は脳のダメージに対する回復力が高いため，24時間以上経過してから）に，再び1)～5)を行い，状態が変化せず，脳幹機能の停止が不可逆的であることを確認する．

> **コラム17 臓器提供の意思表示**
> 　2010年に改正臓器移植法が全面施行され，生前に書面で臓器提供の意思を表示している場合に加え，本人の意思が不明な場合も，家族の承諾があれば臓器提供できるようになった．また，15歳未満の小児からの脳死後の臓器提供も可能になった．
> 　臓器提供の意思を表示する方法には，① 健康保険証，運転免許証，マイナンバーカードなどの意思表示欄への記入，② 臓器提供意思表示カード（ドナーカード）への記入，③ 日本臓器移植ネットワークがとりまとめる臓器提供意思登録者リストへの登録がある．

1・8・2 死亡の届出など

a. 死亡診断書　人が死亡した場合，届け出義務者（親族，同居者，家屋・土地の管理人など）は死亡後7日以内に**死亡届**を市町村役場へ届け出なければならない（"戸籍法"第86条）．死亡届の提出によって，住民票や戸籍からの除籍，遺産相続手続きの開始などの行政処理が進められる．死亡届とともに提出が必須とされる文書が**死亡診断書（死体検案書）**である．
　死亡診断書（死体検案書）の記載事項は，

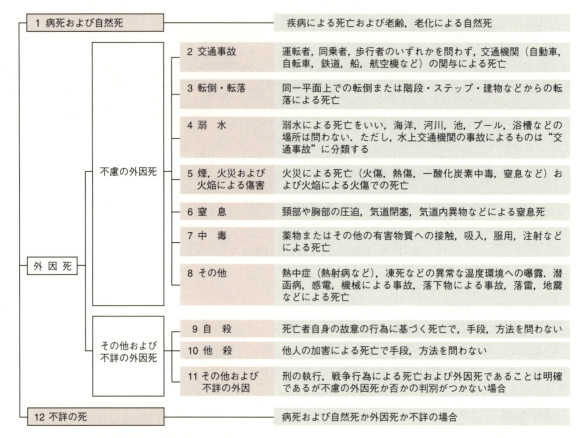

図 1・8　死亡診断書における死因の種類〔厚生労働省，"平成 30 年度版 死亡診断書（死体検案書）記入マニュアル"より〕

表 1・14　医師・歯科医師に対する死亡診断書（死体検案書）作成交付義務に関する法規定

医師法 第 19 条第 2 項（応招義務等）

診察若しくは検案をし，又は出産に立ち会った医師は，診断書若しくは検案書又は出生証明書若しくは死産証書の交付の求があった場合には，正当の事由がなければ，これを拒んではならない．

医師法 第 20 条（無診察治療等の禁止）

医師は，自ら診察しないで治療をし，若しくは診断書若しくは処方せんを交付し，自ら出産に立ち会わないで出生証明書若しくは死産証書を交付し，又は自ら検案をしないで検案書を交付してはならない．但し，診療中の患者が受診後二十四時間以内に死亡した場合に交付する死亡診断書については，この限りでない．

歯科医師法 第 19 条第 2 項（応招義務等）

診療をなした歯科医師は，診断書の交付の求があった場合は，正当の事由がなければ，これを拒んではならない．

① 氏　名
② 性　別
③ 生年月日
④ 死亡時刻
⑤ 死亡した場所
⑥ 死亡の原因
⑦ 死因の種類（図 1・8）
⑧ 外因死・生後 1 年未満で病死した場合の追加事項
⑨ その他特記事項
⑩ 診断月日と診断者の氏名

である．

　医師または歯科医師には，死亡診断書（死体検案書）を作成交付することが義務付けられており（表 1・14），自ら診察や死体検案をしないで診断書を作成交付することが禁じられている（最後の診察から 24 時間以内の死亡は除く）．なお，医師または歯科医師が死体を検案して異常があると認めた場合は，24 時間以内に所

轄警察署に届け出ることが義務付けられている．明らか
な犯罪による死亡，または犯罪による死亡が疑われる場
合は**司法解剖**が，犯罪以外の不審死の場合は**行政解剖**が
行われ，監察医によって死体検案書が作成される．

　死亡診断書の第一の意義は，人の死亡を医学的・法律
的に証明することである．死亡診断書は人の死亡に関す
る厳粛な医学的・法律的証明であり，死亡者本人の死亡
に至るまでの過程を可能な限り詳細かつ論理的に表すも
のである．第二の意義は，死亡診断書をもとに作成され
る死因統計が医学研究をはじめ，保健・医療・福祉に関
する行政の重要な基礎資料となることである．

　b. 死産証書　　心拍，呼吸，随意筋の運動のいず
れをも認められない胎児を**死児**という．妊娠4カ月以
降の死児の出産を**死産**という．

　死産の場合は**死産届**が必要であり，死産届には医師ま
たは助産師によって発行される**死産証書（死胎検案書）**
の添付が必須である（表1・15）．胎児が生きて出生し，
その後に死亡した場合は死産の扱いではないため，出生
届と死亡届の両方が必要になる．

表 1・15　医師・助産師に対する死胎検案書作成交付義務に関する法規定

昭和21年厚生省令第42号（死産の届出に関する規定　第4条）
死産の届出は，医師又は助産師の死産証書又は死胎検案書を添えて，死産後7日以内に届出人の所在地又は死産があった場所の市町村長（中略）に届け出なければならない．

1・8・3　死後の処置（エンゼルケア）

　看護師が行う死後の処置は，おもに遺体への医療的処
置，清拭，更衣・整容からなる．このうち特に清拭，更
衣・整容は，遺体を生前のその人らしい姿に整え，安ら
かな旅立ちを支えるためのケアの一種という特質から，
看護実践の現場において**エンゼルケア**とよばれている．
エンゼルケアには，民族，宗教，時代，風土などに応じ
たさまざまな意味合いが込められているものが多く，患
者と遺族の意思・信仰，社会文化的慣習を尊重したケア
が求められる．死後の処置を行う際には，医療従事者と
して，死を悼みつつ，故人の尊厳に敬意を払う厳粛な姿
勢が求められる．

　a. 遺体への医療的処置　　点滴ルート，気管内
チューブ，尿路カテーテルなど，生前の治療のために遺
体に挿入されている医療器具類を抜去する．その際，腹
腔内・胸腔内に貯留している体液の腐敗やドレーン刺入
孔からの漏出を防ぐため，十分に排液してからドレーン
などを抜去する．ペースメーカーなど不燃性の医療器具
は，火葬の前に医師によって摘出されることが多い．開

> **コラム⑱ ドレッシング材**
> 創部を覆うことで湿潤環境を維持し，創傷の治癒を促進する創傷被膜材．

放創は縫合またはドレッシング剤（⇨ **コラム⑱**）によって閉創する．

医療施設での死亡例では，剖検などで遺族へ遺体が引き渡されるまでの時間が延長することが見込まれる場合に，遺体の保全のために一時冷却保存する場合もある．

一連の医療的処置は，生前と同様に感染予防の方策に則って行う．

b. 清拭など 遺体の全身を微温湯で清拭する．湯温を調整する際，水に湯を差す**逆さ水**で行う．これは，日本古来の風習に基づき，死と日常を区別するために，普段とは逆のことを行う**逆さごと**のひとつである．遺体の皮膚の脆弱性に配慮し，愛護的に清拭する．

清拭と並行して，遺体からの体液漏出の防止のために，鼻孔，咽頭，肛門などの体孔に詰め物をする場合がある．吸水性の高い脱脂綿と撥水性の高い青梅綿を組合わせて詰める場合や，ディスポーサブルキッドになったシリコーンジェルを注入する場合などがある．ただし近年は，排液を十分に行えば，死後に体孔から体液が漏出することはまれであるとして，詰め物をしないケースも増加している．

c. 更衣・整容 清拭後，更衣を行う．基本的に，故人や遺族が用意したものを用いる．特に和装の場合は，逆さごとの一種として，身頃は左前，帯紐は縦結びの結び切りとする慣例に従う．

また，遺体には**死化粧（エンゼルメイク）**を行う．これは遺体を生前の顔貌に近付け，故人の尊厳を貴ぶとともに，遺族の悲しみを緩和するためにも行われる．頬紅，口紅などを差し，血色よく見えるようにする．男性にも行ってよい．

エンゼルケアの最初または最後に，**末期の水（死に水）**をとることがある．これは，故人の唇を水で浸した綿棒などで湿らせる行為で，釈迦が死に際に水を欲したという故事に由来しており，日本人にとって，故人との離別の重要儀礼のひとつととらえられている．遺族の許可を得て，医療従事者も行わせていただくことがある．

一連のエンゼルケアは，遺体の死後硬直が全身に及ぶ以前に完了することが望ましい．また，エンゼルケアは，遺族にとって重要なグリーフワーク（⇨ **コラム⑲**）につながりうることから，遺族の要望を汲みながら，看護師と遺族がともに実施することもある．

> **コラム⑲ グリーフワーク**
> 大切な人との死別など，かけがえのないものの喪失によって生じる一連の情動・身体・認知・行動反応を悲嘆（グリーフ）という．死別の事実を受容し，故人のいない世界に適応することを促進する作業を**グリーフワーク**という．

1・8・4 安楽死，尊厳死

安楽死は，医療従事者が患者の利益のために患者を死に至らしめること，あるいは患者の死を許容することをいう．医療従事者による安楽死は，致死量の薬剤を投与するなど，致死的な医療行為を遂行する**積極的安楽死**と，輸液や輸血を差し控えたり，人工呼吸器を停止させたりなど，患者の生命維持に必要な医療行為を差し控えたり中止する**消極的安楽死**に大別される．

一方，**尊厳死**は安楽死から二次的に派生した概念で，患者の意思により，人間としての尊厳を保ちながら迎える死をいう．多くは延命治療を行わない自然死に近い死をさすが，消極的安楽死とは必ずしも同義ではなく，治療的側面よりも個人の価値観に主眼をおいた死の形態である（⇨ コラム**20**）．

特に安楽死については，医療従事者の間でも，人生の最期の迎え方を患者が決める権利を支持することに賛同する意見と，いかなる理由であっても患者の生命に危害を加えることへの抵抗感を抱く意見が交錯する，複雑な問題である．

これまでにわが国で起こった安楽死事件の判例では，医療従事者による安楽死の許容要件として，

① 患者が耐え難い苦痛状態にあること
② 患者の死期が迫っていて，回避することができないこと
③ 患者の苦痛の緩和のためにあらゆる方法を尽くし，そのうえで安楽死以外に代替手段がないこと
④ 患者の明確な意思表示があること

があげられている．

自力で食事摂取ができなくなった場合でも，胃瘻（いろう）や中心静脈栄養によって水分および栄養分を補給する延命措置が施されてきた．しかし，臨死期の過剰な輸液療法は，気道分泌物の増加や四肢体幹の浮腫などをひき起こし，かえって患者の苦痛を増大させる可能性がある．その結果，自力で食事摂取ができなくなって，本人に延命の希望がないときには，その意思を尊重して自然な死を看取ることが増えてきた．

人生の最期の迎え方に関する価値観が多様化する今日，医療従事者には**生命倫理の四原則**（① **自律尊重**の原則，② **無危害**の原則，③ **善行**の原則，④ **正義・公平**の原則）に依拠した適切な判断が求められている．

コラム20 意思決定能力がなくなった場合に備えた意思表示

患者が自ら意思決定できなくなる場面を想定し，① 治療方針，延命措置，臨終の迎え方などについての選択，② 代理決定人（意思決定能力がなくなった場合に，患者に代わって意思決定をする人）などに関して，事前に指示しておくことを**アドバンスディレクティブ**（**事前指示**）という．

アドバンスディレクティブを文書で示したものを**リビングウィル**という．リビングウィルには法的拘束力はないが，患者に意思決定能力があるうちにリビングウィルなどのアドバンスディレクティブを確認しておくことは，患者の望む最期を支えるため，また，重大な意思決定に伴う家族の精神的負担を軽減するために重要である．

2 面接・観察を通して状態を把握する

2・1 面接・観察の目的

面接や**観察**の目的は，患者の健康上の問題や看護上の問題を把握し，症状の現状や回復状況などを判断することである．面接や観察を通して得られた情報を分析し，分析結果を考察し，患者の状態や変化を統合してとらえ，異常の早期発見や日常生活援助に活かしていく．

面接・観察の実施にあたっては，以下に留意して行う．

1) **室温や照度**（室内の明かり）などを適切に調整する．
2) **プライバシーの確保**に努める．
3) 患者が理解しやすい**平易な言葉**を使用する．
4) **患者を尊重**した言葉遣いや態度で接する．
5) 得られた情報を適時，**正確に記録**する．
6) 入手した情報の取扱い（**個人情報の保護**など）を遵守する．

さらに，バイタルサイン（§2・3参照）の観察やフィジカルアセスメント（§2・4参照）などでは，計測した数値だけでなく，実際に患者に触れるなど看護師自身の**五感**（**視覚，聴覚，触覚，嗅覚，味覚**）を最大限に活用して患者の状態を把握し，判断することが重要である．五感を研ぎすまして観察できる的確な技術を身につける必要がある．

2・2 面接・問診 （健康歴などの聴取）

健康歴は面接・問診（コミュニケーション）により患者の健康上の問題を把握していく方法である．おもな健康歴には，**主訴**および**現病歴，既往歴，家族歴，個人歴**がある．

健康歴の問診では，まず，患者の表情を観察しながら，患者の聴力・視力・言語の状態を把握する．また，患者の体調（疲労の状況など）や気分などを観察する．面接の際に体調や状態の変化（悪化，気分が悪い）が現れたときは，面接を中断して対応する．さらに，得られた情報から，続いて実施するフィジカルアセスメントの内容や順序を検討する．

a. 主訴および現病歴　受診の理由となった症状を**主訴**という．**現病歴**とは，主訴を含め，受診時点で罹患している疾病の発現時期や経時的変化およびその疾患に関して今までに受けた治療に関する情報である．さらに，後述する個人歴と併せて情報を得，現病歴・既往歴などが患者の日常生活に及ぼす影響について考察する．

b. 既 往 歴　**既往歴**とは，過去に罹患した疾患や外傷とその転帰（経過）に関する情報である．

c. 家 族 歴　**家族歴**とは，直属（一親等）の家族の遺伝体質に関係のある疾患（遺伝性疾患，§1・7参照）や死因などに関する医療情報である．

d. 個 人 歴　**個人歴**とは，患者の日常生活に関する情報である．患者の日常生活状況が現病歴や既往歴に及ぼす影響を聴取する．また，生活習慣，職場環境，実行している健康法，趣味，嗜好，海外渡航歴などについても情報を得る．特定の感染症などの場合には渡航歴が重要な情報になる場合がある．

e. システムレビュー　**システムレビュー**とは，頭の先からつま先まで，全体を通して観察することである．進め方の例として，各臓器についての一般的な質問，身体所見の観察から始め，気がかりな症状に関連した質問，全身の観察へと移行する場合と，全身の観察をしながら問診を加えて情報を統合しつつ進める場合がある．

システムレビューの際の患者との位置的関係として次のものがある．

1）座って患者と向き合う（座位）
2）患者の背面（座位）
3）患者が臥床
4）患者が座位または立位

それぞれの位置的関係でのシステムレビューの手順を図2・1に示す．

① 患者座位正面
　● 頭頸部の視診・触診
　　　→ 眼（眼瞼結膜・眼球結膜・瞳孔・眼底）
　　　→ 耳・鼻・口・咽頭
　　　→ 頸部（可動範囲，リンパ節・甲状腺）
　● 手掌・指・爪 → 肩・肘・手（関節・皮膚）
　● 胸部・乳房の視診・聴診・触診・打診
　　　→ 腋窩触診 → 頸静脈
　　　→ 前胸部の視診
　　　→ 心音の聴診
　　　→ 肺の打診・聴診
② 患者座位背面
　● 背部の視診・触診（音声震盪，胸郭の動き）
　● 肺の打診・聴診
③ 患者臥位
　● 乳房の触診 → 腹部の視診・聴診・触診
　● 下肢の視診・触診（関節，皮膚）
　　　→ 下肢の触診（浮腫，末梢循環，動脈）
④ 患者座位，患者立位
　● 神経系の診査（運動，知覚，反射，協働運動）
　● 運動器系の診査（関節可動域，歩行）

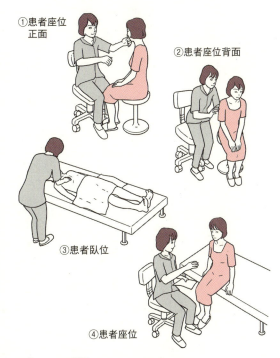

図 2・1　システムレビューの手順

2・3　バイタルサイン

　バイタル（vital）とは"生きている"，サイン（sign）とは"徴候"の意味で，**バイタルサイン**とは"人間が生きているという状態を示す生命徴候"である．心臓が拍動し，血圧が一定以上に保たれ，呼吸をし，体温を維持し，排尿・排便し，普通の意識状態を示す．

　バイタルサインとして，一般的には，**体温，脈拍，呼吸，血圧**を計測するが，これに**意識**の観察を加えることもある．

　体温・脈拍・呼吸・血圧は，それぞれが相互に影響し合って時間とともに変化する．バイタルサインの測定値に影響を与える要因は，体位，食事，運動，情動，環境，発達段階，日内変動など多様である．測定時にはこれらの影響要因を避け正確な測定値が得られるようにするとともに，継続的に観察することが重要である．測定結果は，健康状態からの逸脱（異常状態）の早期発見，対応の判断に活用する．

2・3・1　体温のアセスメント
a. 体温の測定部位　　外気にさらされている体表

面の温度を**外殻温**または**皮膚温**，身体内部の温度を**深部温**または**核心温**という．日常的には，測定が容易な皮膚温を測定する．動脈血が比較的体表面近くを流れ，皮膚や粘膜同士が密着し閉鎖腔が形成できる**口腔**，**腋窩**，**直腸**で深部温に近い温度を測定することができる．なお，小児の場合は**鼓膜検温**を測定することが多い．**基礎体温**の測定は**口腔検温**で行う．

以下に腋窩検温の測定法を示す．

b. 体温計の種類　体温計には，**赤外線体温計**，**電子体温計**があり，さらに，測定法の特徴から**実測式**，**予測式**の体温計がある．腋窩検温には予測式の電子体温計を用いることが多い．

c. 体温の測定手順　腋窩検温は，原則として同一側（0.1〜0.4℃の左右差がある）で行い，麻痺がある場合は健側で，側臥位の場合は体圧で圧迫されていない側で測定する．

1) 測定前には外気温の影響を最小にするため，あらかじめ腋窩を閉じておく．
2) 腋窩の皮膚温は，最深部で腋窩動脈の触知部位（大胸筋，上腕二頭筋，上腕三頭筋長頭，広背筋で囲まれた部分）が最も高い値を示す．そこで，電子体温計が腋窩の最深部（腋窩動脈の部位）に位置するように，腋窩中央線に対して45度で，体幹前方より後方に向かい体温計を挿入する（図2・2）．
3) 体温計を挿入した側の上腕を体幹より30度前方に出し，肘関節を曲げ，反対側の手で曲げた肘関節を軽く支える．
4) アラーム音がしたら，腋窩から体温計を取出し値を読み取る．患者の疾患や状態などに応じ，体熱感，悪寒・戦慄の有無，発汗の有無と程度など，体温に関連する症状について観察する．

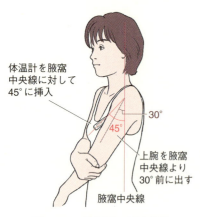

図 2・2　体温計の挿入方法

体温計を腋窩中央線に対して45°に挿入
上腕を腋窩中央線より30°前に出す
腋窩中央線

d. 体温の測定結果の判断　体温には日内変動があり，午前4時ごろが最も低く，午後から夕方にかけて高くなる．測定部位では，

　　　　腋窩温＜口腔温＜鼓膜温・直腸温

の順に高くなる．

一般的に成人の腋窩温は36℃台であり（⇨ **コラム❶**），体温の異常は以下の4つに区分される．また，普段の体温との差が1℃以上ある場合は，有熱状態であると判断される．

コラム❶　平熱と筋肉量

平熱は筋肉量が増加すると上昇する傾向がある．西欧人は日本人に比べて筋肉量が多く，平熱が高い．高齢になると筋肉量が減少するために平熱が35℃台の人も多く，36℃でも微熱として軽視できない場合もある．

表 2・1 各熱型の特徴と考えられる疾患

種類	特徴		考えられる疾患
稽留熱	日内変動が1℃以内の高熱（通常38℃以上）が持続する熱型		肺炎, 化膿性髄膜炎
弛張熱	日内変動が1℃以上あるが, 最も低いときでも平熱にはならない.		敗血症, 化膿性疾患, 悪性腫瘍, ウイルス感染症
間欠熱	日内変動が1℃以上あるが, 最も低いときには平熱になる.		胆道感染症, マラリア
波状熱	有熱期と無熱期を不規則に繰返す.		ホジキン病, ブルセラ病

1) 低　温：36 ℃未満
2) 軽熱または微熱：37〜38 ℃未満
3) 中等熱（中熱）：38〜39 ℃未満
4) 高　熱：39 ℃以上

熱の経時的な変化を**熱型**という．おもな熱型を表2・1に示す．

2・3・2　脈拍のアセスメント

a．脈拍の測定部位　心臓の周期的な収縮によって血液が大動脈に拍出され，末梢動脈に達したときの血管の波動を触知したものが**脈拍**である．脈拍を触知できる部位は，

1) 動脈が比較的体表近くを走行している部位
2) 動脈の下に骨などの硬い組織があり，動脈の波動を体表に伝えやすい構造になっている部位

である．脈拍を測定する動脈を図2・3に示す．**浅側頭動脈，総頸動脈，腋窩動脈，上腕動脈，橈骨動脈，尺骨動脈，大腿動脈，膝窩動脈，後脛骨動脈，足背動脈**がある．

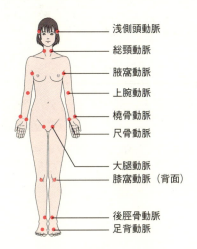

図2・3　脈拍の測定部位

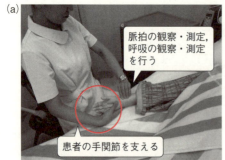
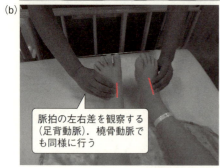

図 2・4 脈拍測定の手順

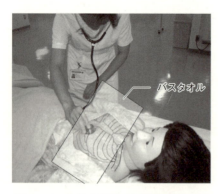

図 2・5 心拍と脈拍の同時測定 プライバシー保護のため，バスタオルで不必要な露出を避ける．

b．**脈拍の測定手順** 脈拍の測定・観察は，通常，橈骨動脈で行われる．近年，自動血圧計やパルスオキシメーターの普及より，動脈の触診による，脈拍のリズムや強度などの観察を行わない例が見受けられる．

バイタルサインの項目としての脈拍の測定・観察は，脈拍数の測定のみではないことから，触診による情報も併せて入手することが重要である．以下に脈拍測定の手順を示す．

1) 患者（臥床患者の場合）の上肢はベッドの上におく．患者の手関節を看護師の利き手と反対の手掌（図では右手）で支えて安定させる（図2・4a）．
2) 看護師の利き手の第2指から第4指の指腹（指先）を患者の橈骨動脈の走行に沿っておき，第1指は橈骨動脈の反対側に回し，手首を軽く支える（図2・4a）．
3) 動脈の触診により，脈拍数，リズム，緊張度（血管壁の張り具合）を観察・測定する．また，患者の疾患や状態などに応じ，動悸や胸部の不快感など，脈拍に関連する症状について問診する．1分間測定するのが望ましいが，リズムに異常がない場合などは30秒間測定し，その脈拍数を2倍（脈拍数/分）することもある．
4) 脈拍の左右差などを診る（図2・4b）．脈拍の緊張度などに左右差がある場合，緊張度の弱い側の動脈狭窄などが疑われる．

c．**心拍と脈拍の同時測定**（図2・5）
1) 聴診器を準備し，患者の胸部を露出する．
2) 第5肋間を特定する．
3) 第5肋間と左鎖骨中央線の交点（心尖拍動部）を特定する．
4) 心尖部に聴診器を当てて心音を聞き，一方の手で脈拍を触診する．
5) 心拍数と脈拍数を1分間同時に測定する．

d．**脈拍の測定結果の判断** 成人の通常の脈拍数は60〜100回/分であり，100回/分以上を**頻脈**，60回/分未満を**徐脈**という．脈拍数が120回/分以上または40回/分以下の場合は，心臓の調律機能の障害や全身の血液供給が不十分な状態であることなどが考えられる．また，規則正しいリズムで脈拍が触れる状態を脈拍が"整"であるといい，リズムが乱れた脈拍を**不整脈**と

いう．さらに，一定のリズムを刻んでいるのに突然脈拍が抜ける場合を**結滞**という．脈拍の緊張度は，"触知せず"，"減弱"，"正常"，"増大"，"跳躍的"のように表現する．

　通常，脈拍数は心拍数と一致する．しかし，脈拍が不規則となり，左心室の血液充満が不十分なうちに収縮（早期収縮，心室性期外収縮）する場合，あるいは拍出量が少ないためにエネルギーが末梢まで伝わらず，脈拍が抜ける場合があり，これを**脈拍欠損**という．心拍と脈拍の同時測定をすることで，心房性期外収縮と心室性期外収縮，心室性期外収縮とⅡ度の房室ブロックとの鑑別が推察できる．また，心房細動患者の脈拍欠損数が増えていく場合は，心不全の徴候と推察される．

2・3・3　呼吸のアセスメント

　a. 呼　吸　　呼吸とは生体が生命を維持するために必要な酸素を取入れ，物質代謝の結果生じた二酸化炭素を排出する働きをいう．呼吸には肺胞内の空気と血液との間のガス交換を行う**外呼吸（肺呼吸）**と細胞が有機物を分解し，ATP（エネルギー）を合成する**内呼吸（組織呼吸）**の二つがある．

　b. 呼吸（外呼吸）の観察手順

1）脈拍測定にひき続き，看護師の手指を橈骨動脈に当てたまま，患者に気づかれないように患者の胸郭や腹壁の動きを観察する．

2）1分間の呼吸数を測定し，リズム・深さ・型を観察する．また，患者の疾患や状態に応じ，呼吸困難（§4・14参照）や咳嗽，喀痰（§4・15参照）など，呼吸に関連する症状について観察する．

3）パルスオキシメーターを使用し，経皮的動脈血酸素飽和度（SpO$_2$）を測定する．

　c. 呼吸の観察結果の判断　　一般的に成人の呼吸数は12〜20回/分であり，リズムは規則正しい"整"で，型は**胸式呼吸**，**腹式呼吸**，**胸腹式呼吸**に大別される．一般に胸腹式呼吸が多いが，胸式は女性，腹式は男性に多いとされている．また，吸息に続く呼息がやや長く，短い休息期のあと吸息が始まる．一般に，吸気・呼気・休息期の時間の長さはおよそ，1：1.5：1である．また，SpO$_2$の正常範囲は96〜99％である．

　呼吸の異常は，

表 2・2 血圧を左右する因子

因子	機序
1回心拍出量	運動などによって1回拍出量が増加すると血圧は上昇する．心機能の低下により1回拍出量が減少しすぎると心不全に陥る．
循環血液量	出血などによって循環血液量が不足すると血圧は低下する．
末梢血管抵抗	小動脈・細動脈や毛細血管の収縮によって末梢血管の抵抗が高まると，血圧は上昇する．
血管の弾力性	動脈硬化によって血管壁の弾力性が低下すると，血圧は上昇する．加齢に伴う血圧上昇はこれによる．
血液の粘稠度	血液の粘性が高まると抵抗が増して血圧は上昇する．
神経系	交感神経の緊張によって血圧は上昇する．

コラム2　水銀レス血圧計

これまで広く使用されてきた水銀血圧計は，"水銀に関する水俣条約"（2013年締結）の趣旨に合わせ，2021年以降製造と輸出入が禁止されている．水銀レス血圧計（下図）は，"液体（水銀）でないこと"を意味するアネロイド型の血圧計の一種である．この血圧計は，圧センサーで検出したカフ内圧を水銀柱を模した棒グラフで液晶表示する．他のアネロイド型に比べ測定時のぶれや誤差が少ないと考えられる．水銀レス血圧計には，測定値を電子表示するものもある．

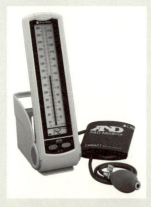

図　水銀レス血圧計（写真提供：株式会社エー・アンド・デイ）

1）呼吸数と深さの異常
2）リズムの異常
3）努力呼吸

の三つに大別される．努力呼吸には**補助呼吸筋**の使用，**鼻翼呼吸**，**口すぼめ呼吸**，**下顎呼吸**があり，苦悶表情を呈することが多い．補助呼吸筋が動員されると，頸静脈は怒張し，肋骨や肩の動きがみられる．また，**起座呼吸**は，臥位による静脈環流の増加により肺うっ血が増強するために臥位がとれず，起座位になる状態である．

2・3・4　血圧のアセスメント

a. 血圧　血圧とは血管内圧のことで，**動脈圧**，**静脈圧**，**毛細血管圧**がある．通常，血圧というと動脈血圧をいい，その単位はmmHg（またはTorr）で表す．

心臓の収縮により大動脈内に血液が流入して血管内圧が最も高くなったときの圧を**収縮期血圧**（**最高血圧**，**最大血圧**）といい，心臓の拡張期（次の駆出に向けて血液を心臓に貯める時期）で血管内圧が最も低くなったときの圧を**拡張期血圧**（**最低血圧**，**最小血圧**），収縮期血圧と拡張期血圧の差を**脈圧**という．血圧は重力の影響を受け，心臓より上方では低く，下方では高い．

血圧の値を左右する要因を表 2・2に示す．

b. 血圧測定法および血圧計の種類　血圧測定は，血管内にカテーテルを挿入して測定する**観血法**と腕帯（マンシェット）の加圧・減圧によって測定する**非観血法**がある．日常的には，非観血法で測定される．

非観血法で用いる血圧計は，水銀血圧計，アネロイド型血圧計（⇨コラム2），電子血圧計に大別され，血圧測定法には，コロトコフ法（聴診法またはマイクロホン式），オシロメトリック法（振動式）および併用法がある．多くの電子血圧計は併用法で測定している．

血圧を測定する場所により，**診察室血圧**，**家庭血圧**，24時間継続して測定する**自由行動下血圧**がある（図 2・9参照）．近年は臨床でも家庭でも電子血圧計による測定が普及し，測定に使用されている．

c. 血圧の測定方法　血圧測定は動脈触診部位の2 cmほど中枢側にマンシェットを巻き，マンシェットに空気を送って，動脈周囲の組織を圧迫して血流を遮断する．その後，徐々に圧迫を解除すると，マンシェットの圧力と血管壁の側圧が均衡になったところで血流が流

れ始める．

1) **触診法**：触診法では，マンシェットによって血流を遮断した後，血流の再開による脈拍の触知（触診）によって把握する．脈拍を最初に触診した時点の圧力が収縮期血圧である．

2) **聴診法（コロトコフ法）**：聴診器を用いて血管音を聴診する方法である．マンシェットによって血流を遮断した後，血流の再開により最初に血管音（**コロトコフ音**）を聴取した時点（収縮期血圧）と，血管圧迫が解除され血流が正常になり血管音が消失した時点（拡張期血圧）の圧力を，血管音の聴診によって把握する．聴診が難しいときには聴診法に代わり触診法で行う．

d．血圧の測定手順 血圧の測定は，以下の手順により行う．ここでは，血圧計は水銀レス血圧計を用い，上腕動脈を用いて，上腕にマンシェットを巻き，最初に触診法で測定し，その後に聴診法で行う方法を紹介する（図2・6，図2・7）．触診法については平常の血圧値が安定している場合には省略されることがある．

1) あらかじめ血圧計の点検を行い，患者のもとで血圧計が水平に置ける安全な場所に配置する．
2) 患者の身体の位置・体位を整え，患者の上腕と心臓が同じ高さになるようにする．
3) 患者の上腕動脈の位置と走行を第2指～第4指の指腹で確認する．
4) マンシェットの下縁が上腕動脈触知部位（図2・3参照）の2～3 cm 上になる位置で，マンシェットのゴム嚢の中央線と上腕動脈の走行を一致させ，上腕の太さに沿わせるようにしながら手指が2本入るくらいの緩みをもたせて巻く．
5) 利き手に送気球を持ち，反対の手で橈骨動脈を触知（図2・3参照）しながら，送気球に小刻みに力を入れ，目盛を適度な速さでスムースに上昇させ，ゴム嚢内に空気を送って上腕動脈に圧力を加えて血流を遮断する．
6) 橈骨動脈の脈が触知不能になった値を確認し，さらに加圧して目盛を20（～30）mmHg 程度，上昇させる．
7) 排気弁を徐々に緩め，手掌で送気球の圧を調節しながら，1拍動2～3 mmHg 程度ずつ目盛が下がるよう

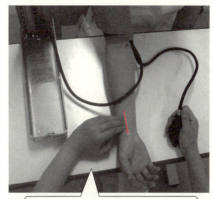
橈骨動脈の走行に沿って第2指～第4指を当て脈を触診する

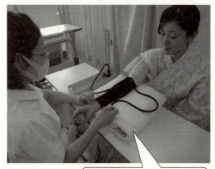
肘窩が痛くないようにバスタオルを使用している

図2・6 触 診 法

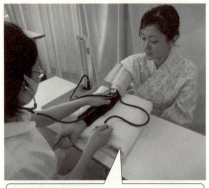

肘窩が痛くないようにバスタオルを使用し，聴診器の膜面を押し当てている

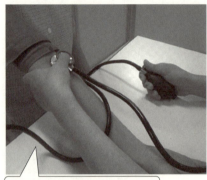

手掌で患者の肘窩を支え，上腕動脈の正中に聴診器の膜面をピッタリと当て第1指で支える

図2・7 聴診法

に減圧する．

8) 最初に脈拍を触診した目盛の値（収縮期血圧）を読む（**触診法**）．
9) 収縮期血圧を確認した後に，排気弁を最大にゆるめて速やかに減圧する．
10) 両手でマンシェットを押さえて空気を抜き，目盛が 0 mmHg（0点）になったことを確認する．
11) 上腕動脈触知部位に聴診器のチェストピースを当て，一方の手で軽く圧迫して膜面を皮膚に密着させる．
12) 利き手に送気球を持ち，送気球に小刻みに力を入れ，目盛を適度な速さでスムースに上昇させ，ゴム嚢内に空気を送って上腕動脈に圧力を加えて血流を遮断する．
13) 触診法で測定した収縮期血圧の値（上記8）の値）に加え，20（〜30）mmHg 程度，加圧して目盛を上昇させる．
14) 排気弁を徐々に緩め，手掌で送気球の圧を調節しながら，1拍動2〜3 mmHg 程度ずつ目盛が下がるように減圧する．
15) 最初に血管音（コロトコフ音）が聴取された目盛の値（収縮期血圧）を読む（**聴診法**）．
16) 1拍動2〜3 mmHg 程度ずつ目盛が下がるように減圧を続け，血管音が聴取されなくなった目盛の値（拡張期血圧）を読む．
17) 拡張期血圧を確認した後に，排気弁を最大にゆるめて速やかに減圧する．拡張期血圧はスワンの第5

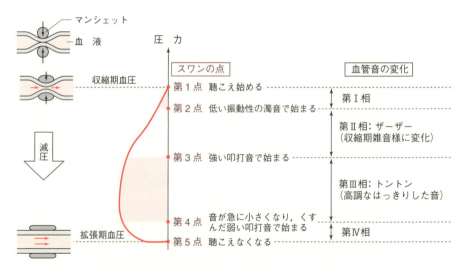

図2・8 血管音（コロトコフ音）の変化とスワンの点

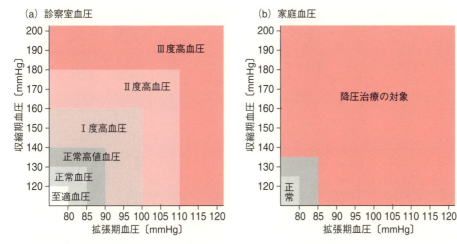

図 2・9 診察室血圧（a）と家庭血圧（b）に基づく血圧の分類　"高血圧治療ガイドライン 2014"（日本高血圧学会）より．

点（図 2・8）をとり，0 mmHg まで減圧してもコロトコフ音が聴こえるときは，スワンの第 4 点をとり，記載時はこれを括弧で囲む．

18) マンシェットを外し，患者の体位・衣服をもとに戻す．

19) 血圧値を確認するとともに，患者の疾患や状態に応じ，顔色や気分，頭痛・悪心など，血圧に関連する症状について観察する．

e. 血圧の測定結果の判断　血圧は食事，排泄，運動，情動などのさまざまな要因で変化する．安静時の血圧測定は，これらの要因を除いて測定する．患者の血圧が通常の値とは異なる値であった場合は，要因について検討する．

　安静時の健常な成人の基準値は，収縮期血圧 130 mmHg 未満，拡張期血圧 85 mmHg 未満とされている．日本高血圧学会が提示している基準値（2014 年）を図 2・9 に示す．血圧は一度の測定ではなく，継時的に測定を行ったうえで判断することが重要である．

2・3・6 意識のアセスメント

a. 意識　意識とは，自分自身のことや自分を取巻く環境・周囲の状況に気づくことやその心の状態で，五感（視覚，聴覚，触覚，嗅覚，味覚）の働き，言語，注意力・判断力・思考力などを総合した状態である．

　"意識がある" ということは精神的および感覚的機能

表 2・3 JCS の意識レベルの観察手順

意識レベル	観 察 手 順
I	① 患者が開眼しているか確認する. ② 開眼していることを確認したら見当識を確認する. 　・今日は,何月何日ですか.　　・今日は,何曜日ですか. 　・ここはどこですか.　　　　　・付き添いの方はどなたですか. 　・お名前を教えてください.　　・ご自分の生年月日を教えてください.
II	① 閉眼していたら呼びかけに対しての反応を観察する. 　("○○さん" などと呼びかけ,すぐに開眼するか) ② 普通の呼びかけで開眼しなかったら,身体をゆさぶってみる. 　(体をゆさぶりながら,"○○さん,目を開けてください" など) ③ 合目的な運動ができるか確認する. 　("わたし(看護師)の手を握ってください" など)
III	① 痛み刺激[†](胸骨への刺激)をしながら,呼びかけを繰返し,開眼するか観察する. ② 痛み刺激(胸骨への刺激)をしながら呼びかけても開眼しない場合は,痛み刺激 　(胸骨への刺激)をすると顔をしかめたり,手足を動かしたりするかを観察する.

† 痛み刺激には,胸骨への刺激(拳を握った状態で強く圧迫する)以外に,爪の付け根を強く圧迫する,眼窩の上縁を強く圧迫するなどがある.

表 2・4 JCS(日本昏睡尺度)

I 覚醒している(1桁の数字で表す)
　1: 見当識は保たれているが,意識は清明ではない.
　2: 見当識障害がある.
　3: 自分の名前,生年月日が言えない.

II 刺激に反応して一時的に覚醒する
　　(2桁の数字で表す)
　10: 普通の呼びかけで容易に開眼する.
　20: 大きな声または体をゆさぶることにより開眼する.
　30: 痛み刺激を加えつつ呼びかけを繰返すと,かろうじて開眼する.

III 刺激しても覚醒しない
　　(3桁の数字で表す)
　100: 痛み刺激に対して,払いのけるような動作をする.
　200: 痛み刺激で少し手足を動かしたり,顔をしかめる.
　300: 痛み刺激にまったく反応しない.

JCS: Japan Coma Scale(ジャパン・コーマ・スケール,日本昏睡尺度)
GCS: Glasgow Coma Scale(グラスゴー・コーマ・スケール)

が統合されて活動している状態であり,自分自身のことや周囲のことに注意を向け理解し,見当識が保たれ,刺激に適切に反応することができる.これらの働きの中枢は大脳であり,脳幹の中心にある脳幹網様体が大脳全体を活性化させることによっている.

　意識障害(§4・1参照)は,脳幹網様体の障害を示している.脳幹網様体は,延髄から橋,中脳,間脳までの広範囲にわたり神経線維が網状になっている部位であり,呼吸,循環,排泄など生命維持に直結する働きをつかさどる〔本シリーズ第2巻 §9・6(p.176)参照〕.したがって,意識障害は生命維持が脅かされていることを意味し,患者の意識状態を観察することは患者の生命徴候を観察することでもあり,バイタルサインのひとつとして位置づけられている.

　b. 意識観察の手順　意識を観察し判断する基準(意識レベルの判断)としては,**JCS** および **GCS** が代表的である.JCS の意識レベルの観察手順を**表2・3**に示す.

　c. 意識のアセスメント　JCS の判定基準(意識レベルの判定基準)を**表2・4**に示す.意識レベルを"JCS I-2","JCS II-20","JCS III-300" などと記載する.

2・4 フィジカルアセスメント

フィジカルアセスメントには，2つの方法がある．
1) 患者の全体の状態を把握するため身体の頭から足先まで系統的にアセスメントする方法
2) 症状や目的によってある特定の器官に焦点を当ててアセスメントする方法

2つの方法を目的によって使い分け，患者の負担に配慮しつつ必要な情報が得られるように行う．また，アセスメントにあたっては，アセスメントしている身体の部位の構造（解剖）と働き（生理）を意識して行うことが大切である．

フィジカルアセスメントは，腹部を除き，原則として以下の順で行う．

　① 視診 → ② 触診 → ③ 打診 → ④ 聴診
腹部は以下の順で行う．

　① 視診 → ② 聴診 → ③ 触診 → ④ 打診

2・4・1 視　　診

視診は，看護師の視覚・嗅覚・聴覚を用いて身体各部位の観察をする方法であり，顔色や表情，姿勢，体型，歩行状態，話し声や話し方，身体各部位の対称性，皮膚や粘膜の色・性状，関節や腱・神経反射などを観察する．

視診を行う場合は，必要な明るさ（照度），室温などの環境を整え，必要に応じて定規や角度計などの器具を用いて観察する．

2・4・2 触　　診

触診は，看護師の手・指先で患者に直接触れた感覚（触覚・温度覚・位置覚・振動覚）で診る方法である．皮膚の柔らかさ・湿度・温度，浮腫あるいは腫脹，圧痛，皮下組織から比較的浅い部分にある腫瘤や硬結・結節，胸郭の運動，腹部の緊張・膨満などを観察する．問診などで痛みの訴えがあった場合には，その部分の触診は最後に行い，強く圧迫しないように注意する．

2・4・3 打　　診

打診は，身体の一部を指で軽く叩いて振動を起こさせ，その振動を手で感じると同時に耳でも音としてとら

え，音の性質から叩いた部位の状態を推測する方法である．叩いた音や振動から，臓器の大きさや位置，身体内部の状態を推測する．打診の音は，叩いた身体部位の3〜5 cm 下まで伝わるとされている．

打診は，打診しようとする位置の皮膚に看護師の利き手でない第3指の中節骨をぴったりと当て（図2・10 a），この部分にもう一方の手の第3指を軽く屈曲し，体表面に当てた第3指の遠位指節間関節（DIP 関節）部分を叩くことで音を発生させる（図2・10 b）．このとき，手首のスナップをきかせ，叩いたら素早く指を離すイメージで行う．打診音には，**共鳴音**（例：健常な成人の呼吸時の肺野），**濁音**（例：肝臓・脾臓などの実質臓器），**鼓音**（例：腸管内のガス貯留）などがある．

2・4・4 反　　射

反射とは，刺激に対して不随意に起こる反応であり，刺激が求心神経（感覚神経）を経て脊髄などの反射中枢に至り，折返して遠心神経（運動神経）に伝えられて反応を起こす．この一連の経路を**反射弓**という．

反射中枢が脊髄に存在する反射を**脊髄反射**といい，皮膚または粘膜（受容器）を刺激することによって起こる**表在反射**と腱または筋の刺激によって起こる**深部（腱）反射**がある．

表在反射には，角膜反射，咽頭反射，腹壁反射，挙睾筋反射，足底反射，肛門反射などがある．深部反射には，下顎反射，上腕二頭筋反射，上腕三頭筋反射，腕橈骨筋反射，膝蓋腱反射，アキレス腱反射などがある．

これらの反射には，正常な反応に比べ症状が強く出現する場合（反射の亢進）と減弱ないし消失する場合があり，総称して**反射異常**という．また，正常では現れない反射を病的反射といい，代表的な例にはバビンスキー反射（徴候）（⇨ コラム3）がある．

2・4・5 聴　　診

聴診は聴診器を用いて身体内部の音を聴く方法であり，聴診部位に聴診器をピッタリと当て，心音，呼吸音，腸蠕動音などを聴く．

聴診器には膜型の面（**膜面，ダイアフラム面**）とベル型の面（**ベル面**）があり，ベル面では低音を，膜面では高音を聴取する．心音の聴診では膜面とベル面を使い分

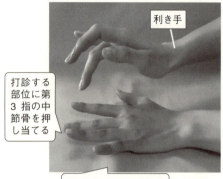
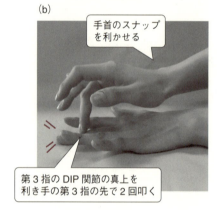

図 2・10　打診の方法　DIP 関節: distal interphalangeal joint（遠位指節間関節）

コラム3　バビンスキー反射
足底の外側を踵から第3趾のつけ根付近に向けてゆっくり（1秒程度）こすると，母趾が背屈する場合をバビンスキー反射"陽性"という．

け（§2・5・4a参照），呼吸音・腸蠕動音の聴取には膜面を使用する．

2・5 胸部のフィジカルアセスメント

2・5・1 胸部の触診

a. 触診の手順
1) 肋骨，胸骨，脊椎などの形態を手指で確認する．
2) 胸郭に手掌を当て，軽く圧迫して疼痛や腫脹，体表面（皮下）の状態を触診する．

b. 触診の結果の判断　通常は疼痛や腫脹がない．皮下気腫の場合は触診すると"ブツブツ，ギュッギュッ"という特徴的な感触があり，これを**握雪感**という．

2・5・2 胸部の打診

a. 打診の手順
1) 深吸気位で左右対称に，上から下へ，前胸部・背部を打診する．前胸部は肺尖・側胸部を含めた胸部全体（8箇所以上），背部は肺野下端まで（8箇所以上）行う．
2) 肺の下縁は背面の方が約1肋間尾側まで達しているため，背部の打診は前胸部より下位まで行う．

b. 打診の結果の判断　肺気腫や緊張性気胸など胸郭の含気量が増大した場合に**過共鳴音**が認められる．鼓音は慢性閉塞性肺疾患（COPD）や気胸などで，胸腔内の含気量が増えると呈する．また，胃底部のある位置を打診すると認められる．濁音は打診部位より3 cm以内に実質臓器がある場合に認められる．健常成人の場合は，心臓・横隔膜・肝臓などが肺野に被った部位で認められる．これ以外での濁音は異常と考えられる．さらに，左右差の存在は，肺野に何らかの異常があると考えられる．

2・5・3 呼吸音の聴診

a. 聴診の手順　聴診では，"音の高低"，"音の強弱"，"音の規則性"，"音の性状"などを聴取する．
1) 呼吸音の聴診は聴診器の膜面を使用し，前胸部，肺尖・側胸部，背部を含めた肺野全体を聴診する（図2・11）．

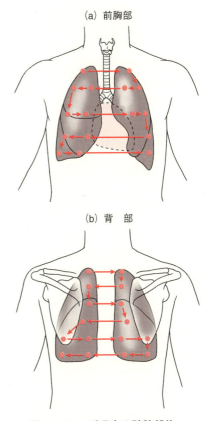

図2・11　呼吸音の聴診部位

2) 聴診部位に聴診器を当て，患者に呼吸をしてもらい聴診する．
3) 聴診部位1箇所につき，左右対称に1呼吸ずつ，吸気・呼気の両方を聴診する．肺の下縁は背面の方が約1肋間尾側まで達しているため，背部の聴診は前胸部より下位まで行う．

b. **呼吸音の特徴**　呼吸音には，**気管呼吸音**，**気管支肺胞呼吸音**，**肺胞呼吸音**がある．それぞれの呼吸音が聴診される部位を図2・12に示す．それぞれの呼吸音の特徴を以下に示す．

1) **気管呼吸音**：気管呼吸音は気管・気管支など肺外の気道を空気が出入りするときに生じる振動音であり，高調で長く粗い感じの音がする．頸部から胸骨上の気管・主気管支の部位で聴診され，呼気時が強く，持続時間も長い．肺組織の圧迫・浸潤があったときに強くなる．

2) **気管支肺胞呼吸音**：気管支肺胞呼吸音は気管支と肺胞の間を出入りする空気の音であり，気管呼吸音より小さいが，肺胞呼吸音よりもやや高く，長い．肺尖部，胸骨線上，両肩甲骨間部で聴診され，呼気と吸気の大きさ・持続時間は同じ程度である．

3) **肺胞呼吸音**：肺胞呼吸音は吸入された空気が肺胞へ入るときの乱流により生じる音であり，比較的低調で小さい．肺野全体で聴診され，呼気よりも吸気の方が強く聴こえる．呼吸音の性状は病態により変化し，肺気腫，気胸，肥満，胸水貯留などで減弱・消失し，片側性無気肺，胸膜癒着，気管支粘膜腫脹で増強・鋭利化する．

c. **呼吸音の聴取結果の判断（呼吸音の異常）**　呼吸音の異常は，呼吸器系の疾患に伴って聴取される正常呼吸音の性状変化である．この性状には，呼吸音の減弱・消失，呼吸音の増強，呼気の延長，肺胞呼吸音聴取領域の気管呼吸音化がある．呼吸器に病変があり，呼吸音の変調とは別に付加されて聞こえる音を**副雑音（異常呼吸音**または**二次性音）**という．

2・5・4　心音の聴診

a. **心音聴取の手順**　心音の聴診では，心臓の4つの弁に対応した心音や過剰心音，心雑音を聴取する．
1) 患者の体位は座位とし，看護師も心音を聴取できる

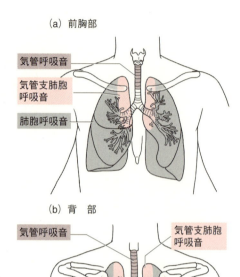

図2・12　呼吸音の分布

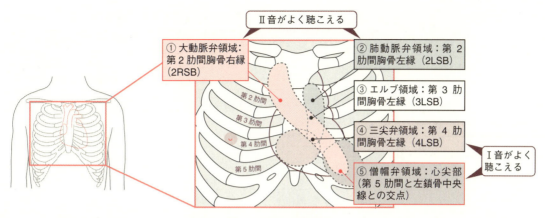

図 2・13 心音の聴診部位

ように着座する.
2) 呼吸性の変動や呼吸音を除外し，心臓をより胸壁に近づけるため，患者に息を吐いて止めてもらう（**深呼気位**）.
3) 心音が聴取しやすい代表的な部位（①〜⑤，図 2・13）に聴診器の膜面を強めに当て，**Ⅰ音，Ⅱ音，過剰心音，心雑音（収縮期雑音，拡張期雑音，連続性雑音）** を聴取する.
　① 大動脈弁領域: 第 2 肋間胸骨右縁（2RSB）
　② 肺動脈弁領域: 第 2 肋間胸骨左縁（2LSB）
　③ エルブ領域（大動脈弁領域と肺動脈弁が重なる領域）: 第 3 肋間胸骨左縁（3LSB）
　④ 三尖弁（右室）領域: 第 4 肋間胸骨左縁（4LSB）
　⑤ 僧帽弁領域: 心尖部
4) 聴診器のベル面を軽く当て，以下の部位でⅢ音，Ⅳ音，心雑音（拡張期雑音）を聴取する.
　③ エルブ領域: 第 3 肋間胸骨左縁（3LSB）
　④ 三尖弁領域: 第 4 肋間胸骨左縁（4LSB）
　⑤ 僧帽弁領域: 心尖部
5) 仰臥位での聴診では，心尖部が胸壁に近づくように患者に左側臥位になってもらい，心尖部に聴診器の膜面およびベル面を当て，心音（Ⅲ音，Ⅳ音）を聴取する.

b. 心音の聴診結果の判断　心音はⅠ音とⅡ音からなる．Ⅰ音は房室弁（僧帽弁，三尖弁）の閉鎖により発生し，Ⅱ音は動脈弁（大動脈弁，肺動脈弁）の閉鎖により発生する（表 2・5）.

表 2・5 Ⅰ音とⅡ音の鑑別

		Ⅰ音	Ⅱ音
発生源		僧帽弁の閉鎖音（Ⅰ$_M$） 三尖弁の閉鎖音（Ⅰ$_T$）	大動脈弁の閉鎖音（Ⅱ$_A$） 肺動脈弁の閉鎖音（Ⅱ$_P$）
音量	心尖部	Ⅰ音 ＞ Ⅱ音	
	心基部 （2RSB・2LSB）	Ⅰ音 ＜ Ⅱ音	
音調	高 さ	低 い	高 い
	持 続	やや長い	短 い
	性 質	鈍 い	鋭 い
分 裂		不明瞭	吸気時に明瞭

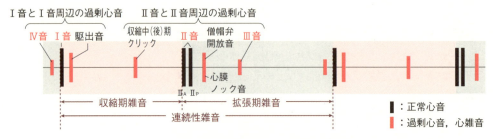

図 2・14 心音，過剰心音，心雑音の概略

通常，Ⅰ音（Ⅰ$_M$，Ⅰ$_T$）は僧帽弁（左室）領域・三尖弁（右室）領域で大きく聞こえ，Ⅱ音（Ⅱ$_A$，Ⅱ$_P$）は，大動脈弁領域・肺動脈弁領域で大きく聞こえる．

心音の聴診では，まずⅠ音とⅡ音を同定し，それぞれの亢進や減弱，音の分裂の有無により病態を判断する．Ⅲ音やⅣ音などの過剰心音は，心室への拡張期負荷が疑われ，心雑音は血液の流れの異常を示す（図2・14）．

2・6 腹部のフィジカルアセスメント

腹部の診察は，視診 → 聴診 → 触診 → 打診の順で行う．腹部の触診・打診では，臓器の解剖学的位置を意識して行い，疼痛の有無や触診時の表情も観察する．腹部は図2・15に示す4区分法または9区分法により区分されており，フィジカルアセスメントの結果は，部位（区分）を明記して記録する．

腹部のフィジカルアセスメントを行う際には，腹部の

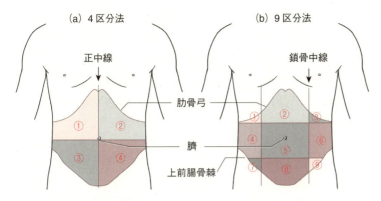
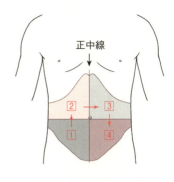

図2・15 腹部の聴診部位 (a) 4区分法，基準は正中線と臍．(b) 9区分法．横の基準は肋骨弓下線と上前腸骨棘で縦の基準は鎖骨中線である．

図2・16 腹部の聴診の順番 腹痛を訴えているときは疼痛部位から離れた部位から聴診する（1〜4の順にこだわらなくてもよい）．触診でも同様な配慮が必要である．

緊張を緩和するため，患者には臥位になり両膝を立ててもらう．

2・6・1 腹部の聴診

a. 聴診の手順

1) 腸蠕動音は，最初に図2・16に示すように4区分法の右下腹部に聴診器の膜面を当て聴診する．
2) 腸蠕動の確認だけでよければ右下腹部1箇所でよいが，腹部全体の蠕動音を聴く場合には，たとえば，右下腹部，右上腹部，左上腹部，左下腹部と腹部全体を聴診する．ただし，脈拍のように1分間，回数を数える必要はない．

腸蠕動音の完全な蠕動消失と判断するためには同一箇所で5分以上聴診する．

b. 聴診結果（腸蠕動音）の判断
蠕動の聴診では，頻度（亢進，減弱，消失）や音の性質（金属音などの異常音の有無）を診る．1分間に5回以上の蠕動音が聴取できれば正常，常に腸蠕動音が聴診される場合を亢進，1分間に蠕動音が聴取されない場合は減弱または消失と判断する．

機械性イレウスでは，激しい腹痛とともに腸蠕動音が亢進し，金属性の雑音がする．麻痺性イレウスでは，腹膜炎の進行などにより腸蠕動音が消失する．

2・6・2 腹部の触診

a. 触診の手順

1) 腹部の9領域（図2・15b）を意識し，左季肋部・

左側腹部・左腸骨部・下腹部・臍部・心窩部・右季肋部・右側腹部・右腸骨部と腹部全体の触診を行う．触診法には**浅い触診**と**深い触診**があり，浅い触診では腹部全体をさするように吸気時に腹壁が上がる分だけ手を沈め，深い触診では片手または両手を重ね4〜5 cm沈めるようにして，腹部全体を探るように行う．なお，圧迫が強いと腹直筋の緊張が強くなり十分な触診ができないため注意する．痛みを訴えている場合は痛みの場所から遠いところから触診する．また動脈瘤があると破裂することもあるので腹部大動脈を強く圧迫しないよう注意する．

2）触診時に腫瘤が触れた場合は，位置・可動性・大きさと形・硬さ・圧痛の有無などを観察する．

b．触診の結果の判断　触診時に圧迫した部位の圧痛は，その部位の炎症を示唆する．便塊が触れる場合もあり，腫瘤との鑑別が必要になる．

　刺激を加えた際に痛みを訴える特定の箇所を**圧痛点**という．腹部では，急性虫垂炎の診断に役立つ圧痛点として，**マックバーニー点**と**ランツ点**がある（図2・17）．マックバーニー点は右上前腸骨棘と臍を結ぶ線の下端から1/3の部位であり，ランツ点は左右上前腸骨棘を結ぶ棘間線の右端1/3の部位である．

2・6・3　腹部の打診

a．打診の手順　胃腸のガスの貯留，臓器の境界，あるいは腫瘤や痛みの有無を観察する．

1）腹部全体の打診を行う．また，肝臓や脾臓などの特定の臓器に焦点を当て打診を行う．
2）触診・打診ともに，痛みのある部位を事前に確認し，その部位は最後に行う．

b．打診の結果の判断　打診音としては，鼓音（高音）と濁音（低音）がある．腸内にガスが貯留している場合には鼓音が聴かれ，実質臓器や腫瘤を打診したときは濁音が聴かれる．便塊のある部位，充満した膀胱も濁音が聞かれる．

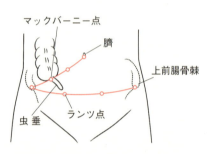

図2・17　マックバーニー点とランツ点

3 臨床検査の結果を通して状態を把握する

　看護師の重要な役割は，患者のQOLを維持・向上させるために，"療養上の世話"および"診療の補助"行為を通して患者の症状マネジメントを行うことである．そのためには，患者やその家族などとの面接および看護師の五感を最大限に活用したフィジカルアセスメントを通して，患者の症状を的確に把握する能力と同時に，さまざまな**臨床検査**の結果を活用して，患者の病態，その背景にある疾患などを推測できる能力が求められる．

　本章では，臨床現場で実施頻度が高い臨床検査を取上げた．医療技術の急速な進歩により，臨床検査の種類，検査法などは変化しているので，個々人が最新の情報を入手する手段をもっておくことが必要である．

　臨床検査結果の数値が正常範囲内であるかどうかの判断を行う場合には，集団を対象に求められた**基準値**が用いられる．しかし，それぞれの検査値には個人差があり，同一の患者でも検査をする時間帯，食事，身体活動（運動など）の状況によって検査結果が異なる（**個体内変動**）ことに留意する必要がある．したがって，検査結果は，基準値と同時に，患者ごとの経時的な変化にも着目してみていく必要がある．

　臨床検査結果の判断にあたっての基準値（基準範囲）に関しては，原則として，日本臨床検査標準化協議会（JCCLS）の共用基準範囲の値を示した．

　臨床検査の有効性を表す指標のひとつとして，感度および特異度が用いられる（⇨ **コラム 1**）．

JCCLS: Japanese Committee for Clinical Labolatory Standards（日本臨床検査標準化協議会）

コラム 1　臨床検査の感度と特異度

　感度は，疾患をもつ人が検査で"陽性"と判断される割合で，**特異度**は，疾患のない人が検査で"陰性"と判断される割合を示す．感度，特異度は次のように求められ，それぞれの値が高いほど有効性が高い検査とされる．

● 感度，特異度の算出法

検査結果	疾病あり	疾病なし
陽　性	a人	b人
陰　性	c人	d人

感　度 $= \dfrac{a}{a+c}$　　特異度 $= \dfrac{d}{b+d}$

3・1　一般血液検査

　患者の病態を判断するために行われる最も一般的な検査である．

3・1・1　採　血

　採血をする血管は，前腕屈側の**肘正中皮静脈**（図3・1）が一般的である．肘正中皮静脈からの採血が難しい

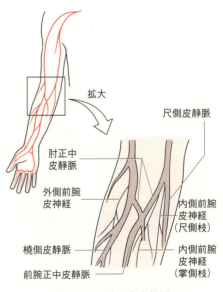

図 3・1　肘正中皮静脈

場合は，前腕の橈側皮静脈や尺側皮静脈，前腕正中皮静脈などから採血する．採血の際には神経の走行に留意する．

検査に必要な血液が微量ですむ場合には，**耳朶採血**（出血時間，血液型の検査など），**指頭採血**（第3指が一般的）を行う．

3・1・2　一般的な検査項目

1) **血球数**〔赤血球（RBC），白血球（WBC），血小板（PLT）〕
2) **ヘモグロビン量**（Hb）
3) **ヘマトクリット値**（Ht）
4) **白血球百分率**

必要な場合には，**赤血球沈降速度検査**（赤沈），**血液凝固・線溶試験**（プロトロンビン時間，フィブリノーゲン量など），**止血時間**などの検査を行う．

3・1・3　検査値の判断

a. 血球数などの判断基準（表3・1, ⇨ コラム❷）　検査値は1回だけで判断するのではなく，個人の過去の検査値と比較しながら検査結果を経時的にみていく必要がある．特に，白血球数の基準値の幅は広いので，個人の経時的な変化に着目する必要がある．

b. 赤血球指数　**貧血**の種類を判別するために，赤血球数，ヘモグロビン値，ヘマトクリット値から，表

RBC: red blood cell（赤血球）
WBC: white blood cell（白血球）
PLT: platelet（血小板）
Hb: hemoglobin（ヘモグロビン）
Ht: hematocrit（ヘマトクリット）

表 3・1　血球数などの基準値と高値（低値）を示す疾患

項　　目	基　準　値	低値を示す疾患の例	高値を示す疾患の例
赤血球数（RBC）	男性：400〜550万/μL 女性：350〜500万/μL	貧血，出血，慢性肝疾患，慢性腎疾患	脱水，多血症
白血球数（WBC）	3500〜9000/μL	ウイルス感染症，再生不良性貧血，急性白血病，骨髄異形成症候群（MDS[†1]）	細菌感染症，慢性骨髄性白血病，炎症，悪性腫瘍
血小板数（PLT）	15〜35万/μL	再生不良性貧血，血小板減少性紫斑病，ウイルス感染症，急性白血病，DIC[†2]（播種性血管内凝固症候群）	手術後，出血後
ヘモグロビン量（Hb）	男性：14〜18 g/dL 女性：12〜16 g/dL	貧血，出血，慢性肝疾患，慢性腎疾患	脱水，多血症
ヘマトクリット値（Ht）	男性：40〜50 % 女性：35〜45 %	貧血，出血，慢性肝疾患，慢性腎疾患	脱水，多血症

†1　**MDS**: myelodysplastic syndromes（骨髄異形成症候群）
†2　**DIC**: disseminated intravascular coagulation（播種性血管内凝固症候群）

コラム 2 好中球と網状赤血球

● 好中球の核の左方移動

末梢血中の白血球のなかで最も存在割合が高いものは**好中球**（40〜75％）である．好中球はより成熟した分葉核をもつものが大部分を占めるが，重症の細菌感染症の場合などには，杆状核をもった好中球が増加する（図3・2参照）．これを**核の左方移動**といい，感染症などを疑う所見となる．

● 好中球数の増加

好中球の増加には，**反応性の増加**と**腫瘍性の増加**がある．反応性の増加は，身体に侵入してくる病原体（細菌，真菌，寄生虫など），炎症，組織障害（外傷など），悪性腫瘍などが刺激となって，骨髄での産生が増加したり，辺縁プールに貯留している好中球が循環プール（末梢血中）へ移行することにより起こる．腫瘍性の増加は，骨髄性白血病のように造血幹細胞の腫瘍性増殖により起こる．

● 網状赤血球

網状赤血球により，骨髄における赤血球産生の程度を推定することができる．末梢血中の赤血球は成熟赤血球〔完全に核が消失（脱核）している〕であるが，網状赤血球はそのひとつ前の段階の未熟な赤血球であり，通常は，末梢血中の赤血球の0.5〜1.5％を占めている．網状赤血球の割合が高値を示す場合は**溶血性貧血**，**鉄欠乏性貧血**が疑われ，低値を示す場合は，**再生不良性貧血**，**巨赤芽球性貧血**，**甲状腺機能低下症**などが疑われる．

表 3・2 赤血球指数と基準値

赤血球指数[†1]	算出法[†2]	基準値
MCV〔fL〕	$\dfrac{\text{Ht}〔\%〕}{\text{RBC}〔\times 10^4/\mu\text{L}〕} \times 1000$	81〜100
MCH〔pg〕	$\dfrac{\text{Hb}〔\text{g/dL}〕}{\text{RBC}〔\times 10^4/\mu\text{L}〕} \times 1000$	31〜35
MCHC〔％〕	$\dfrac{\text{Hb}〔\text{g/dL}〕}{\text{Ht}〔\%〕} \times 100$	30〜35

[†1] **MCV**: mean corpuscular volume（平均赤血球容積）
MCH: mean corpuscular hemoglobin（平均赤血球ヘモグロビン量）
MCHC: mean corpuscular hemoglobin concentration（平均赤血球ヘモグロビン濃度）
[†2] **Ht**: hematocrit（ヘマトクリット），**Hb**: hemoglobin（ヘモグロビン）

表 3・3 赤血球指数による貧血の分類

分類	赤血球指数	貧血
小球性低色素性貧血	MCV ≦ 80 fL，MCH ≦ 30 pg	鉄欠乏性貧血，慢性疾患に伴う貧血
正球性正色素性貧血	MCV: 81〜100 fL，MCHC: 31〜35 pg	急性出血，溶血性貧血，腎性貧血
大球性正色素性貧血	MCV≧100 fL，MCHC: 31〜35 pg	巨赤血球貧血，慢性肝疾患，骨髄異形成症候群（MDS）

3・2に示す赤血球指数（**MCV，MCH，MCHC**）を算出し利用する．赤血球指数に着目した貧血の分類を表3・3に示す．

c. 白血球百分率　末梢血中の白血球は，感染の防御や免疫機能などをもった図3・2，表3・4に示す種類の白血球によって構成されている．

細菌感染症では好中球の割合（％）が増加するが，ウイルス感染症ではリンパ球の割合（％）が増加し，好中

MCV: mean corpuscular volume（平均赤血球容積）
MCH: mean corpuscular hemoglobin（平均赤血球ヘモグロビン量）
MCHC: mean corpuscular hemoglobin concentration（平均赤血球ヘモグロビン濃度）

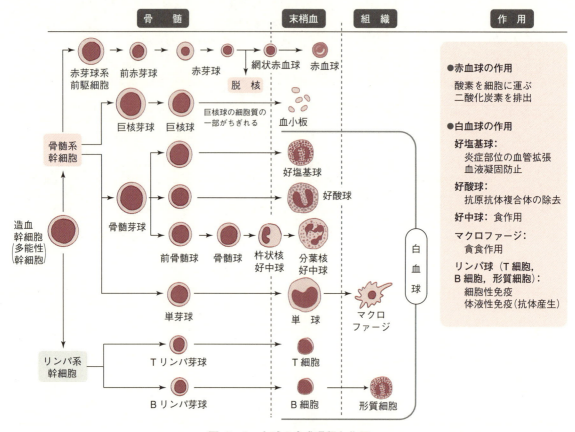

図 3・2 血球の生成過程と作用

表 3・4 白血球数の基準値と高値（低値）を示す疾患

白血球の種類	基準値〔/μL〕	低値を示す疾患の例	高値を示す疾患の例
好中球 （分葉核球） （杆状核球）	1500〜7500	ウイルス感染症，全身性エリテマトーデス（SLE[†1]），急性白血病，骨髄異形成症候群（MDS），再生不良性貧血	細菌感染症，炎症，心筋梗塞，悪性腫瘍，慢性骨髄性白血病
リンパ球	1000〜4000	後天性免疫不全症候群（AIDS[†2]）	ウイルス感染症，急性・慢性リンパ性白血病
好酸球	0〜500	重症感染症（腸チフス）の初期，急性中毒症，尿毒症，クッシング症候群，ストレス	アレルギー性疾患，寄生虫症
好塩基球	0〜150	クッシング症候群	アレルギー性疾患，慢性骨髄性白血病
単球	200〜1000	悪性リンパ腫，再生不良性貧血	単球性白血病，マラリア，結核

[†1] **SLE**: systemic lupus erythematosus（全身性エリテマトーデス）
[†2] **AIDS**: acquired immunodeficiency syndrome（後天性免疫不全症候群）

球の割合（％）が相対的に減少する．

d. 赤血球沈降速度 赤血球沈降速度（赤沈）値の亢進は，フィブリノーゲン，補体などの急性の反応物質や免疫グロブリンの増加を反映することから，感染症，非感染性炎症の活動性を把握することができる．

測定法には**ウェスターグレン法**が用いられる．まず，静脈血 1.6 mL，3.8 ％ クエン酸ナトリウム 0.4 mL を十分に混和してウェスターグレン管に吸い上げ，専用の固定台に垂直に固定する．1 時間後に沈降した赤血球層の境界の値を読み取る（1 時間値，表 3・5）．

e. プロトロンビン時間（PT）　プロトロンビンは，血液凝固因子のひとつ（第Ⅱ因子）である．血液凝固因子のほとんどは肝臓で生成されるために，肝機能が低下すると，血液中の血液凝固因子が減少して，血液が固まるのに時間がかかる．**PT**（血漿にトロンボプラスチンを加え，固まるまでの時間）を測定し肝機能の状態を把握する．プロトロンビンの減少はアルブミンの減少よりも早期に起こるので，急性肝炎時の重症度の判定にも使われる．

PT の基準値（凝固時間）は 10〜13 秒で，基準値よりも延長した場合には，**重症な肝障害**，**閉塞性黄疸**，**ビタミン K 欠乏**，**播種性血管内凝固症候群**（**DIC**）などが疑われる，なお，経口抗凝固剤（ワルファリンなど）を服用している患者では PT が延長する．

f. 止 血 時 間　**止血**は，血小板，血液凝固因子（血管内因子，血管外因子），毛細血管の機能が関与して起こる現象である．**止血時間**の検査は "出血しやすい"，あるいは "出血が止まりにくい" 患者に対して行われるもので，おもに血小板および毛細血管の機能を検査する．

測定法には**デューク法**が用いられる．耳朶にランセットやメスで刺傷をつくり，刺傷部位を濾紙で軽く抑え湧出する血液を 30 秒ごとに吸い取り，濾紙に血液が付かなくなるまでの時間を測定する．濾紙上の最初の血液斑が直径 10 mm 程度になるように刺傷をつくる．

止血時間の基準値は 1〜5 分である．

血小板数が 3 万/μL 以下の患者は止血困難となるリスクがあるので，止血時間の検査は行わない．

g. 血液型検査，交差適合試験　代表的な血液型検査として，赤血球凝集反応を利用して行われる **ABO 式血液型**と **Rh 式血液型 D 抗原**の二つがある．

交差適合試験は，赤血球凝集反応を利用して患者と輸血用血液との適合性を検査するものである．

3・1・4　採血にあたっての留意事項

1) 日本臨床検査標準化協議会（JCCLLS）が提示して

表 3・5　赤沈値の判断基準

基準値〔mm/ 時〕	遅延を示す疾患の例	亢進を示す疾患の例
男性： 　10 未満 女性： 　15 未満	赤血球増加症，播種性血管内凝固症候群（DIC）	重症貧血，低アルブミン血症，多発性骨髄腫，感染症，膠原病，悪性腫瘍，急性心筋梗塞

いる静脈採血法の標準採血ガイドライン（2011年）を参考に採血する.

2）患者の不安を解消するために，採血に関して，検査の目的などを含めて十分に説明する.

3）採血者の手を介した患者から患者への感染，採血者自身の感染を防ぐために，採血者は使い捨て手袋を装着し，患者ごとに手袋を交換する.

4）採血器具の準備，点検を十分に行う. 血球数の算定，白血球百分率のための採血については，抗凝固剤としてEDTA塩が用いられる（ヘパリンは，細胞が破壊されてしまうので使われない）. 採血した血液と抗凝固剤との混和を十分に行う.

EDTA: ethylenediaminetetraacetic acid（エチレンジアミン四酢酸）

3・2　血液生化学検査

3・2・1　血液生化学検査とは

臨床現場などでは，採血した血液を用いて血液中に含まれる赤血球，白血球数，糖やコレステロール，酵素・抗体，腫瘍マーカーなどの検査が行われている. ここでは，**生化学検査**を中心に記述する. 血液生化学検査のための採血は，静脈採血によって行う（§3・1・1参照）.

3・2・2　脂質検査

脂質に関連したおもな検査項目およびその基準値を表3・6に示す. 表に示す基準値を参考に，肝臓における脂質の生合成，胆管からの排泄，腸管での吸収，食物からの摂取の過不足などを判断することができる.

3・2・3　肝機能検査

肝機能検査は，肝臓における種々の物質の生合成能，代謝能，分泌能を判断するために行われる. おもな検査項目および基準値を表3・7に示す.

3・2・4　腎機能検査

a. 腎臓の機能　腎機能（腎機能低下，腎不全，尿毒症など）を判断するためのおもな血液生化学検査項目とその基準値を表3・8に示す（採血にあたっては，抗凝固剤は使用しない）.

b. クレアチニンクリアランス検査　筋肉中のクレ

3・2 血液生化学検査　59

表 3・6　脂質検査のおもな項目と基準値

検査項目[†]	基準範囲	高値を示す疾患	低値を示す疾患
TC（総コレステロール）〔mg/dL〕	142〜248	肝炎，肝硬変，腸肝循環経路の閉塞	肝機能低下
HDL-C（HDLコレステロール）〔mg/dL〕	男性：38〜90 女性：48〜103		肥満，肝硬変，心不全，脳梗塞
LDL-C（LDLコレステロール）〔mg/dL〕	65〜163	高脂血症，動脈硬化症，糖尿病，甲状腺機能低下症，ネフローゼ症候群	甲状腺機能亢進症
TG（中性脂肪）〔mg/dL〕	男性：40〜234 女性：30〜117	高脂血症，糖尿病，ネフローゼ症候群，甲状腺機能低下症	甲状腺機能亢進症

† **TC**: total cholesterol（総コレステロール）, **TG**: triglyceride（トリグリセリド）
　HDL-C: high-density lipoprotein cholesterol（高密度リポタンパク質コレステロール）
　LDL-C: low-density lipoprotein cholesterol（低密度リポタンパク質コレステロール）

表 3・7　肝機能に関するおもな血液生化学検査

検査項目[†]	検査の意味	基準範囲	高値（低値）を示す肝疾患
血清総タンパク質（TP）	肝機能	6.6〜8.1 g/dL	低値 肝機能低下
血清アルブミン（Alb）	肝機能	4.1〜5.1 g/dL	
T-BIL	肝細胞障害，胆汁うっ滞	0.3〜1.0 mg/dL	高値 肝細胞障害，胆道系障害
D-BIL	胆汁うっ滞	< 0.3 mg/dL	高値 肝細胞障害，胆道系障害
AST（GOT）	肝細胞障害	10〜30 U/L	高値 急性肝炎，脂肪肝，肝硬変，肝がん，慢性肝炎
ALT（GPT）		5〜25 U/L	
LDH		105〜220 U/L	
ALP	胆汁うっ滞	106〜322 U/L	高値 慢性肝炎，肝硬変，胆管がん，原発性胆汁性肝硬変
γ-GTP	胆汁うっ滞	男性：13〜64 U/L 女性：9〜32 U/L	高値 急性肝炎，アルコール性肝障害，慢性肝炎，胆管がん
ChE	タンパク質合成能	男性：240〜486 U/L 女性：201〜421 U/L	高値 肝細胞障害 低値 脂肪肝，肥満
TC	タンパク質合成能	128〜220 mg/dL	高値 原発性胆汁性肝硬変，アルコール性肝障害 低値 肝細胞障害
血小板		14〜34万/μL	高値 ウイルス性肝炎

† **TP**: total protein（総タンパク質）,　　**Alb**: albumin（アルブミン）
　T-BIL: total bilirubin（総ビリルビン）, **D-BIL**: direct bilirubin（直接ビリルビン）
　AST: aspartate aminotransferase（アスパラギン酸アミノトランスフェラーゼ）
　GOT: glutamic oxaloacetic transaminase（グルタミン酸-オキサロ酢酸トランスアミナーゼ）
　ALT: alanine aminotransferase（アラニンアミノトランスフェラーゼ）
　GPT: glutamic pyruvate transaminase（グルタミン酸-ピルビン酸トランスアミナーゼ）
　LDH: lactate dehydrogenase（乳酸デヒドロゲナーゼ）
　ALP: alkaline transferase（アルカリホスファターゼ）
　γ-GTP: γ-gultamyltransferase（γ-グルタミルトランスフェラーゼ）
　ChE: cholinesterase（コリンエステラーゼ）, **U**: unit（ユニット）

60   第3章　臨床検査の結果を通して状態を把握する

表 3・8　腎機能に関するおもな血液生化学検査

検査項目	基準範囲	検査の意味	高値（低値）を示す疾患の例
BUN[†]（血中尿素窒素）	8〜20 mg/dL	糸球体濾過機能の低下により血中濃度が上昇する．	高値 腎機能低下
血清中クレアチニン	男性：0.65〜1.07 mg/dL 女性：0.46〜0.79 mg/dL	糸球体濾過機能	高値 腎障害，溶血性疾患 低値 尿崩症，筋委縮症
血清中尿酸	男性：3.7〜7.8 mg/dL 女性：2.6〜5.5 mg/dL	糸球体濾過機能	高値 痛風（10 mg/dL 以上），腎不全 低値 ファンコーニ症候群（⇨ コラム3）
β_2 ミクログロブリン	1.3〜2.2 µg/L	糸球体濾過機能，尿細管再吸収機能	高値 ファンコーニ症候群 低値 肝機能低下（一部），肝硬変症
α_1 ミクログロブリン	男性：10.6〜20.9 µg/L 女性：9.6〜18.6 µg/L	糸球体濾過機能，尿細管再吸収機能	高値 IgA 型多発性骨髄腫 低値 肝硬変症，肝切除

†　BUN: blood urea nitrogen（血中尿素窒素）

コラム3　ファンコーニ症候群

　近位尿細管の疾患で，グルコース，アミノ酸，尿酸，リン酸，炭酸水素塩が再吸収されずに尿中に排泄される．原因としては遺伝性（シスチン尿症，ウィルソン病など），薬物性，重金属（カドミウム，水銀，鉛，ウラン，白金など）によるものがある．病態は，小児では発育不全，成長遅滞，低リン酸性くる病，乳幼児では多尿に伴う高度脱水による発熱，成人では骨軟化症，筋力低下などが認められる．

アチンは，代謝されクレアチニンとなる．クレアチニンの産生量は筋肉量に比例する．血中のクレアチニンは，糸球体から濾過され尿細管で再吸収されずに尿中に排泄される．したがって，**クレアチニンクリアランス**（Ccr）値は，糸球体から濾過される血漿量（GFR）に相当すると考えられ，腎機能の精密検査に用いられる．腎実質性疾患（急性腎炎，慢性腎炎，腎硬化症，糖尿病性腎炎など）の障害の程度も判断できる．

　クレアチニンクリアランスは，尿中クレアチニン排泄量（UCr）と血清中クレアチニン濃度（SCr）などから次式で算出される．

CCr〔mL/ 分〕

$$= \frac{\text{UCr〔mg/dL〕} \times \text{尿量〔mL/ 分〕}}{\text{SCr〔mg/dL〕}} \times \frac{1.48}{\text{体表面積〔m}^2\text{〕}}$$

　基準値は，性，年齢によって異なる．

3・2・5　糖尿病に関連した検査

　血液中の**グルコース**（**ブドウ糖**）の濃度は，血糖値を上昇させる複数のホルモンと，血糖値を減少させる**インスリン**の相互作用により，一定の値に保たれている．血糖値の変動は，これらのホルモンの分泌異常や機能不全によって起こる．

　糖尿病の病態を判断するために実施されるおもな検査項目を表3・9に示す．

　血糖値は，食事や運動量によって変化するので，採血

3・2 血液生化学検査　61

表 3・9　糖尿病に関する血液生化学検査

検査項目	検査項目の意味など	基準範囲
血　糖 （血中グルコース）	空腹時血糖値 75g 経口糖負荷試験（OGTT[†1]）2 時間後の血糖値	< 110 mg/dL < 140 mg/dL
グリコヘモグロビン 〔ヘモグロビンA1c （HbA1c）〕	糖化されたヘモグロビンの割合．過去 1〜2 カ月間の平均血糖値を反映し，検査値は食事の影響を受けないので，長期間の血糖コントロールの指標となる．	基準値: 4.9〜6.0 %（NGSP[†2]）
グリコアルブミン	糖と結合したアルブミンの割合．過去 1〜2 週間（アルブミンの半減期）の平均血糖値を反映する．	基準値: 12〜16 %
インスリン	血液中のインスリン濃度	GTT 負荷前: 1.84〜12.2 μU/mL GTT 負荷 30 分後: GTT 負荷前と 　比較して 0.5 μU/mL 増加
C ペプチド濃度	C ペプチドはプロインスリンの一部であり，インスリンの分泌能（膵臓ランゲルハンス島の β 細胞の機能）を評価することができる．インスリン治療患者の経過観察に用いられる．	0.61〜2.09 ng/mL
ケトン体	ケトン体は，組織でのグルコース不足時に，肝臓で脂肪酸が分解されて生成されるエネルギー源である．	陰性（−）

†1　**OGTT**: oral glucose tolerance test（経口糖負荷試験）
†2　**NGSP**: National Glycohemoglobin Standardization Program（全米グリコヘモグロビン標準化プログラム）

時間，採血時の患者の状況（服薬状況など）を把握しておく必要がある．

3・2・6　内分泌機能検査

血液検査による内分泌疾患（ホルモンの過剰分泌，分泌低下）を把握するためのおもな検査を以下に示す．

1) 下垂体機能検査
　① 下垂体前葉: 成長ホルモン（GH），プロラクチン（PRL），黄体形成ホルモン（LH），卵胞刺激ホルモン（FSH），甲状腺刺激ホルモン（TSH），副腎皮質刺激ホルモン（ACTH）
　② 下垂体後葉: バソプレシン（抗利尿ホルモン: ADH）
2) 甲状腺機能検査: 甲状腺刺激ホルモン，血中遊離 T_3（FT_3），遊離 T_4（FT_4）
3) 副腎皮質機能検査: コルチゾール（副腎皮質の異常，クッシング症候群など），アルドステロン（高血圧の原因判定や電解質異常の判定）
4) 副腎髄質機能検査
5) 性腺機能検査
　男性ホルモン: テストステロン（T）
　女性ホルモン: エストロゲン，プロゲステロン

GH: growth hormone（成長ホルモン）
PRL: prolactin（プロラクチン）
LH: luteinizing hormone（黄体形成ホルモン）
FSH: follicle-stimulating hormone（卵胞刺激ホルモン）
TSH: thyroid-stimulating hormone（甲状腺刺激ホルモン）
ACTH: adrenocorticotropic hormone（副腎皮質刺激ホルモン）
ADH: antidiuretic hormone（抗利尿ホルモン）

3・2・7 水分 (電解質) 代謝

ナトリウム (Na^+) は，血漿浸透圧を決定する因子であり，血清 Na^+ 濃度の変化は血漿浸透圧の変化を示す．

クロール (Cl^-) は細胞外液中の陰イオンであり，Na^+ の変化に応じて変化する．また，細胞外液中の陰イオンである炭酸水素イオン (HCO_3^-) の濃度変化の影響を受ける．

カリウム (K^+) は，主として細胞内液に存在し，細胞内酵素反応や糖代謝，タンパク質代謝，神経活動に重要な役割を担っている．カリウムが高値になると，心臓および中枢神経の興奮が高まり，最終的に心停止に至る場合もある．

血漿中のおもな電解質濃度の基準範囲を表 3・10 に示す．

3・2・8 感染，免疫機能に関連する検査

感染，免疫機能に関連する検査値を表 3・11 に示す．**CRP (C 反応性タンパク質)** は炎症の存在を示唆する有力な指標となる．

CRP: C-reactive protein (C 反応性タンパク質)

表 3・10 血漿中の電解質濃度

検査項目	基準範囲	低値を示す疾患	高値を示す疾患
ナトリウム (Na^+)	138〜145 mmol/L	嘔吐，下痢，慢性腎不全	発熱，熱傷，腎性水分喪失
カリウム (K^+)	3.6〜4.8 mmol/L	代謝性アルカローシス，嘔吐・下痢	代謝性アシドーシス，腎不全
クロール (Cl^-)	101〜108 mmol/L	慢性腎盂腎炎	過換気症候群，尿細管性アシドーシス
カルシウム (Ca^{2+})	8.8〜10.1 mg/dL	副甲状腺機能低下症，ビタミン D 欠乏症	副甲状腺機能亢進症，骨へのがん転移，多発性骨髄腫

表 3・11 感染，免疫機能に関連する検査

検査項目[†]	基準範囲	高値 (または低値) を示す疾患
CRP	0.00〜0.14 mg/dL	高値 炎症，感染症
IgG	861〜1747 mg/dL	高値 慢性肝疾患，多発性骨髄腫　低値 免疫不全症
IgA	93〜393 mg/dL	高値 多発性骨髄腫，感染症 (肺結核，亜急性心内膜炎など) 低値 免疫不全症 (AIDS など)，自己免疫疾患
IgM	男性: 33〜183 mg/dL 女性: 50〜269 mg/dL	高値 肝疾患，感染症急性期，関節リウマチ，ネフローゼ症候群，ホジキン病 低値 無 γ グロブリン血症

† **CRP**: C-reactive protein (C 反応性タンパク質)，**Ig**: immunoglobulin (免疫グロブリン)

◆ 緊急対応を要する検査値 ◆

直ちに応急処置をとる必要がある検査値を下表に示す．熱中症ではカリウム低下，新生児の高ビリルビン血症は脳症発生のリスクが高まる．

表　応急処置が必要な検査値（血液検査全般）

検査項目	検査値
ナトリウム〔mmol/L〕	≦ 120，≧ 160
カリウム〔mmol/L〕	≦ 2.5，≧ 6.5
カルシウム〔mg/dL〕	≦ 6.0，≧ 14.0
総ビリルビン〔mg/dL〕	≧ 20.0（新生児）
CRP〔mg/dL〕	≧ 10.0（小児）
血中グルコース〔mg/dL〕	≧ 50，≦ 500
ヘモグロビン〔g/dL〕	≧ 5.0
血小板数〔/μL〕	≧ 4×10^4〔40,000〕
血液培養	細菌陽性
髄液グラム染色	陽性
抗酸菌染色	陽性〔ガフキー陽性〕

3・3　尿検査, 腎機能検査

3・3・1　尿検査とは

尿検査は，患者の身体的な侵襲がなく検査試料（尿）を採取することができ，肉眼的な観察，試験紙を用いた定性的な検査により，簡便に患者の病態を判断することができる検査である．尿は，腎臓で図3・3に示す過程を経て生成され，排泄される．尿の成分の大部分は水で，尿素，塩化ナトリウム，カリウム，カルシウム，マグネシウム，アンモニア，リン酸，尿素，尿酸，クレアチニンなどが含まれている．

水分の摂取量，食事の内容により尿量などが左右され，疾患の種類，疾患の進行度によって尿中の成分も変化する．

3・3・2　採　　尿

a. 採尿の時期

1) **早朝尿**：早朝起床直後に採尿（日中に比べて尿中成分の変動が小さい．）

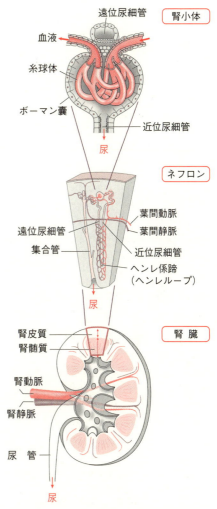

1) 腎小体（糸球体およびボーマン嚢）で血液から原尿が濾過される．
2) 近位尿細管，ヘンレ係蹄で原尿から生体にとって必要な物質を再吸収し，不要な物質を血液から原尿へ分泌する．
3) 遠位尿細管，集合管でホルモンによって水分の再吸収が調節され，最終的に排泄される尿が生成される．

図 3・3　尿生成の仕組み

2) **随時尿**（スポット尿）：早朝尿以外の時期に採取される尿

3) **蓄尿**（24時間蓄尿）：日内変動の大きい生化学成分やホルモンなどの1日排泄量を定量する.

4) **時間尿**：特定物質の一定時間内の排泄量を定量するために，一定の時間内に生成された尿を採取する.

b. 採尿の方法　出始めの最初の尿（最初の尿は，外陰部の雑菌が混入していることが多い）ではなく，少し排尿してからの尿（**中間尿**）を採取する.

膀胱留置バルーン挿入中の患者からの尿培養のための検体採取にあたっては，カテーテルに採尿ポートがある場合はポートから，ポートがない場合は三方活栓から採取する. 採尿ポートまたは三方活栓はアルコールで消毒し，滅菌シリンジを使用して無菌的に採取する.

3・3・3 尿の観察

a. 尿　量　尿量の基準値は，800〜1600 mL/日である. 尿量の異常により疑われる疾患を表3・12に示す（詳細は §4・20 参照）.

b. 尿の色調　健常者の尿は，淡黄色〜淡黄褐色である（表3・13）. 薬剤投与により尿の色調変化が起こることがある.

急激に尿に血液が混入した場合には，**急性糸球体腎炎**

コラム4　ミオグロビンとポルフィリン

　ミオグロビンは，心筋や骨格筋などの線維筋に含まれる暗赤色を呈する物質である.

　ポルフィリンは，生体内でヘム，シアノコバラミン（ビタミン B_{12}）などとして存在し，重要な役割を果たしている.

表3・12　尿量の異常と疾患

尿　量	疾　患
多　尿 （2000 mL/ 日以上）	糖尿病，尿崩症，委縮腎など
乏　尿 （400 mL/日 以下）	腎血流量の減少：腎前性乏尿 　激しい下痢，嘔吐，発汗， 　胸水・腹水の貯留，浮腫， 　熱傷 腎機能の低下：腎性乏尿 　急性腎炎，ネフローゼ症 　候群など
無　尿 （100 mL/日 以下）	尿路閉塞（前立腺肥大，前 　立腺がん） 腎炎，ネフローゼ症候群

表3・13　尿の色調異常と疾患

色　調	異常の原因	疾　患
無　色	多尿による希釈	糖尿病，尿崩症，委縮腎
淡黄色〜 淡黄褐色	ウロクロムによる着色	正　常
褐　色	ビリルビン	肝・胆管系の疾患，溶血
赤〜赤褐色	血　尿	腎・尿路の炎症，腫瘍，結石など
	ヘモグロビン尿	溶血性貧血，フィラリア症など
	ミオグロビン尿 （⇨ コラム4）	骨格筋挫滅，心筋梗塞，横紋筋融解，高熱など
	ポルフィリン尿 （⇨ コラム4）	ポルフィリン症，肝がん，肝炎，鉛中毒など
暗赤色	古い血液	
黄褐色〜 黄黒褐色	メトヘモグロビン尿	フェノール中毒
	メラニン尿	悪性黒色腫
乳白色	脂　肪	フィラリア症（乳び尿）， 尿路感染症（膿尿）

が疑われる．間欠的に尿に血液が混じる場合には，**尿路の腫瘍**や**結石**が疑われる．

c. 尿の混濁の程度（透明度）　採尿した尿を放置すると，混入した赤血球，白血球，粘液，上皮細胞，細菌などにより尿が混濁する場合がある．

d. 尿 の 臭 気

1) **糖尿病**: アセトンが多量に含まれるために甘酸っぱい**果物様**のにおいがする．

2) **膀胱炎**: 膀胱内で細菌により尿素が分解されるために**アンモニア臭**がする．

3) **フェニルケトン尿症**: **ネズミの尿**のようなにおいがする．

3・3・4　試験紙による定性検査

試験紙（試薬を染込ませた濾紙を貼付けたもの）を尿につけ，濾紙の色調の変化を見ることにより判断する．試験紙による測定項目としては，pH，タンパク質，グルコース，ケトン体，ウロビリノーゲン，ビリルビン，潜血，亜硝酸塩，比重，フェニルケトン尿，ビタミンC，アミラーゼなどがある．

妊娠の有無を判断するために試験紙を用いた検査が行われている（⇨ **コラム5**）．

3・3・5　尿 の 比 重

腎臓の尿生成過程における濃縮能を把握するための検査である．試験紙，尿比重計，屈折計を用いて測定される．尿比重の基準値は 1.010〜1.030 とされている．

尿比重の異常により疑われる疾患を**表3・14**に示す（詳細は §4・20 参照）．

3・3・6　尿 の pH（表3・15）

酸性尿かアルカリ尿であるかを検査することにより，体内の酸塩基平衡の状態を把握することができる．健常者の場合は酸性〔基準値 pH 6.0（4.8〜8.0）〕である．採尿後，長時間放置した場合，尿中の細菌により尿素がアンモニアに分解され，アルカリ性に傾く．

3・3・7　尿沈渣検査

尿を遠心分離し，沈殿した尿中の有形成分（沈渣）を採集し，赤血球，白血球，粘液，上皮細胞，塩類（リン

コラム5　免疫学的妊娠反応: 妊娠検査薬

受精卵が子宮壁に着床した後（排卵後 12 ± 2 日ごろ），絨毛に由来する性腺刺激ホルモン（hCG: ヒト絨毛性ゴナドトロピン）が尿中に排泄される．尿中のhCG を測定することにより，妊娠の早期発見，異常妊娠，絨毛性疾患（胞状奇胎，悪性絨毛上皮種，奇形腫など）が判断される．検査薬が市販されている．

第3章　臨床検査の結果を通して状態を把握する

表 3・14　尿比重の異常と疾患
（基準値 1.010〜1.030）

比　重	異常と疾患
低比重尿： 1.010 以下	・水分の過剰摂取，慢性腎不全，急性腎不全など ・腎不全の場合は，尿量が少ないにも関わらず尿比重が低い.
高比重尿： 1.030 以上	・脱水に伴う尿量の減少（下痢，発汗，嘔吐，熱性疾患など） ・糖尿病，ネフローゼ症候群など ・糖尿病では多尿にも関わらず高比重尿である.

表 3・15　尿の pH〔基準値 pH 6.0（4.8〜8.0）〕

	原　因	疾患など
酸性	**代謝性アシドーシス** 生体内の酸が増加する場合と炭酸水素塩が減少し相対的にH^+が増加する場合がある.	糖尿病，飢餓，尿毒症
	呼吸性アシドーシス 肺換気量の低下によりCO_2の排泄が低下し，血中の炭酸，H^+が増加する. その結果，尿へのH^+の排泄が増加する.	肺換気量の低下
アルカリ性	**代謝性アルカローシス** 嘔吐や下痢によりH^+が体外に失われて血液中のH^+が減少し，尿中のH^+も減少する.	嘔吐，下痢
	呼吸性アルカローシス 過換気によりCO_2が過剰に排出されて血液中のCO_2が減少し，H^+が減少する.	過換気

酸塩，炭酸塩など）・結晶類，微生物の有無などを顕微鏡下で検査する.

　1 視野〔顕微鏡（400 倍）で観察したときに一度に見える範囲〕内に，赤血球 0〜4 個以下，白血球 0〜4 個以下，その他の上皮細胞や結晶が少量程度である場合は正常と判断される.

1）白血球の増加（1 視野に白血球が 5 個以上認められた場合）：尿路の炎症（腎膿瘍，腎盂腎炎，膀胱炎，尿道炎，前立腺炎），前立腺腫瘍，尿路結石などが疑われる.

2）赤血球の増加（1 視野に赤血球が 5 個以上認められた場合）：腎炎，腎結石，腎腫瘍，心不全，動脈硬化，尿路系の炎症，尿路結石，尿路腫瘍，ネフローゼ症候群などが疑われる.

3）円柱細胞が認められた場合：腎炎，ネフローゼ症候群，心不全などが疑われる.

表 3・16　尿の生化学的定量検査の項目と基準値

項　目	基準範囲
総タンパク質	20〜120 mg/日
アルブミン	5.7 ± 2.6 mg/日
グルコース	40〜85 mg/日
クレアチニン	0.5〜1.5 g/日
ウロビリノーゲン	0.5〜2.0 mg/日
尿　素	14〜28 g/日
尿　酸	0.4〜1.2 g/日

3・3・8　尿の生化学的定量検査

　尿の生化学的定量検査として一般的に行われる項目と基準範囲を表3・16に示す.

3・3・9　腎機能検査

　a. PSP 排泄試験　フェノールスルホンフタレイン（PSP，⇨ コラム❻）を静注し，投与 15, 30, 60, 120 分後に完全排尿させ，腎臓の排泄機能を調

コラム❻　PSP
　　　（フェノールスルホンフタレイン）
　PSP（phenolsulfonphthalein）は体内で吸収分解されることのない赤色色素で，投与された PSP の 6 % が糸球体，94 % が近位尿細管から排泄される.

べる検査である.

基準値は，15分値35％（25〜50％），120分値70％（55〜85％）で，15分値が25％以下の場合は，腎機能障害が疑われる.

b．フィッシュバーグ尿濃縮試験　検査前日の夕方から水分の摂取を制限し，起床時，起床1時間後，2時間後の計3回採尿する．比重，浸透圧を測定し，尿の濃縮の程度（遠位尿細管の水分の再吸収能）を検査する．

3回の採尿のうち，少なくとも1回以上の尿比重が1.024以上であれば正常である．1.010以下の場合は，腎機能障害が疑われる．

> ◆ **急変時のサイン** ◆
> 1) 尿量などの急激な減少
>   ① 乏 尿：400 mL/日以下
>   ② 無 尿：100 mL/日以下
>   ③ 血 尿
> 2) 考えられる疾患・病態
>   ① 尿道の閉塞，尿道損傷
>   ② 尿道カテーテルの誤留置，閉塞
>   ③ 急性腎不全，糸球体腎炎，急性間質性腎炎，急性尿細管壊死

3・4 便 検 査

3・4・1 便検査とは

便検査は，患者に身体的な苦痛を与えることなく検査試料を採取することができ，消化管疾患の状態を判断するためのきわめて重要な情報を入手することができる．

便の形成過程を図3・4に示す．

3・4・2 便の採取

便器内の水洗水に触れないように排便（便器内に置け

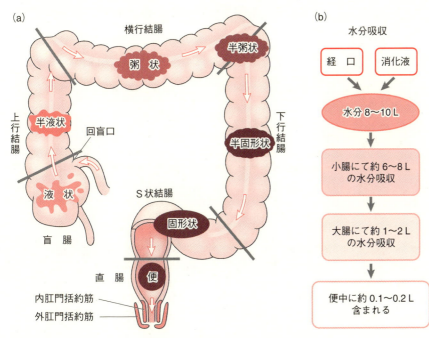

図 3・4　便の形成過程

68　第3章　臨床検査の結果を通して状態を把握する

表 3・17　ブリストル便性状スケール

分　類	性　状	
タイプ1	コロコロ便（兎糞状便）	乾燥したウサギの糞のようなコロコロした塊状の便
タイプ2	硬い便	短く固まった便
タイプ3	やや硬い便	水分が少なくひび割れている便
タイプ4	普通便	適度な軟らかさの便
タイプ5	やや軟らかい便	水分が多く非常に軟らかい便
タイプ6	泥状便	形のない泥のような便
タイプ7	水様便	水のような便

る便シートを使用すると便利である）させ，便の性状などを観察し，検査項目ごとに必要な量を採取する．

3・4・3　便の肉眼的な観察

a. 便の性状　便は，水分が 65〜80 % で，カルシウム，リン酸塩，鉄などのミネラルおよび窒素，脂肪酸などの有機物が含まれる．便中の水分量は，排便の遅延（便秘）や，加速（下痢）により変化する．

便の性状を判断するために，表 3・17 に示す 7 タイプに分類した**ブリストル便性状スケール**が用いられる．

b. 便の色調（健常者の便: 淡褐色〜黄褐色）　便の色調と疾患について表 3・18 に示す．

c. 排便回数と量　健常者は，1 日 1〜2 回で，排便量は 100〜250 g/日である．繊維性の食事を多く摂取した場合には排便量は 1 日 350 g 以上になる．

d. 便の臭気　腸内細菌（⇨ コラム**7**）のバランスの乱れが便の臭気の原因となる．

腸内でタンパク質が分解されると，インドールやスカトールが産生され強い腐敗臭を呈する．膠原病，慢性腸炎，直腸の悪性腫瘍などが疑われる．

腸内で糖質が異常発酵すると酢酸や酪酸を生じて酸臭を呈する．

e. 便の病的付着物

1）粘 液: 小腸からの粘液は便に均等に，大腸・直腸

表 3・18　便の色調と考えられる疾患

色 調	原　因	考えられる疾患
黄色〜黄緑色	激しい下痢などによりビリルビンがウロビリンに還元されないまま排泄されるため	下　痢
黒 色	上部消化管出血，鉄剤投与時	胃潰瘍，十二指腸潰瘍，胃炎，胃がん，十二指腸がん，食道がん
鮮紅色	下部消化管，肛門部周辺の出血	大腸炎，大腸ポリープ，大腸がん，痔核
緑 色	便が酸性に傾く（酸化便）とビリルビンがビリベルジンになるため	肝炎，肝硬変，胃炎，大腸炎
灰白色	閉塞性黄疸などにより胆汁色素が腸管内に排出されないため	有形便: 肝炎，胆管結石，肝臓がん，胆管がん 水様便: ロタウイルス感染

コラム 7 腸 内 細 菌 叢

　哺乳動物は，母親の胎内にいるときは無菌状態にある．産道を通過して外界に接すると，さまざまな経路を通して細菌が体内に入り，腸管内で**細菌叢（腸内フローラ）**を形成するといわれている．腸内には100兆〜3000兆個の細菌が生息しているとされる．下部消化管は酸素分圧が低く，常在している細菌は嫌気性菌である．

　腸内細菌叢を構成している腸内細菌は，互いに共生

しているだけでなく，宿主であるヒトや動物とも共生関係にある．宿主が摂取した食餌に含まれる栄養分をおもな栄養源として発酵することで増殖し，同時にさまざまな代謝物を産生する．腸内細菌が発酵によってつくり出したガスや悪臭成分がおならの一部になる．

　腸内細菌は，健康維持に貢献する善玉菌と宿主に害を及ぼす悪玉菌に分類される．おもな腸内細菌を下表に示す．

表　腸内の細菌

部　位	個数（内容物1g当たり）	腸内細菌
小腸上部	約1万	乳酸菌，連鎖球菌，ベイヨネラ属の細菌，酵母
小腸下部	10万〜1000万	小腸上部および大腸の細菌が混在
大　腸	100億〜1000億	バクテロイデス属の細菌，ユウバクテリウム，ビフィズス菌，クロストリジウム属の細菌

からの粘液は便の表面に付着している．過敏性大腸炎，回腸炎，直腸炎などの腸の炎症が疑われる．

2）**粘血**：粘液と血液が混じった便が排泄される場合は，潰瘍性大腸炎などが疑われる．

3）**膿**：便に膿が混ざる場合は，下部消化管の化膿性炎症，潰瘍性大腸炎，直腸がんなどが疑われる．

3・4・4　便の潜血検査

　消化管の潰瘍，腫瘍，炎症，感染症などによるごく微量の出血の有無を把握するための検査である．ヒト血液特異抗体を用いた免疫潜血反応を利用し，肉食による反応への影響を避ける方法が用いられている．

　便潜血検査で陽性を示すおもな疾患を表3・19に示す．

3・4・5　細 菌 検 査

　下痢便の原因を検索するために，細菌，ウイルスの有無の検査が行われる．

3・4・6　寄 生 虫 検 査

　虫卵検査，あるいは**虫体検査**により，回虫，蟯虫，条虫，鉤虫，住血吸虫などの有無を検出する．

表 3・19　便潜血検査で陽性を示すおもな疾患

部　位	考えられる疾患
食　道	食道炎，食道潰瘍，静脈瘤，食道がん
胃	胃潰瘍，胃がん，マロリー・ワイス症候群
十二指腸	十二指腸潰瘍，十二指腸がん，十二指腸炎
小　腸	メッケル憩室，クローン病，潰瘍
大　腸	大腸がん，ポリープ，潰瘍性大腸炎，クローン病，憩室炎
肛　門	痔核，痔瘻
全　身	血液疾患（白血病，紫斑病，血友病）

◆ 緊急対応を要する状態 ◆

　便の性状が，急性の泥状便，水様便を示す場合，便の色が，黒色，白色，赤色に変色した場合には，消化管の異常が疑われる．

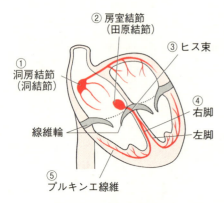

図 3・5 刺激伝導系

コラム8 心臓ペースメーカー

正常な機能を喪失した心臓の刺激伝導系に代わって心筋を刺激し，必要な収縮を発生させる機器である．徐脈，一部の心房性頻脈性不整脈および慢性心不全の治療を目的とした機器が存在する．

ペースメーカー本体とリード（導線）で構成され，本体には電池と電気回路が内蔵されている．本体の上部にはリードをつなぐための部分があり，リードの先端部分にある電極が心筋に接して，電気刺激を伝える．重さは20g程度．ペースメーカー本体とリードは手術により植込まれる．

2017年にはリードのない植込み型のカプセル・リードレスペースメーカーが発売されている．

SR: normal sinus node rhythm（正常洞調律）
aV_R, aV_L, aV_F:
a: augmented（増幅された）
V: voltagelead（ここで計測した電圧）
R: right hand（右手）
L: left hand（左手）
F: left foot（左足）

3・5 心 電 図

3・5・1 刺激伝導系と心電図

全身の臓器・組織に酸素に富んだ血液を送り，二酸化炭素，代謝産物などの老廃物を含んだ血液を戻すために収縮と拡張を繰返す心臓のポンプ作用は，図3・5に示すように**刺激伝導系**〔① 洞房結節（洞結節），② 房室結節，③ ヒス束，④ 右脚・左脚，⑤ プルキンエ線維〕を通して興奮が順に伝わり，自動能（人の意思とは無関係に機能）をもつ心筋により自律的に制御されながら心臓を収縮させることによって行われている．

洞結節は，心臓の収縮・拡張のリズムをつくるので，"ペースメーカー"とよばれる（⇨ コラム8）．正常な心電図波形が連続して続いている状態を，**正常洞調律**（SR: サイナリズム）とよぶ．**心電図**は，この刺激伝導系の機能などをチェックするために行われる検査である．

3・5・2 心電図を得るための電極の装着

正確な心電図を得るためには，電極を正確な位置に装着する必要がある．

心臓を取囲むように装着した電極の電位，電位差から誘導される波形を記録したものが心電図である．

2つの電極間の電位差を記録する**双極誘導**（心臓の右上から左下に流れている電気信号を，装着した電極のどの方向から見ているかによって，Ⅰ誘導，Ⅱ誘導，Ⅲ誘導に分けられる）と，1つの電極の電位を記録する**単極誘導**がある．

図3・6にさまざまな誘導による心臓を見る方向を示す．(a)は胸部に装着した電極からの双極誘導，(b)は四肢に装着した電極からの双極誘導（Ⅰ，Ⅱ，Ⅲ）と単極誘導（aV_R, aV_L, aV_F など），(c)は胸部に装着した電極からの単極誘導である．

a. モニター心電図　モニター心電図では，胸部に装着した電極から心電図の波形をとる．モニター心電図では，不整脈の観察が特に重要であるので，P波，QRS波，T波の波形の異常が観察しやすいように電極を胸部の3点（3点誘導，図3・7a）あるいは胸部の5点（5点誘導，図3・7b）に装着し，波形を誘導し記録する．

3・5 心 電 図　71

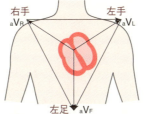
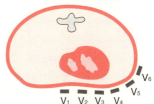

Ⅰ誘導：左室の側壁を見る．R波が上向きでP波が見えにくい．
Ⅱ誘導：心臓を心尖部から見る．波形が最も明瞭．P波・QRS波とも大きく，上向きの波形が得られる
Ⅲ誘導：右室側面と左室下壁を見る．R波は上向きで大きくP波も見やすい（Ⅱ誘導と同じ特徴）

aV_R誘導：右肩から心臓を見る．逆転した波形
aV_L誘導：左肩から心臓を見る
aV_F誘導：ほぼ真下から心臓を見る

V_1誘導：おもに右室側から心臓を見る
V_2誘導：右室と左室全壁から心臓を見る
V_3誘導：心室中隔と左室全壁から心臓を見る
V_4誘導：心室中隔と左室全壁方向を見る
V_5誘導：左室全壁と側壁を見る
V_6誘導：左室側壁を見る

図 3・6　電極の装着部位と誘導との関係

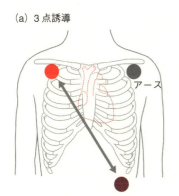
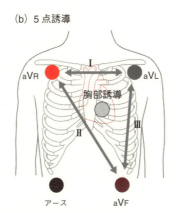

図 3・7　モニター心電図の電極とアースの装着部位

　3点誘導では，右鎖骨下（赤，図中の●），左下胸部（緑，●），左鎖骨下（黄，●）の3箇所に電極を装着する．通常は，右鎖骨下（赤）と左下胸部（緑）に装着した電極間の電位差によるⅡ誘導により上向きのP波・QRS波を大きく抽出し記録できる方法がとられている．電極（赤と緑）の装着部位を変えることにより，Ⅰ誘導やⅢ誘導の波形を得ることもできる．
　5点誘導では，右鎖骨下（赤，図中の●），左鎖骨下（黄，●），左下胸部（緑，●），V_1〜V_6の必要な位置1箇所（白，●），右下胸部（黒のアース，●）の5箇所に電極を装着する．赤・黄・緑の電位差によりⅠ，Ⅱ，Ⅲ誘導の波形が抽出され，V_1〜V_6の必要な位置

コラム⑨　心筋障害の部位と誘導との関係
　心筋障害の部位を特定するための誘導を以下に示す．

前壁中隔	V_1〜V_4
前壁（限局）	V_2〜V_4
側　壁	Ⅰ, aV_L, V_5〜V_6
高位側壁	Ⅰ, aV_L,
前壁側壁	Ⅰ, aV_L, V_3〜V_6
前壁（広汎）	Ⅰ, aV_L, V_1〜V_6
下　壁	Ⅱ, Ⅲ, aV_F
下壁側壁	Ⅱ, Ⅲ, aV_F, V_1とV_5〜V_6

(a) 胸部の電極装着部位

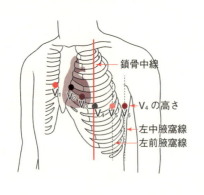

V₁：第4肋間，胸骨右縁
V₂：第4肋間，胸骨左縁
V₃：V₂とV₄との中点
V₄：第5肋間，左鎖骨中線の交点
V₅：V₄の水平線と左前腋窩線との交点
V₆：V₄の水平線と左中腋窩線との交点

(b)

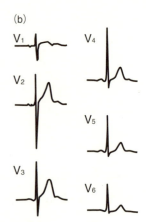

図 3・8　12 誘導心電図の胸部の電極装着部位 (a) と心電図波形 (b)

に貼った白の電極と黒との関係で波形が描出される．
なお，電極の赤，緑，黄などの色は，IEC 国際規格により定められている．

b. 12 誘導心電図　12 誘導心電図検査は，心電図の基本となる波形を得る検査であり，心臓をさまざまな方向から観察することができる．12 誘導の心電図検査は，ベッド上に臥床した状態で行われるために，長時間にわたる継続的な観察は難しい．

12 誘導の心電図検査の胸部の電極の装着部位を図 3・8 に示す．四肢（右手：赤，左手：黄，右足：黒，左足：緑）に装着した 4 本の肢誘導と，胸部に装着した 6 本の胸部誘導から抽出される 12 の波形が記録される．

3・5・3　心電図の波形

心電図波形の基本形を図 3・9 に示し，心電図の各波と刺激伝導系との関係を表 3・20 に，心電図波形の正常範囲を表 3・21 に示す．

コラム⑩　脱分極
心臓の細胞は興奮していないときの細胞膜の内外では，マイナスとプラスの極に分極している（膜電位と静止電位）．細胞が興奮する（刺激を受ける）と細胞膜外の Na イオンが細胞内に流入し，細胞内がプラスに傾く．この現象を脱分極という．

図 3・9　整脈の心電図波形

表 3・20　刺激伝導系と各波との関係

波形	発生機序
P 波	洞結節の刺激が右心房を興奮（脱分極，⇨コラム⑩）させ，それに続いて左心房を興奮させる．P 波の前 1/3 は右心房の興奮，中 1/3 は右心房と左心房の両方の興奮，後 1/3 は左心房の興奮を表す波形
QRS 波	心房からの刺激がヒス束 → 右脚・左脚を通って伝わり，心室が興奮（脱分極）したときに起こる波形
T 波	心室の興奮がもとに戻る（再分極）過程を示す波形
U 波	再分極の終わりやプルキンエ線維の興奮を表す波形（モニター心電図では観察されない）

表 3・21 心電図波形の正常範囲

項目	時間（幅），高さ
P波の幅と高さ	時間：0.06～0.10秒，高さ：0.25 mV 以下
PQ 間隔	時間：0.12～0.20秒
QRS 波の幅と高さ	時間：0.06～0.10秒（2 mm 以内） R波の高さ：2.5 mV 以下 S波の深さ：0.25 mV 以下
QT 時間	時間：0.30～0.45秒
補正 QT 時間	時間：0.36～0.44秒
T波の幅と高さ	時間：0.10～0.25秒，T波の終わりは RR 間隔の半分を超えない． 高さ：1.0 mV 以下，かつ R 波の 1/10 以上
RR 間隔（⇨ コラム11）	時間：0.6～1.2秒

コラム11 RR 間隔と心拍数

心拍数は 60 秒（1 分）を RR 間隔（秒）で割った値になる．成人の場合，安静時の正常な心拍数は 50～100/分（RR 間隔 0.6～1.2 秒）であり，50 回/分以下を**徐脈**，100 回/分以上を**頻脈**という．

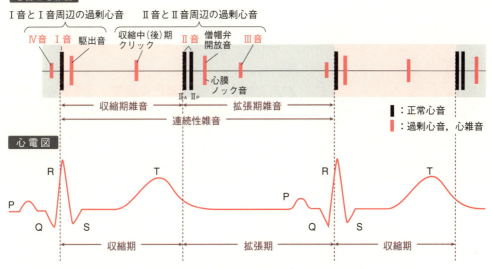

図 3・10 心電図波形と心音との関係

3・5・4 心電図波形と心音の関係

心音の発生には，心臓の弁の開閉，心筋，血管の伸展が関与している．心電図波形と心音（§2・5・4 参照）との関係を図 3・10 に示す．心音の発生機序を表 3・22 に示す．

3・5・5 心電図の記録用紙

記録用紙は図 3・11 に示すように，縦と横が 1 mm（1 マス）で，5 mm（5 マス分）ごとに太い線で区切られた方眼紙になっており，横軸は電気的興奮が心臓内を

表 3・22 心音の発生機序

心音	発生機序
I 音	心室収縮期に起こる僧帽弁および三尖弁の閉鎖音（心尖部で大きく聴取）
II 音	心室拡張期のはじめに起こる大動脈弁と肺動脈弁の閉鎖音（心基部で大きく聴取）
III 音	心室拡張期の終わりに起こる心室筋の伸展による音
IV 音	心房収縮音で I 音の直前に発生

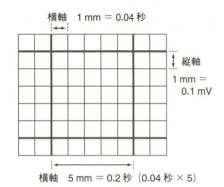

図 3・11 心電図の記録用紙
（拡大図）

◆ 緊急対応を要する心電図異常 ◆

下記の心電図波形が観察された場合は，直ちに電気的徐脈や胸骨圧迫などの蘇生を行う必要がある．
1) 心室性期外収縮: P波がない．幅の広いQRS波が連続して現れる．QRS波の形が異なる．
2) 心室細動: QRS波が見られず，波高の低い多様な波形が不規則に1分間に150〜500回連続して出現する．
3) 無脈性心室頻拍: QRS波の幅が広く，P波がない．
4) 心停止: 心電図の波形が消失

伝達する時間（1 mm が 0.04 秒），縦軸はその電位（1 mm が 0.1 mV）の大きさを表す．

3・5・6 心電図のチェックポイント

心電図の波形から心臓の収縮リズムが正しい（整脈）か否（不整脈）かを次の順にチェックする．
1) リズムを見る: PP間隔，RR間隔（心拍数）が一定で整か
2) P波を見る: QRS波の前にP波が必ず"ある"か
3) PQ間隔を見る: 整で，0.2秒（5マス）以内か
4) QRS波を見る: 規則的で，形が正常，幅は0.10秒以内か
5) ST変化を見る: ST部分（QRS波の終わりからT波が始まるまで）が基線（図3・9参照）と一致しているか（ST部分は電気的に安定している箇所なので，正常な場合は基線と一致しているが，電気的に不安定な状況にある場合は基線から上方または下方へのずれが生じる）．

3・5・7 心電図波形の異常（不整脈）と疾患

刺激伝導系に異常が生じ，規則的な心臓の収縮・拡張が乱れた状態を**不整脈**という．不整脈を生じる疾患には，① 心房細動，② 心房性期外収縮，③ 心室性期外収縮，④ 心室細動，⑤ 洞房ブロック，⑥ 房室ブロック，⑦ 脚ブロックなどがある．（各疾患の心電図の異常の特徴は§4・13 不整脈を参照．）

3・6 呼吸器系の検査

呼吸機能，換気，肺循環，ガス交換，呼吸中枢の異常などが疑われる際に，① 肺での空気の出し入れを検査する**換気機能検査（スパイロメトリー）**と，② 肺胞と血液との間の呼吸機能（酸素と二酸化炭素の交換状態）を検査する**動脈血ガス分析**が行われる．

呼吸器疾患の重症度，治療効果の判断や，手術時の麻酔法の選択の際にも測定結果が利用される．

3・6・1 換気機能検査（スパイロメトリー）

a. 測定項目　　スパイロメーターを用いて，表3・

表 3・23 スパイロメーターによる肺の換気量の測定

検査項目	意　味	基準値（日本呼吸器学会）
肺活量	肺の換気能力を示す．胸いっぱいに吸い込んだ空気（最大吸気位）を最後まで吐ききったところ（最大呼気位）までの量	成人男子：3000〜4000 mL 成人女性：2000〜3000 mL
%肺活量	年齢や性別から算出された予測肺活量[†1]（基準値）に対しての，実測肺活量の比率	80 % 以上
努力性肺活量	胸いっぱいに息を吸い込み，一気に吐き出した空気の量	
1 回換気量	安静時（通常時）の 1 回の換気量	500 mL
1 秒量	努力性肺活量のうち最初の 1 秒間に吐き出された空気の量	
1 秒率	努力性肺活量に対する 1 秒量の比率	70 % 以上
残気量[†2]	息を吐ききった後に肺内に残っている空気の量	

[†1] 予測肺活量　男性：0.045 × 身長〔cm〕− 0.023 × 年齢〔歳〕− 2.258〔L〕
　　　　　　　　女性：0.032 × 身長〔cm〕− 0.018 × 年齢〔歳〕− 1.178〔L〕
[†2] スパイロメーターでは測定できない．

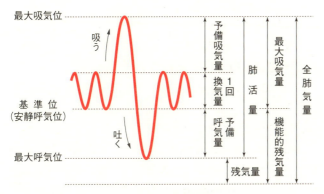

図 3・12　肺の換気量

23，図 3・12 に示す **肺活量**，**% 肺活量**，**努力性肺活量**，**1 回換気量**，**1 秒量**，**1 秒率**，**残気量** などを測定する．

鼻をノーズクリップで止め，呼吸管を接続したマウスピースを口にくわえ，静かな呼吸を数回繰返した後，大きく息を吐き（**最大呼気**），次に大きく息を吸う（**最大吸気**）を 2〜3 回繰返し測定する．

b．肺の換気量の判断（換気障害の判断）

1）肺の換気機能の基準値：肺活量は年齢，性別，身長などによって異なる．肺活量の目安は，成人男性で 3500 mL，成人女性は 2500 mL とされている．%肺活量は 80 % 以上，1 秒率は 70 % 以上が基準値とされている．

2）換気障害：換気障害の区分と肺換気量との関係を表 3・24 に示す．肺の換気障害は，図 3・13 に示す 3

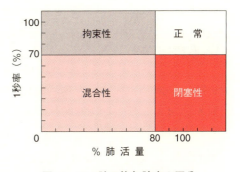

図 3・13　肺の換気障害の区分

76　第3章　臨床検査の結果を通して状態を把握する

表 3・24　換気障害の区分と肺換気量との関係

換気障害	肺換気量の値	考えられる疾患
拘束性換気障害 （肺の空気を入れる容量が減少）	％肺活量が 80 ％ 未満	① 肺の弾力性の低下：じん肺，間質性肺炎（肺線維症）など ② 胸部の拡張の障害：脊椎側弯症，胸膜炎 ③ 呼吸筋力の低下：筋肉，神経の疾患
閉塞性換気障害 （気道が狭くなる）	1 秒率が 70 ％ 未満	気道閉塞：気管支喘息，気管支拡張症，慢性気管支炎，びまん性細気管支炎
混合性換気障害	％肺活量，1 秒率がともに低い数値	肺気腫，慢性閉塞性肺疾患（COPD）

つに分類される.

① **拘束性換気障害**：肺線維症や胸郭の高度の変形を伴う疾患（肺結核の後遺症，胸郭形成術，脊柱側弯症など）などにより肺の容量が減少し，その結果，息が吸いにくい状態

② **閉塞性換気障害**：気管支喘息などにより気道の抵抗性が強まり，気道が狭くなり，息が吐き出しにくい状態

③ **混合性換気障害**：① と ② の混合型

c. フローボリューム曲線　気速計を用いたスパイロメーターで，スパイログラムと同時にフローボリュームの測定が可能である.

フローボリューム曲線は，肺の脱力性の低下（肺線維症など）や気道の障害（気管支喘息，慢性閉塞性肺疾患など）により特徴的なパターンを描くため，換気障害の区分（拘束性，閉塞性，混合性）の診断に有用である.

3・6・2　動脈血ガス分析など

a. 動脈血ガス分析　手首の橈骨動脈，鼡径部の

表 3・25　動脈血ガス分析の検査項目と基準範囲

検査項目	検査の意味	基準範囲
酸素分圧（PaO_2）	動脈血中の酸素の分圧を示す. 動脈血中の酸素は酸化ヘモグロビンとして存在し，残りが溶解酸素である.	80～100 mmHg
二酸化炭素分圧 （$PaCO_2$）	動脈血中の二酸化炭素の分圧を示す. 動脈血二酸化炭素（$PaCO_2$）は血液中では溶解して炭酸となり，炭酸塩を形成する. 高濃度となると傾眠傾向（昏睡）となり，低下すると過換気症候群となる.	35～45 mmHg
pH	pH が高い場合をアルカローシス，低い場合をアシドーシスという.	7.35～7.45
酸素飽和度（SaO_2）	動脈血中の酸素飽和度〔動脈血中の赤血球に含まれるヘモグロビンが酸素に結合している割合（％）〕を示す. 肺炎，気管支喘息，COPDなどで肺の換気能力が低下した場合に SaO_2 の値は低下する.	95 ％ 以上
炭酸水素イオン濃度	代謝性の酸塩基平衡の状態を示す. 腎不全や糖尿病性昏睡の際には減少，嘔吐などにより増加する.	22～26 mmol/L

表 3・26　動脈血ガス分析結果によるアシドーシス，アルカローシスの判断目安

分　類	原因となる疾患	動脈血ガス分析の結果			
		pH	PaCO₂	HCO₃⁻	BE
代謝性アシドーシス	ショック，腎不全，下痢，糖尿病	低値	変化なし	低値	低値
呼吸性アシドーシス	呼吸不全，睡眠時無呼吸症候群	低値	高値	変化なし	変化なし
代謝性アルカローシス	嘔吐，低カリウム血症	高値	変化なし	高値	高値
呼吸性アルカローシス	過喚気症候群	高値	低値	変化なし	変化なし

大腿動脈，上腕の上腕動脈などから採血した動脈血を速やかに血液ガス分析器にかけ，動脈血中の**酸素分圧**（PaO₂），**二酸化炭素分圧**（PaCO₂），pH，**酸素飽和度**（SaO₂），炭酸水素イオン濃度，BE（塩基過剰）などを測定し，肺の換気機能などを把握する（表 3・25）．

動脈血ガス分析の結果からの**アシドーシス，アルカローシス**の判断の目安を表 3・26 に示す．

b. SpO₂（経皮的動脈血酸素飽和度）　パルスオキシメーター（図 3・14）を用いて，経皮的に**動脈血酸素飽和度**（脈拍数も同時に測定される）を，非侵襲的かつリアルタイムで連続してモニタリングすることができる．

動脈血中の酸素の大部分（99 % 近く）は，赤血球中のヘモグロビンと結合して酸化ヘモグロビンの形で組織・臓器に運ばれる．**酸素飽和度**は，血液中のヘモグロビンのうちの酸素と結合しているヘモグロビン（酸化ヘモグロビン）の割合（%）を示したものである．

BE: base excess（塩基過剰）

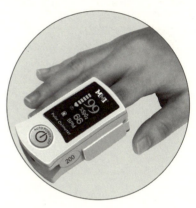

図 3・14　パルスオキシメーター
爪の下の血流を感知して測定する．
［写真提供：村中医療器株式会社］

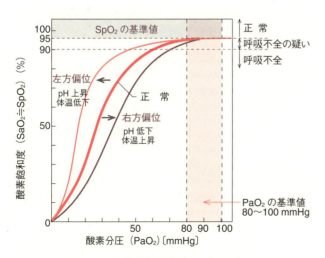

図 3・15　動脈血酸素分圧（PaO₂）と SaO₂（SpO₂）との関係

SpO₂: oxygen saturation of peripheral artery（経皮的動脈血酸素飽和度）

SaO₂: arterial oxygen saturation（動脈血酸素飽和度）

PaO₂: partial pressure of arterial oxygen（動脈血酸素分圧）

コラム⓬　酸素療法の適用条件

　動脈血ガス分析の結果
① 動脈血酸素飽和度が 90 % 以下
② 動脈血酸素分圧が 60〜70 mmHg 以下
③ 酸素解離曲線（図 3・15 参照）の偏位
　（左方偏位，右方偏位）
がある場合には，酸素療法の適用となる.

　SpO₂ は，動脈血中の酸素（O₂）の飽和度（saturation）を，脈拍動（pulsation）を利用して測定する．これに対して，SaO₂ は動脈血採血によって動脈血中の酸素飽和度を直接測定する．測定条件が整っていれば両者の値は等しい.

　SpO₂ の正常値は，95 % 以上である．95 % 未満は呼吸不全の疑いがあり，90 % 未満は呼吸不全の状態で，酸素療法（§5・12・4 参照）の適用となる（⇨ **コラム⓬**）．SpO₂ が 75 % の場合は虚血性心疾患の可能性が高まり，50 % では意識障害や昏睡状態に至る危険性がある.

　動脈血酸素分圧（PaO₂）と SaO₂（SpO₂）との関係を**図 3・15** に示す．SaO₂ が 90 % 以下になると PaO₂ が急激に減少し，早急の対策が必要となる.

3・6・3　核医学検査（肺シンチグラム）

　核医学検査とは，放射性医薬品を用いて，**肺の血流や換気能**を評価する検査である．肺血流の検査により肺梗塞の原因となる血栓の診断や治療効果，肺手術前の血流評価，血流の右左短絡評価などを行う.

　血流を評価するために ^{99m}**Tc−MAA**，換気能を評価するために ^{81m}**Kr** ガスが使用されている.

3・6・4　肺　生　検

　肺生検は，肺の組織の一部を採取し，病理組織学的に診断を行うための検査である.

　気管支に病変が存在する場合は気管支鏡を用いて採取する．末梢に存在するときは，気管支が細くなり気管支鏡では病巣に到達できないので，透視下，CT 下などで体壁から専用の針を刺して生検のために組織の一部を採取する．肺腫瘍，びまん性肺疾患が疑われる場合に行われる.

　肺生検に伴う気胸が発生していないことを確認するために，肺生検終了後には胸部 X 線撮影あるいは CT 撮影が行われる.

3・7 超音波検査

3・7・1 超音波検査とは

超音波検査（エコー検査）とは，体表面から探触子（プローブ）を通して放出した超音波（⇨ **コラム13**）が臓器などに当たって跳ね返ってくる反射波をとらえて画像化し，体内の状況を把握する検査である．

超音波の特徴である，① 気体の中は伝わりにくい，② 液体や固体の中は伝わりやすい，③ 一定方向に強く放出される，④ 直進性が高いという性質を利用して，体表面に密着したプローブから超音波を放出し，はね返ってきた音波を受けて検査が行われる．実質臓器の描出能は高く，肺の描出能は低い．プローブとしては，**コンベックス型**（おもに腹部の超音波検査），**セクタ型**（おもに心臓の超音波検査や経腟超音波検査），**リニア型**（プローブから直線に超音波が放出される．おもに体表血管や甲状腺検査）がある．

超音波のドップラー効果を使って，血流（心臓内の血流，腫瘍内の血流など）なども観察できる．

超音波検査の対象臓器（部位）は腹部の実質臓器（肝臓，膵臓，腎臓，脾臓，副腎など），血管や胆管・膵管などの管腔，乳腺，甲状腺，胎児など幅広い範囲に及ぶ．頭蓋骨に囲まれている脳は超音波検査の対象にならない．

超音波プローブを備えた内視鏡を用いた超音波内視鏡検査が行われている．

プローブの構造を図3・16に示す．プローブは，前後に電極をつけた圧電振動板を利用して音波を送受信している．圧電振動板に電圧をかけると板が振動して音波を放出する（圧電性）．反対に圧電振動板が音場にさらされると音圧に比例して電圧が発生する（反圧電性）．人体に音波を効率よく伝える整合層があり，圧電振動板の強振を避けるためにパッキング材がある．

ショック状態にある患者に対してはFASTが実施される．（⇨ **コラム14**）救急外来では，超音波検査は簡便で有用な検査手段となる．

3・7・2 腹部の超音波検査

臓器・器官の大きさ，腫瘍，ポリープ，炎症，結石などの有無・大きさ，体表面からの深さなどについて観察する．対象になる臓器は，肝臓，胆嚢，膵臓，腎臓，膀

コラム13 超 音 波
可聴音よりも周波数が高い音波（周波数 20 kHz 以上）を**超音波**とよぶ．

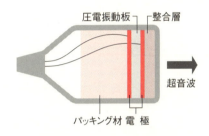

図 3・16 プローブの構造

コラム14 FAST（迅速簡易超音波検査法）
FAST (focused assessment with sonography for trauma) は，**循環異常患者**（外傷患者，ショック状態にある患者など）に対して心嚢腔，胸腔，腹腔の出血の有無を検索することを目的に実施される．通常，検査の手順は，① 心嚢腔，② モリソン窩，③ 右胸腔，④ 脾臓周囲，⑤ 左胸腔，⑥ ダグラス窩の順に行う．

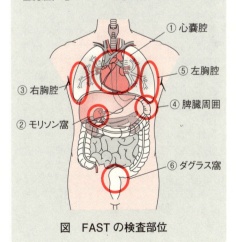

図 FASTの検査部位

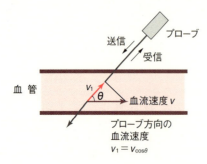

図 3・17 **超音波で血流の方向を観察する方法** 血管内を流れる赤血球の方向を測定し，接近してくるものと遠ざかるものを判別し色で表示する．

ABVS: automatic breast volume scanner（自動ブレストボリュームスキャナー）

コラム15　高濃度乳房と超音波検査
　乳がん検診では，現在，**マンモグラフィー検査**が行われている（§3・8・2d参照）．乳房は，乳房内の乳腺密度が高い順に，高濃度，不均一高濃度，乳腺散在，脂肪性の4段階に分類される．高濃度および不均一高濃度は**高濃度乳房**と総称され，他の2つのタイプに比べてマンモグラフィーでは乳がんを見つけにくい傾向にある．マンモグラフィーの画像では軟らかい脂肪は黒く，硬い乳腺は白く写る．腫瘍のしこり（腫瘤）も白く写るため乳腺の白いかげに隠れてがんを見つけにくい．
　高濃度乳房に対して超音波検査を追加することで，マンモグラフィー検査単独の場合よりも，がん発見率が上がるという研究結果が報告されている．
　乳腺が発達している日本人女性の約5～8割は高濃度乳房であると報告されている．

胱，前立腺，子宮，卵巣，胃，腸などの消化管である．
　消化管内に空気が多く存在すると画像が不鮮明になるので，絶食の状態で行う．膀胱の検査をする場合には，尿が溜まっている方が描出能が高いので，検査直前の排尿を我慢させる．前立腺，子宮，卵巣などは経肛門・経膣超音波検査の方が体表面よりも描出が優れている．

3・7・3　心臓の超音波検査

　心臓の形（心室・心房の大きさ，心筋の厚さ，弁の形など）の異常を観察する形態学的診断と，心臓の動き（心臓の血流の観察，弁膜症による逆流の程度の観察，心房中核欠損の発見など）を観察する機能的診断がある．
　カラードップラー法を用いて心臓の弁の不全による逆血流などを把握できる．プローブに向かう血流を赤色で，遠ざかる血流を青色で表示し，血流の異常を観察することができる（図3・17）．

3・7・4　乳腺の超音波検査

　乳腺用の超音波装置〔乳房超音波検査専用のスキャナー（ABVS）〕を用いて，超音波がしこり（腫瘤）を通過するとき（線維部分など）には大きく吸収され，水分の多い部分では吸収されにくいことを利用して，乳房の病変を観察する（⇨コラム15）．

3・7・5　甲状腺の超音波検査

　甲状腺の大きさ，腫瘍病変の有無・位置・大きさ・性状などを観察するために，甲状腺超音波検査が行われる．甲状腺ホルモン検査，細胞診・組織診などと併せて，甲状腺機能亢進症（バセドウ病など），甲状腺炎（橋本病など），甲状腺腫瘍，副甲状腺機能亢進症などの診断が行われる．

3・7・6　頭頸部の超音波検査

　頭頸部の血管や血流の状態を検査することによって，脳血管閉塞・狭窄や，脳血管の動脈硬化性変化を観察する．検査方法は，**頸部血管超音波法**と**経頭蓋超音波ドップラー法**の2種類がある．

3・7・7　妊婦に対する超音波検査（胎児の超音波検査）

　子宮内の胎児を観察するための検査で，妊婦の腹部体

表面にプローブを当てて行う**経腹超音波検査**と，プローブを膣内に挿入する**経膣超音波検査**とがある．妊娠中期以降は経腹超音波検査が行われる．

胎芽・胎児の数（多胎妊娠の有無），胎芽・胎児の心拍，胎児の発育状態，胎盤や臍帯の位置などを観察する（⇨ コラム⓰）．

> **コラム⓰ 胎児の超音波検査**
> 胎芽・胎児の心拍については，ドップラー法を用いて心拍の血流速度を波形にする**パルスドップラー**や，血流の方向を赤や青の色で表す**カラードップラー**を利用し，三次元で，リアルタイムに観察することができる．また，超音波で児頭大横径，大腿骨長，腹部前後径，腹部横径を測定することにより，胎児の体重も推計できる．

3・8 放射線検査

3・8・1 放射線検査とは

X線を体外から照射し，物質の密度により放射線の透過性（物を通り抜ける作用）が異なることを利用して画像をつくる**放射線検査**と，放射性物質で標識した医薬品（**放射性医薬品**）を体内に投与し，臓器・組織に沈着した放射性医薬品から放出されるガンマ線を体外に設置した検出器でとらえて画像をつくる**核医学検査**とがある．

放射線検査では，透過性の異なる（密度の異なる）造影剤を投与して行う**造影検査**と，造影剤を用いないで画像をつくる**単純検査**とがある．さらに，動く画像（消化管など）を得るために，X線を照射しながら行う**透視検査**がある．

核医学検査には，体内に放射性医薬品を投与して行われる**インビボ**（*in vivo*）**検査**と，対象者から採取した血液や尿中の微量のホルモンなどを検出する**インビトロ**（*in vitro*）**検査**がある．インビトロ検査以外の放射線検査は患者への放射線被曝（医療被曝）を伴う．

図3・18は，レントゲン博士が1895年にX線を発見し，最初に撮影した画像である．このときから，放射線の人工的な利用が始まった．

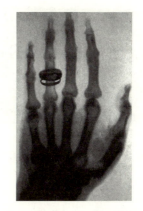

図 3・18 レントゲン博士によって作像された画像

3・8・2 放射線検査

a. 単純X線撮影　実質臓器，骨，腫瘍，結石，水などは放射線をより多く吸収する（透過性が低い）ために，画像上では"白い影"となり，空気（肺など）は放射線の吸収が少ない（透過性が高い）ために，画像上"黒い影"となる．

頭頸部，胸部，腹部，骨盤部，四肢などあらゆる身体部位に対してX線検査が行われる．

図3・19に胸部の単純X線検査の画像を示す．

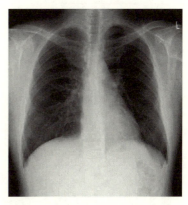

図 3・19　X線単純撮影（胸部）
[写真提供: 東京医療センター名誉院長 松本純夫氏]

IVR: interventional radiology（インターベンショナルラジオロジー）
CT: computed tomography（コンピューター断層撮影）

(a) 脳の単純 CT 画像

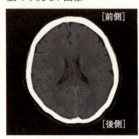

(b) 上腹部の造影 CT 画像

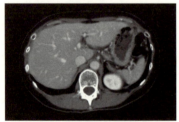

図 3・20　CT 画像（健常者）
[写真提供：東京医療センター 名誉院長　松本純夫氏]

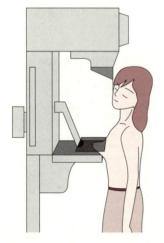

図 3・21　マンモグラフィーの撮影のようす

b. 透視検査　X線を照射しながら画像を観察する方法で透視を伴うX線検査としては上部消化管検査，注腸造影検査などがある．患者の被曝線量は，透視時間に比例して増加する．

IVR（インターベンショナルラジオロジー）など血管内などにカテーテルなどを挿入して行われる診療行為の場合もX線透視下で行われる（§3・8・4参照）．

c. CT 検査（断層撮影）　X線の管球を身体の全周360度回転させ，管球の反対方向にある検出器で身体の横断面（輪切り）の像を作像し診断する方法である．連続的な画像が作成される**マルチスライス CT** や**ヘリカル CT**，動きの速い大血管の作像が可能な**電子走査型 CT** などがある．

造影剤を用いないで行う単純 CT 検査と，造影剤（ヨード造影剤）を静注して検査する造影 CT 検査を組合わせて実施する場合が多い．

図 3・20 に頭部および腹部の CT 画像を示す．

d. マンモグラフィー　乳がんのスクリーニング検査として集団検診などでも利用されている．専用の X線撮影装置（X線管球にかける電圧が，他の部位の撮影に用いるX線装置に比べて低い：25～35 kV）を用いて撮影する．微細石灰化，針状陰影（スピキュラ）を伴う高濃度の腫瘤像が乳がんの特徴的な像である．

図 3・21 にマンモグラフィーの撮影のようすを示す．

e. 造影剤　検査の際に血管や消化管の管腔のコントラストを明確にした画像を得るために，**造影剤**が投与される．① 消化管に投与（経口または肛門から）する消化管造影剤，② 血管や尿路造影などのために経静脈性に投与される造影剤がある．

① 消化管造影剤：上部消化管検査，注腸造影の際に用いられる造影剤で，放射線を吸収しやすい（陽性造影剤）**硫酸バリウム**と，放射線の吸収率が低い（陰性造影剤）**二酸化炭素**（発泡剤）を用いる．硫酸バリウムと二酸化炭素とで造影する方法は**二重造影法**とよばれる．二重造影法は，白壁彦夫博士と市川平三郎博士によって開発された．

検査終了後は下剤を服用し，バリウムの排出を促す．

② 経静脈性に投与される造影剤：放射線を吸収しやすい**ヨード製剤**が用いられる．ヨウ素アレルギーの患者が存在することに注意が必要である．

放射線検査ではないが，MRIの際には造影剤として，ガドリニウムキレート剤を用いる.

3・8・3　核医学検査

a. シンチグラフィー（ガンマカメラ）　シンチグラフィーは，体内に投与した放射性物質から放出される**ガンマ線**を，**ガンマカメラ**で撮像して診断する方法である.

　体内に投与される放射性物質は，放射壊変に伴いガンマ線を放出する. このガンマ線を検出器（ガンマカメラ）でとらえて作像する. 物理的半減期の短い核種が用いられる. インビボ核医学検査に使われるおもな放射性医薬品とそれぞれの放射性物質〔^{99m}Tc（テクネチウム），^{201}Tl（タリウム），^{67}Ga（ガリウム）〕の物理的半減期を表3・27に示す.

表 3・27　核医学検査に用いられる放射性医薬品の例

検　　査	放射性医薬品	半減期
骨シンチグラフィー	^{99m}Tc-MDP	6 時間
甲状腺シンチグラフィー	過テクネチウム酸ナトリウム（^{99m}Tc）	6 時間
肺シンチグラフィー（血流）	^{99m}Tc-MAA	6 時間
心筋シンチグラフィー	塩化タリウム（^{201}Tl）	7 時間
腫瘍シンチグラフィー	クエン酸ガリウム（^{67}Ga）	78 時間

b. PET（陽電子放射断層撮影）　PETは，陽電子を放出する放射性物質〔現在使われている核種は放射性フッ素（^{18}F）〕から放出された陽電子が，周囲の電子と結合して消滅する際に，180度方向に同時に放出される511 keVのエネルギーをもつガンマ線を，体外に対向して配置された一対の検出器で検出し撮像する診断法である.

　がん細胞や活動している脳細胞などがエネルギー源としてのグルコース（ブドウ糖）を正常な細胞に比べて大量（3〜8倍）に取込むことを利用して，^{18}Fで標識したグルコース類似体（[^{18}F]FDG：フルオロデオキシグルコース）を静注して検査を行う. 特に悪性度が高いがん細胞ほどグルコースを多く取込むために悪性度の判断も可能である. 全身を作像するので，がんの転移の判断

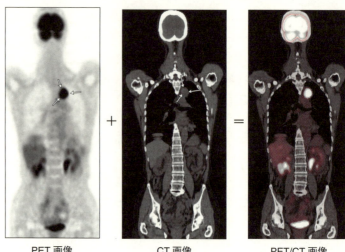

図 3・22 PET/CT 画像
（左）PET 画像では，肺がん病巣に集積した薬剤（FDG）が映し出される（←部）．（中央）CT 画像では，身体内部の形状や位置情報を正確に撮影する．（右）2つの画像を融合することで，がん病巣の状態と位置を正確に診断できる．[写真提供：西台クリニック 済陽高穂氏]

PET 画像　　CT 画像　　PET/CT 画像

PET: positron emission tomography（陽電子放射断層撮影）
FDG: fluorodeoxyglucose（フルオロデオキシグルコース）

が可能である．
　PET と CT を併用（PET/CT 検査）し，両者の画像を重ねることにより，病変部位が断定しやすくなる．図 3・22 に PET/CT の画像を示す．

3・8・4　IVR（インターベンショナルラジオロジー）

　IVR は，外科治療に比べて患者への侵襲が少なく，画像で確認しながら病巣を狙って正確に治療を行うことができる．
　X 線透視や超音波画像，CT 画像を見ながら体内にカテーテルを挿入したり，針を刺して行う治療法であり，**血管系 IVR**（血管を介して病変部へ到達し治療する方法）と**非血管系 IVR**（直接，病変部を穿刺して病変部に到達する治療法）に大別される．
　血管系 IVR としては，① 肝細胞がんに対する**肝動脈化学塞栓術**，② 出血している血管を塞栓する**経カテーテル的動脈塞栓術（TAE）**，③ 大動脈瘤に対する**ステント・グラフト挿入**，④ 末梢動脈閉塞に対する**ステント留置**，⑤ 血流を確保するための**経皮的血管形成術（PTA）** などがある．
　非血管系 IVR としては，体内に溜まった膿などを体外に排出するドレナージ術，胆道閉塞に対する**経皮経肝胆管ドレナージ（PTCD）**，**ステント留置**，**深部膿瘍ドレナージ**，**経皮的錐体形成術**などが行われており，次々と手技が進化している．

TAE: transcatheter arterial embolization（経カテーテル的動脈塞栓術）
PTA: percutaneous transluminal angioplasty（経皮的血管形成術）
PTCD: percutaneous tanshepatic cholangio drainage（経皮経肝胆管ドレナージ）

3・9　MRI 検査

3・9・1　MRI検査とは

　MRI検査とは，核磁気共鳴（NMR，⇨ コラム**17**）現象を利用して生体内の内部の情報を画像にする検査である．強力な磁場〔1.5または3テスラ（T），⇨ コラム**18**〕の下で，人体に周波数 10〜60 MHz の電磁波（ラジオ波）を照射し，人体内の水素原子に共鳴現象を起こさせ，その際に発生する信号（電波）を受信し画像として表出する．水分（H_2O：水素原子を含む）の多い臓器・組織の診断に威力を発揮する．身体の 60 % は水分で構成されており，水分は全身の臓器・組織に分布しているので，全身の臓器・組織などの状況を，縦，横，斜めなどあらゆる方向から観察することができる．特に水分の多い（血流が豊富）脳や血管の診断に威力を発揮する．

3・9・2　MRI検査と疾患

　組織間のコントラストが明確に表出できるので，造影剤〔CTを含むX線検査の場合は，組織間のコントラストを明確にするために造影剤（硫酸バリウム，ヨウ素系製剤，二酸化炭素など）を用いる場合がある〕を使用しなくても血管の画像を抽出することができる．細い血管を描出する必要がある場合には造影剤（おもにガドリニウム製剤，鉄製剤など）を用いることもある．表3・28に部位別のMRI検査によるおもな対象疾患などを示す．

3・9・3　検査に際しての注意点

　強い磁場の下で検査が行われるので，体内に心臓ペースメーカー，人工関節，脳動脈クリップ，人工内耳など金属を含む器機を装着している被検者や，刺青，アートメイクを施している被検者に対しては，MRI検査が実施できない場合もある．

　また，検査時にはトンネル状の筒（ガントリーという）の中に入り，検査に要する時間も長い（20〜40分）ことから，閉所恐怖症のある被検者には検査を実施できない場合がある．

　検査に先立ち，被検者に対して以下の事項を伝えておく必要がある．

　① 強力な磁場の環境下で行われる検査であるので，入れ歯，補聴器，時計，眼鏡，貴金属，ヘアピン，

MRI：magnetic resonance imaging（磁気共鳴画像診断）

コラム**17**　核磁気共鳴（NMR）

　核磁気共鳴（NMR: nuclear magnetic resonance）とは，静磁場に置かれた原子核が，固有の周波数の電磁波と相互作用する現象である．

　原子核は，プラスの電荷をもち自転し自ら磁場を発生させており，一つひとつの原子は，小さな磁石とみなすことができる（**核スピン**）．通常は，原子はランダムな方向に運動し核スピンの向きはバラバラであるが，外部から強力な磁場をかけると，核スピンは磁場と順平行または逆平行の2方向に整列する．外部磁場により核スピンが2つのエネルギー順位へ分裂した状態では，エネルギー差に相当する電磁波に対して共鳴する．この現象を核磁気共鳴という．MRIの場合，ラジオ波領域（波長＝1 m〜100 km）の電磁波がこれに相当する．さまざまな波長のラジオ波をパルスとして一挙に当てると，エネルギー差に相当する波長のみで吸収が起こる．この様子を解析することで，核スピン（≒原子核）の置かれた状態がわかる．水素原子の核スピンの状態が細胞外腋と細胞内液によって異なることを利用して核磁気共鳴画像（MRI）を得る．

コラム**18**　磁場の強度

　磁場の強さは，磁界の強さの単位としては A/m（アンペア毎メートル）が，磁束密度の単位としては T（テスラ：T＝Wb/m^2）が用いられる．地磁気の強さは場所によって異なり，磁力は24,000〜66,000 nT（ナノテスラ），赤道では弱く，高緯度地域では強い．日本の地磁気の強さは 約46,000 nT（http://www.kakioka-jma.go.jp/）である．MRIでは，地球の磁場の数百万倍の磁場を発生させている．

　健康器具として市販されている湿布剤の磁力は数 100 mT（ミリテスラ）である．

表 3・28 身体部位別の MRI とおもな対象疾患など

頭部 MRI	脳梗塞，動脈瘤，動静脈奇形，脳腫瘍
脊椎 MRI	脊柱管狭窄症，椎間板ヘルニアによる脊髄神経の圧迫症状，骨折，脊椎炎，腫瘍の骨転移
四肢 MRI	靭帯の損傷，骨折，腫瘍の骨転移，腫瘍
心臓 MRI	心機能，心筋梗塞，心筋炎
腹部 MRI	肝臓・膵臓・脾臓・胆嚢・腎臓など腹部臓器の腫瘍，結石
乳腺 MRI	乳管内がん，多発結節

ヘアウィッグなどの金属類は，身体から取外す.

② アイラインなどの化粧品に含まれる微量の金属が電磁波（発熱作用がある）の影響で熱を発生し，やけど（熱傷）の原因になる可能性があるので，検査前には洗顔し化粧類を落とす.

③ 磁場の強度を変化させて画像をつくるために，磁場を変化させるときにかなり大きい音が発生する.

④ 腹部消化管検査の場合には検査の 2 時間前から飲水を控える.

⑤ 造影剤を使用する場合には，検査の 4 時間前の飲食を制限する（午前検査: 朝食を抜く，午後検査: 昼食を抜く）.

3・10 遺伝子検査

3・10・1 遺伝子とは

DNA（デオキシリボ核酸）の情報に基づいて子孫に受け継がれる特徴を**遺伝形質**とよび，遺伝形質を決定するものが**遺伝子**である. 細胞の核内の DNA（リン酸，糖，塩基から構成される）上の 4 つの塩基〔アデニン（A），グアニン（G），シトシン（C），チミン（T）〕の配列が細胞内で生産されるタンパク質の種類を決定し，細胞の形質発現（細胞の特徴・機能を現す）を行う.

ヒトの身体には約 10 万種類のタンパク質があり，生命活動を支えるさまざまな機能を担っている. タンパク質は 20 種類のアミノ酸から構成される物質である. DNA 上の 3 つの塩基配列（これを**コドン**といい，64 種類のコドンがある）によってアミノ酸の種類が決定される. 図 3・23 にコドンとアミノ酸の対応を示す.

DNA: deoxyribonucleic acid（デオキシリボ核酸）

3・10・2 遺伝子変異

ヒトゲノム（⇨ **コラム19**）の塩基配列が解読（ゲノム解析）され，疾患と遺伝子異常との関連についての情報が飛躍的に増加し，遺伝情報に基づく個別化医療（**ゲノム医療**）が実現されつつある.

細胞が発がん物質や変異原（放射線など）などに曝露されると，DNA 上の遺伝子に異常（**遺伝子変異**という）が生じ，遺伝子の機能の低下や喪失が起こり，細胞死や細胞のがん化をきたす.

コラム19 ゲ ノ ム
配偶子（精子または卵子）がもつ 1 組の染色体（ヒトでは 23 組）の DNA に含まれるすべての遺伝情報を**ゲノム**という. ヒト（二倍体）の細胞は雌性配偶子と雄性配偶子に由来する 2 つのゲノムをもつ.

コドンの2番目の塩基

コドンの1番目の塩基	U	C	A	G	コドンの3番目の塩基
U	UUU UUC フェニルアラニン (Phe) UUA UUG ロイシン (Leu)	UCU UCC UCA UCG セリン (Ser)	UAU UAC チロシン (Tyr) UAA UAG 終止コドン	UGU UGC システイン (Cys) UGA 終止コドン UGG トリプトファン(Trp)	U C A G
C	CUU CUC CUA CUG ロイシン (Leu)	CCU CCC CCA CCG プロリン (Pro)	CAU CAC ヒスチジン (His) CAA CAG グルタミン (Glu)	CGU CGC CGA CGG アルギニン (Arg)	U C A G
A	AUU AUC AUA イソロイシン (Ile) AUG メチオニン(Met) 開始コドン	ACU ACC ACA ACG トレオニン (Thr)	AAU AAC アスパラギン (Asn) AAA AAG リシン (Lys)	AGU AGC セリン (Ser) AGA AGG アルギニン (Arg)	U C A G
G	GUU GUC GUA GUG バリン (Val)	GCU GCC GCA GCG アラニン (Ala)	GAU GAC アスパラギン酸 (Asp) GAA GAG グルタミン酸 (Glu)	GGU GGC GGA GGG グリシン (Gly)	U C A G

開始コドン: タンパク質の合成開始を指令するコドン
終止コドン: タンパク質の合成を停止させるために使われているコドン

図 3・23　コドンとアミノ酸の対応表

遺伝子変異には，生殖細胞系列の細胞に生じる変異と体細胞に生じる変異がある．生殖細胞系列の遺伝子変異は子孫に伝えられ，さまざまに遺伝性疾患が発生する．体細胞に生じる変異は，受精後あるいは出生後に後天的に生じた遺伝子変異であり，原則として次世代に受け継がれることはない．おもに悪性腫瘍などにみられる変異である．

3・10・3　遺伝子検査の種類

遺伝子のもつ情報を解析する検査を**遺伝子検査**（**遺伝子診断**）という（⇨ **コラム20**）．遺伝子検査は，表3・29 に示す ① **遺伝学的検査**，② **体細胞遺伝子検査**，③

コラム20　企業が行う消費者向けの遺伝子検査（DTC）

　最近，唾液を用いた消費者向けの遺伝子検査（direct-to-consumer: **DTC**，企業による遺伝子検査，DNA検査，ゲノム検査など）が生活習慣病など**多因子疾患**（§1・7参照）に対する各個人の遺伝的なかかりやすさを把握し，"病気を未然に防ぐ" ことを目的に，企業により進められている．しかし，日本医学会は，多因子疾患に対する遺伝子検査の有用性が科学的に確認されていないなどの理由により，懸念を示している．

表 3・29　遺伝子検査

遺伝子検査	検査の目的	対象疾患など
遺伝学的検査	生殖細胞系列の遺伝学的情報（原則的に生涯変化することなく，子孫に伝えられる遺伝情報）を明らかにする．	単一遺伝子疾患，多因子疾患，薬理遺伝学的検査（治療薬の有効性），個人識別など
体細胞遺伝子検査	がん病巣部・組織を対象に行われる検査で，病状とともに変化する一時的な遺伝情報を明らかにする．	がんなど
病原体遺伝子検査	ヒトに感染症をひき起こす病原体（ウイルス，細菌などの微生物）の遺伝子を検出・解析する．	HCV, HBV, 結核菌, クラミジア, 淋菌など

病原体遺伝子検査の3つに大別される.

① **遺伝学的検査**: 生殖細胞系列の遺伝子変異を明らかにするために行われる検査で, 末梢血, 皮膚線維芽細胞, 毛髪, 爪, 口腔粘膜など, 身体を構成するすべての細胞を検体として検査することができる.

② **体細胞遺伝子検査**: 腫瘍化した細胞・組織などを検体として検査する.

③ **病原体遺伝子検査**: ヒトに感染症をひき起こす病原体（ウイルス, 細菌, 真菌などの微生物）の核酸（DNA あるいは RNA）を検査する.

3・10・4 出生前診断と発症前診断

遺伝子検査を実施する時期などに着目して, ① **出生前診断**, ② **発症前診断**, ③ **非発症保因者（キャリア）診断**に区別される.

出生前診断, 発症前診断には, 倫理的, 社会的に留意すべき多くの課題がある.

① **出生前診断**: 妊娠中に行われる胎児に対する診断で, 広義には着床前診断（受精卵診断や極体診断）も含まれる. 羊水, 絨毛, その他の胎児試料などを検体として用いて細胞遺伝学的検査が行われる.

② **発症前診断**: 遺伝性疾患を発症する前に将来の発症を予測するために行われる検査である. 発症前の予防法や発症後の治療法が確立されていない疾患（ハンチントン病など, ⇨ **コラム㉑**）の場合は, 検査前後の被検者への心理的な配慮・支援（遺伝カウンセリングなど）が必須である.

3・10・5 出生前診断

出生前診断は, ① **形態学的診断**, ② **生化学的診断**, ③ **細胞・分子遺伝学的診断**の3つに分けられる. そのほかに, 母体血中の DNA 配列を用いて胎児の染色体異常を検出する非侵襲的な検査もある（⇨ **コラム㉒**）.

出生前診断は, 診断後の人工妊娠中絶などの倫理的な問題を包含している. 日本産科婦人科学会は, "原則として重篤な疾患のみが出生前診断の対象になる"との見解を出している（2013年6月）が, "重篤"の基準は決まっていない.

a. 形態学的診断　胎児の外表奇形, 内臓奇形, 機能障害などを超音波, X線（単純撮影, CT）, MRI

コラム㉑　ハンチントン病の発症前診断

ハンチントン病は, 大脳基底核や大脳皮質の萎縮により生じ, 進行性の運動機能（舞踏運動などの不随意運動）や認知機能の低下, 人格変化, 抑うつ症状などの精神機能障害を伴う疾患である. 平均発症年齢は35〜44歳であり, 生存期間は発症後15〜18年とされている. 現在, 治療法は存在しない.

常染色体顕性遺伝疾患で, 患者の子どもに遺伝子変異が受け継がれる確率は50%である. リスクが50%の無症状の子どもに対する発症前診断は, 治療法が存在しないことを踏まえて実施を判断する必要がある.

コラム㉒　新型出生前診断: NIPT

NIPT（noninvasive prenatal genetic testing, 非侵襲的出生前遺伝学的検査）は, 母体から採取した血液により, 胎児の染色体（13番, 18番, 21番染色体）の数的異常（トリソミーなど）を検査するもので, 2011年に米国で開始された. 検査の簡便さから, 普及が予想される.

わが国では, 日本医学会の "母体血を用いた出生前遺伝学的検査" 施設認定・登録部会が認定・登録した施設のみで臨床研究を行う方針を明らかにしている. ① 染色体の数的異常の胎児の出生の排除, ② 染色体異常をもつ者の生命の否定などに繋がりかねない懸念がある.

検査により検索する．発育異常や先天性異常症候群の診断に至ることもある．

b．生化学的診断　先天性代謝異常症に対しての異常代謝産物の同定や酵素活性測定，ダウン症候群，13-トリソミーおよび18-トリソミーに対しての母体血清マーカー検査，羊水αフェトプロテイン・アセチルコリンエステラーゼ測定などがある．

母体血清マーカー，母体血に含まれるホルモンや生化学物質を指標に染色体異常のリスクの推定が行われる．

c．細胞・分子遺伝学的診断　羊水，絨毛，胎児血を用いて胎児由来の組織，細胞，DNA や RNA などにより染色体分析や分子遺伝学的診断が行われる．単一遺伝子疾患に対する遺伝学的検査と染色体異常に対する検査とに分けられる．

3・10・6　遺伝子検査の適用

遺伝学的検査を適用する場合には，表 3・30 に示す **ACCE の評価基準**（日本医学会）を確認したうえで，検査を実施する必要がある（⇨ コラム**㉓**）．

3・10・7　個人の遺伝情報の取扱い

遺伝情報にアクセスする医療従事者には，遺伝情報の特性を十分理解し，情報を適切に扱うことが求められる．遺伝学的検査で得られた遺伝情報は，被検者の了解を得ないまま血縁者を含む第三者に開示すべきではない．

日本医学会は，"医療における遺伝学的検査・診断に関するガイドライン"（2011 年）において，遺伝学的

コラム㉓　がんに関する遺伝子検査

予防や早期発見，早期治療に役立てるために行われている遺伝子検査の代表的なものが**乳がん**である．がん抑制遺伝子である *BRCA1*，*BRCA2* に変異があると，高い確率（約80%）で乳がんもしくは卵巣がん（遺伝性乳がん・卵巣がん；HBOC）を発症するとされており，家族に乳がんあるいは卵巣がん患者がいる場合に遺伝子検査を受ける事例がある．

抗がん剤に対する代謝酵素活性の程度を検査し，抗がん剤の治療効果や副作用リスクを予測し，抗がん剤治療のプランを立てるために遺伝子検査が行われることもある．たとえば，大腸がんの抗がん剤として用いられているイリノテカンを分解する代謝酵素は *UGT1A1* によりつくられるため，この遺伝子を検査し酵素の活性化を確認する．

表 3・30　遺伝学的検査の評価基準[a]

評　価　項　目	評　価　基　準
A（analytic validity） 分析的妥当性	検査法が確立しており，再現性の高い結果が得られるなど，解析の精度管理が適切に行われていること
C（clinical validity） 臨床的妥当性	検査結果の意味付けが十分になされていること
C（clinical utility） 臨床的有用性	検査の対象となっている診断が得られることにより， ① 今後の見通しについて情報が得られること ② 適切な予防法や治療法に結びつけることができるなどの臨床上のメリットがあること
E（ethical, legal and social implication） 倫理的，法的，社会的側面の課題	

a）日本医学会，"医療における遺伝学的検査・診断に関するガイドライン"（2011）より．

検査に関して，考慮すべき遺伝情報の特性として，

① 生涯変化しない
② 血縁者間で一部共有されている
③ 血縁関係にある親族の遺伝型や表現型の予測が比較的正確な確率で可能
④ 非発症保因者（将来的に発症する可能性はほとんどないが，遺伝子変異を保有しており，その変異を次世代に伝える可能性のある者）の診断ができる場合がある
⑤ 発症する前に将来の発症をほぼ確実に予測することができる場合がある
⑥ 出生前診断に利用できる場合がある
⑦ 不適切に扱われた場合には，被検者および被検者の血縁者に社会的不利益がもたらされる可能性がある

ことをあげている．

3・10・8　遺伝カウンセリング

遺伝学的検査を行うためには，**遺伝カウンセリング**の体制整備が不可欠である．

遺伝カウンセリングは，遺伝性障害・遺伝性疾患に対する理解を深め，不安を軽減し，社会的・心理的な支えを得るために行われる医療行為で，医療者側は正確な情報（将来の予測を含めた正確な医学的知識）を提供し，最終的な自己決定ができるように援助する．

3・11　染色体検査

3・11・1　染色体の構造

細胞核内の**染色体**上には，遺伝情報を担う遺伝子が存在している．染色体は，ヒストン（タンパク質）にDNA が巻き付いた形で核内にコンパクトに収められている．細胞分裂期（M 期）に顕微鏡下で観察することができる．

母親と父親から受け継いだ23 本の配偶子が1 本ずつ2 本で一組の染色体（**相同染色体**）となり，ヒトの細胞の核には，23 組，46 本の染色体がある．23 組のうちの 22 組の染色体は**常染色体**，1 組の染色体は**性染色体**（X 染色体，Y 染色体）とよばれる．性染色体が性別を

決定（女性は"46, XX"，男性は"46, XY"）する．
図3・24にヒトの7番染色体の構造を示す．
　細胞分裂期に観察される染色体は，1つの動原体（セントロメア，細胞分裂の際にそれぞれの分裂極に向けて移動させる紡錘体が付着する部位）を中心にして，短腕（p）と長腕（q）から構成されている．

3・11・2　染色体検査

　細胞周期は分裂期（M期）および分裂間期（G_1期，S期，G_2期）からなる．**染色体検査**は，分裂期に現れる染色体をスライドガラス上に固定し，ギムザ染色，蛍光染色（FISH）などの染色を施して顕微鏡下で観察・分析し，染色体の数の異常，構造の異常などを検査する．
　目的により，① 先天異常，② 出生前診断，③ 白血病・固形腫瘍などに関連する検査がある．現在は，白血病，悪性リンパ腫などの造血器腫瘍の診断のために行われる染色体検査が全染色体検査件数の半数以上を占めている．
　検査試料（検体）としては，検査の目的に応じて，末梢血リンパ球，骨髄細胞，固形腫瘍細胞，羊水細胞，絨毛組織などが用いられる．

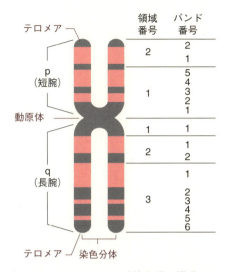

図3・24　ヒト7番染色体の構造

FISH: fluorescence *in situ* hybridization（蛍光 *in situ* ハイブリダイゼーション）

3・12　視　覚　検　査

　視覚検査は，視力障害（視力低下，視野障害など）の程度を把握するために行われる検査である．
　視力障害の原因となるおもな疾患として，**糖尿病性網膜症，緑内障，白内障，網膜色素変性症，高度近視，視神経萎縮**などがある（§4・26 参照）．

3・12・1　視力検査

　視力とは，2点または2線を分離して識別できる能力の限界をいう．
　わが国では，視力検査の視標として，国際標準視力表示法が採用されており，一定の距離（5 m）でランドルト環（図3・25）の切れ目の幅が認識できる能力をもって視力としている．視力1.0は，5 mの距離から1.45 mm の切れ目を判別できる視力である．
　視力が0.1 未満で，最も大きなランドルト環が5 m

図3・25　ランドルト環

の距離で識別できないときには，距離を近づけて検査（たとえば3m）し，3mの距離で最も大きいランドルト環を識別できた場合には，視力を $0.1 \times \frac{3}{5} = 0.06$ とする．

運転免許（普通免許）の取得に必要な最低の視力は，片眼 0.3，両眼 0.7 とされている．

静止した像を識別する視力に対して，動く物体を見る能力を**動体視力**といい，① 横方向の動きを識別する**I: JVA動体視力**と，② 奥から眼に近づいてくる物体を判別する**KVA動体視力**がある．動体視力は，スポーツや自動車，バイク，自転車の運転にも深く関わる．

3・12・2 色覚検査（色神検査）

色覚異常は，色を識別する網膜の神経細胞に異常があり，赤，緑，青のいずれか1色，または2色が識別できない状態である．網膜細胞の中のL錐体（赤を識別しやすい），M錐体（緑を識別しやすい），S錐体（青を識別しやすい）の3種類の神経細胞によって，それぞれの光の波長を感知している．

石原式色覚検査（25枚の数値表と13枚の曲線表からなる）を用いて行われる．

色覚異常はX連鎖性劣性遺伝性疾患（§1・7・2 参照）のひとつであり，日本人の場合，男性5％，女性0.2％程度の頻度とされている．

色覚異常を"色覚多様性"と名称変更する提案がなされている（日本遺伝学会，2018年）．

3・12・3 眼底検査

検眼鏡，眼底カメラ（細隙灯顕微鏡など）を用いて，眼底（図3・26）の網膜の状態（網膜剥離，色素異常など）や網膜，脈絡膜に分布する血管，神経の異常の有無を検査する（⇨ コラム24）．

眼底は体外から血管の状態を観察することができる部位であり，眼底の血管の状態を観察することにより，他の身体部位の血管状態を推測することができる．高血圧，高脂血症，糖尿病などの血管への影響，動脈硬化，眼底出血の有無・程度などを判断することができる．

眼底検査の異常で発見される代表的な疾患として，**網膜動脈硬化症，糖尿病性網膜症，緑内障**がある．

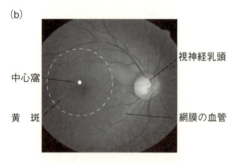

図 3・26 眼球解剖図（a）と正常な眼底写真例（b）

> **コラム24 黄 斑**
>
> 外からの光が網膜で電気信号に変換されて脳に伝えられ，"視覚"が生じる．黄斑は，網膜上の視神経乳頭の中心から 4 mm 耳側，0.8 mm 下方の眼底中央部の直径 1.5～2 mm 程度の小さな部分である．黄斑の中央には窪み（中心窩）があり，検眼鏡で強い点状反射が観察される．中心窩から 0.5 mm の範囲には網膜血管が存在せず光が直接視細胞に到達するため視力および色の識別能が最も高い．したがって，黄斑が障害されると黄斑部以外の網膜に異常がなくても視力などが著しく低下する．黄斑にはキサントフィルという色素が豊富にあるために黄色を呈する．

3・12・4 視野検査

視野とは一点を凝視しているときに見える範囲をいう．頭を固定し眼球を自由に動かして見える範囲を**凝視野**といい，眼の運動異常の影響は凝視野に現れる．

a. 対座法による視野の測定　患者には頭を動かさず検者の指先を追ってもらう．患者と向き合い患者との中間点に検者の指先をおき，片方の眼を閉じ，検者の指先を左右上端，下端から中心部に向けて徐々に動かし，指先の見えるようになったところで患者に指差しをしてもらう．

b. 視野計を用いた視野の量的測定法　検査指標の輝度と大きさを固定して指標を動かして視野を測定する**動的視野測定法**と，指標の位置を固定して輝度を変えて測定する**静的視野測定法**がある．

3・12・5 眼圧検査

房水によって保たれている**眼球内圧**（**眼圧**，図3・27 a）を測定する検査である．**眼圧計**（図3・27 b）を用いて眼圧を測定する．房水の生産量と流出量のバランスが崩れると眼圧の異常が生じる．正常値は10〜21 mmHg である．

① ゴールドマン眼圧計，② シェッツ眼圧計，③ 空気圧による眼圧計が用いられている．角膜に圧縮空気を吹き付けて角膜のへこみ具合によって眼圧を測定する空気圧による検査が，麻酔などの必要がなく，短時間（30秒程度）で測定できるので一般的に行われている．

眼圧が高い場合は緑内障，高眼圧症，眼圧が低い場合は網膜剥離，脈絡膜剥離，外傷，虹彩炎などが疑われる．

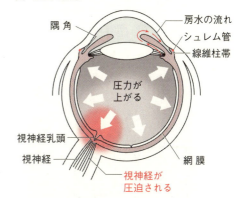

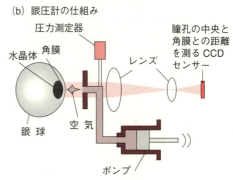

図 3・27　眼圧の異常（a）と空気圧を利用した眼圧計の概略図（b）

3・13　聴力検査

聴力は，人と人がコミュニケーションをとるうえで欠かすことのできない"音や言葉を聞き取る能力"をいい，聴力を測定する検査を**聴力検査**という．

聴力検査では，患者の協力が不可欠である（聴こえていることを正確に伝えてもらう）．患者の協力が難しい場合（乳幼児など）は，脳波（音に反応して脳波に変化が現れる）を同時に測定する**脳波聴力検査**を行う．

3・13・1 聴力検査の種類

a. 純音聴力検査　標準的な聴力検査により，
① 聴こえの"程度"
② 聴こえの"悪さ"がどの部位の異常によるものかを判断する．

オージオメーターから発生させた125，250，500，1000，2000，4000，8000 Hzの周波数をもった純音を聴こえないレベルから段階的に音を強くしていき(dBを上げていく)，聴こえ始めた時点で，被検者が"信号ボタン"を押すことで，聴こえる最も小さな音の強さ(**可聴閾値**；dB)を測定する．125 Hzから8000 Hzまでの7つの周波数(音の高さ)ごとに可聴閾値を**オージオグラム**に記録する．単に音の強さだけではなく，どの高さの音(低い音から高い音)がどれだけ聴きにくいかを調べる必要があり，オージオグラムには，縦軸に音の強さ〔dB〕，横軸に音の高さ(周波数；Hz)を記録し，聴力の程度を記録する．

難聴が，
① **伝音性難聴**(外耳道，鼓膜，耳小骨の音を伝える部分に原因がある難聴)
② **感音性難聴**(内耳，内耳神経，脳の伝導路や脳の中枢の障害に原因がある難聴)

のいずれであるかを調べるために，それぞれ**気導聴力検査**〔気導レシーバー(図3・28)を耳に当てて音の伝わり方を測定する〕，**骨導聴力検査**〔骨導レシーバー(図3・29)の振動部を耳朶の後ろの骨に当て，耳の骨に直接振動を加えて内耳以後の聴力を測定する〕が行われる(聴覚障害については§4・25参照)．

図3・30にオージオグラムを示す．オージオグラム上は，各周波数の気導可聴閾値と骨導可聴閾値がほとんど同じ値を示す．

老人性難聴の場合は，両耳とも聴力は同じ程度であり，低い音(周波数が小さい)は聴きやすく，高い音(周波数が大きい)ほど聴きにくくなる．

b. 語音聴力検査　言葉の聞き取りの程度を検査する．コミュニケーションをとるうえで，声は聴こえても何を言っているのかが理解できないと意味がない．言葉がどの程度聞き取れているのかを調べるために，日常会話で使われる語音，"ア"，"カ"，"テレビ"，"ラジオ"(検音語音)などをさまざまな強さ〔dB〕で再生して聞

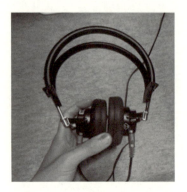

図3・28　気導レシーバー

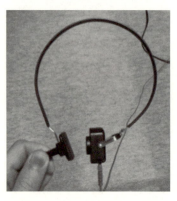

図3・29　骨導レシーバー

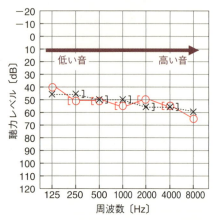

○：右耳の気導聴力，×：左耳の気導聴力，
[：右耳の骨導聴力，]：左耳の骨導聴力

図3・30　オージオグラム

表 3・31　平均聴力による難聴度分類

難聴度分類	平均聴力	聞き取りの状態
正 常	25 dB 未満	ささやき声も聴こえ，日常生活に支障がない．
軽度難聴	25～40 dB 未満	1 m の距離で話した声を聴き，復唱できる．
中等度難聴	40～70 dB 未満	1 m の距離で話した大きな声を聴き，復唱できる．
高度難聴	71～90 dB 未満	耳に向かって張り上げた声のいくらかを聴くことができる．
重度難聴	90 dB 以上	張り上げた声でも聴こえない．

かせて，その正解率（％）を検査する．

　伝音性難聴の場合は音が強ければほとんど（100％）の言葉を聞き取ることができるが，感音性難聴では聞き取りが 100％ にならない．

　c. 難聴度の判断　　聴力検査の結果から，平均聴力別に難聴レベルを判断する（表 3・31）．平均聴力は，500，1000，2000 Hz の可聴閾値〔dB〕を次式に代入して算出する．

$$平均聴力 = \frac{500\,\text{Hz} + (1000\,\text{Hz} \times 2) + 2000\,\text{Hz}}{4}$$

3・13・2　音叉を用いた聴力の簡易検査

　ベッドサイドや救急外来などのオージオメーターを使用できない場面で，**音叉**を用いた簡易検査が行われる．音叉を用いた聴力検査では，左右の耳のどちらが障害されているか，伝音性聴力あるいは感音性聴力のどちらが障害されているかを判断する．どのくらいの強さの音〔dB〕が聴こえないかの判断はできない．代表的な検査として，**ウェーバー法**と**リンネ法**がある．

　a. ウェーバー法　　振動させた音叉を眉間に当て，振動が左右の耳のどちらに強く響くか観察する．

　① 伝音性難聴：障害側が大きく聴こえる（内耳に達した音のエネルギーが閉じ込められて外界へ逃げないため）．

　② 感音性難聴：健側が大きく聴こえる（内耳機能の低下に伴い障害側の音が相対的に聴こえにくくなるため）．

　b. リンネ法　　振動させた音叉を片側の乳様突起（側頭骨の後下部，いわゆる "えら" の上に置き，振動

音を感じなくなるまで続け，聴こえなくなったら，同側の外耳孔 4〜5 cm のところに音叉を置き，なお振動音が聴こえるかどうかを検査する．聴こえる場合には**リンネ陽性**，聴こえなくなると**リンネ陰性**と判断する．

c. 音叉検査による難聴の判断　ウェーバー法で障害側が大きく聴こえ，リンネ陰性の場合は伝音性難聴，ウェーバー法で健側が大きく聴こえ，リンネ陽性の場合は感音性難聴と判断する．

4 患者の症状から病気を推定する

　看護師の業務は，"保健師 助産師 看護師法"第5条で**療養上の世話**と**診療の補助行為**とされている．特に，診療の補助行為（医師の指示の下で行う）は，看護師の独占業務とされている．

　看護師は，目の前の患者に対して，看護師としての業務を的確に提供し，患者の症状を緩和し，QOL（生活の質）を向上させ，安心・安寧を確保することが使命である．

QOL: quality of life（生活の質）

4・1　意識障害
disturbance of consciousness

4・1・1　意識障害とは

　意識障害とは，思考，知覚，認知，判断，記憶などの機能が，一過性または持続的に障害された状態をいう．

　正常な意識状態では，
① 清明であること（**清明度**）
② 自己と外界を適切に認知できること（**広がり**）
③ 状況を適切に判断できること（**方向性**）
の3つの要件が整っている（表4・1）．

　意識の清明度が障害された状態である**意識混濁**は，応答が不活発で茫然としている**明識困難状態**から，強い痛覚刺激に対してもまったく応答しない重度の意識障害（**昏睡**）までさまざまな状態がある．

　意識の広がりが狭まる**意識狭窄**は，特定の対象しか認識できなくなるか，特定の対象だけが認識できなくなる．多くは精神疾患に伴う症状であるが，強い情動が喚起された場合や，意図的に意識を集中させた場合など，精神疾患患者以外にも生じうる．

　意識の方向性が障害される**意識変容**も，精神疾患に伴うことが多く，興奮や徘徊，暴言などの異常な言動が表れる．

表 4・1　意識の指標別にみた意識障害の分類と例

意識の指標	意識障害	意識障害の例
清明度	意識混濁	明識困難状態　軽度 昏蒙 傾眠 嗜眠 昏睡　重度
広がり	意識狭窄	ヒステリー（解離性障害） 強迫性障害 対人障害 依存症
方向性	意識変容	朦朧状態 せん妄 アメンチア†（急性幻覚性錯乱症，⇨ コラム❶） 夢幻状態 酩酊状態

コラム❶　アメンチア
　中毒や伝染病などによって意識が混濁した状態．当人が意識障害を自覚し，困惑するのが特徴である．

4・1・2 発生の仕組みと原因

a. 脳の器質的病変によるもの　脳の循環障害（脳梗塞，脳出血，くも膜下出血など），感染症（髄膜炎，脳炎など）により，脳血流量が停滞し，脳組織への酸素や栄養供給が不足することで意識障害が生じる．また，脳腫瘍，頭部外傷などでは，脳実質が傷害されることにより生じる．

b. ショックによるもの　ショック（出血性ショック，心原性ショック，細菌性ショック，アナフィラキシーショックなど）により，全身の循環血液量と血中酸素濃度が低下し，脳組織への酸素や栄養供給が不足するために生じる．

c. 呼吸不全によるもの　気道閉塞，肺炎，肺がんなどにより，低酸素血症や高二酸化炭素血症が生じ，脳組織への酸素の供給が不足し，発症する．

d. 代謝異常によるもの　糖尿病性低血糖，尿毒症，肝不全，電解質異常症（高・低ナトリウム血症，高・低カリウム血症など）などにより，脳組織へのグルコースや電解質の供給不足，体内毒素の蓄積によって生じる．

e. 中毒によるもの　薬物中毒，アルコール中毒，毒性ガス中毒などにより，体内毒素が過剰に蓄積して脳神経機能が障害されて生じる．

f. 精神疾患によるもの　うつ病などに代表される精神疾患により，認知に関わる脳内物質の分泌やレセプターとの授受が障害されて生じることがある（⇨ コラム**2**）．

g. 情動によるもの　強い情動（悲しみ，衝撃，怒り，喜びなど）が過剰なストレス刺激となり，大脳皮質全体あるいは脳幹の血流が瞬間的に遮断され，一過性の意識消失発作が生じることがある．

コラム2　アーム・ドロップ・テスト

ヒステリーによる意識障害かどうかを判断するときに行う．仰臥位の患者の上肢を他動的に患者の顔の前に持ち上げ，離したときに顔面を避けるようにして上肢が落ちた場合は，ヒステリーによる意識障害を疑う．

4・1・3 アセスメント

a. 問　診　応答が可能な場合は本人から，本人が応答できない場合は家族や目撃者から情報を得る．

1）現病歴（意識障害が発生した時期と経過）
2）既往歴
3）現在服用している薬剤
4）意識障害以外の自覚症状：くも膜下出血，小脳出血

4・1 意識障害 99

表 4・2 脳の障害部位別にみた意識レベル，瞳孔，バイタルサインの変化

脳の障害部位	JCS	対光反射†，瞳孔	呼吸パターン	血圧	姿勢
間脳	I～II	+ + ● ● ・対光反射あり（左右差なし） ・縮瞳傾向	チェーンストークス呼吸	軽度上昇	除皮質硬直 上肢は屈曲し，内転位となる　膝は伸展する 股関節は内転し内旋する　足関節は伸展位
中脳	II 30～ III 100	+ − ● ・ ・対光反射に左右差あり（アニソコリー，⇒ コラム❸）	中枢神経系過呼吸	上昇	除脳硬直 膝は伸展する 上肢は硬く回内伸展する　足関節は伸展位
橋	III 200～ III 300	・ ・ ・対光反射なし ・縮瞳 ・眼球が中央に固定	吸気時休止性呼吸群発性呼吸	著しく上昇	
延髄	III 300	− − ● ● ・対光反射なし ・散瞳	失調性呼吸停止	急激に低下	弛緩

† 対光反射あり: ＋，対光反射なし: −.

では，経験したことがないような激しい頭痛と嘔吐が先行する．

b. 身体所見の観察

1) バイタルサインの急激な変化（血圧上昇・低下，徐脈・頻脈，呼吸異常など，表 4・2）

2) 不随意運動，異常反射（けいれん，振戦など）

3) 眼球運動・対光反射異常（左右差，対光反射消失など）

4) 瞳孔，眼球運動の異常（縮瞳，共同偏視など）

5) 頭痛，悪心，嘔吐

6) 感覚異常（麻痺，しびれなど）

7) 顔貌（苦悶様顔貌，顔面蒼白など）

8) 四肢の冷感

9) 便・尿失禁

c. 意識障害の程度の判断　問診，フィジカルアセスメントの結果をもとに，意識障害の程度を判定する．臨床で用いられる代表的な判定方法は以下の2つ

コラム❸ アニソコリー（アニソコリア）
瞳孔の大きさが左右非対称な状態（瞳孔不同）．意識消失下のアニソコリーでは，脳ヘルニアによって中脳が圧迫され，動眼神経麻痺が生じている可能性が高く，緊急対応が必要である．

コラム❹ 3-3-9度方式
意識レベルを3つに大区分し，さらにそれぞれを3つに細区分し，合計9段階で表したもの．

表 4・3　日本昏睡尺度（JCS）

I　覚醒している（1桁の数字で表す）
　　1: 見当識は保たれているが，意識は清明
　　　ではない．
　　2: 見当識障害がある．
　　3: 自分の名前，生年月日が言えない．

II　刺激に反応して一時的に覚醒する
　　　（2桁の数字で表す）
　　10: 普通の呼びかけで容易に開眼する．
　　20: 大きな声または体をゆさぶることに
　　　より開眼する．
　　30: 痛み刺激を加えつつ呼びかけを繰返
　　　すと，かろうじて開眼する．

III　刺激しても覚醒しない
　　　（3桁の数字で表す）
　　100: 痛み刺激に対して，払いのけるよ
　　　　うな動作をする．
　　200: 痛み刺激で少し手足を動かしたり，
　　　　顔をしかめる．
　　300: 痛み刺激にまったく反応しない．

JCS: Japan coma scale

表 4・4　グラスゴー・コーマ・スケール（GCS）

観察項目	反　　応	点数
開眼機能 （E）	自発的に開眼する．	4
	呼びかけにより開眼する．	3
	痛み刺激により開眼する．	2
	まったく開眼しない．	1
言語反応 （V）	正常に応答する．	5
	会話が混乱する．	4
	発語が混乱する．	3
	理解不能な発声をする．	2
	発語しない．	1
運動反応 （M）	命令に従う．	6
	痛み刺激を払いのける．	5
	痛み刺激に手足をひっこめる．	4
	痛み刺激に手足を異常に屈曲させる．	3
	痛み刺激に四肢が伸展する．	2
	まったく動かない．	1

GCS: Glasgow coma scale
E: eye opening, V: verbal response
M: motor response

である．

① **日本昏睡尺度〔ジャパン・コーマ・スケール（JCS，表4・3），通称 3-3-9 度方式（⇨ コラム 4）〕**: 意識障害の程度を，痛み刺激や呼びかけに対する反応によって評価する方法で，意識障害が重度であるほど桁数が大きくなる．短時間で簡便に評価でき，間脳・中脳・延髄への侵襲の目安を判定しやすいため，緊急時に用いられることが多い．

② **グラスゴー・コーマ・スケール（GCS，表4・4）**: 意識障害の程度を，開眼機能，言語反応，運動反応の3側面について点数化し，全項目の総和によって評価する方法で，意識障害が重度であるほど点数が小さくなる．言語反応と運動反応については，繰返し観察したうえでの最良点を用いて評価する．

d. 臨床検査

1）血液検査
2）頭部 CT・MRI 検査
3）脳血管撮影検査
4）心電図検査
5）心臓超音波（心エコー）検査
6）胸部 X 線撮影，CT，MRI 検査
7）尿検査

4・1・4　治療と看護のポイント

a. 治　療

1）救命処置: まず，以下に示す "ABC" の安定化を最優先する．

　① **A（airway; 気道）**: 気道を確保し，酸素を投与する．昏睡あるいは嘔吐を伴う意識障害では，原則として気管内挿管を行う．

　② **B（breathing; 呼吸）**: 呼吸障害がみられる場合は，気管内挿管のうえ補助換気を行う．

　③ **C（circulation; 循環）**: 静脈路を確保し，ショック状態の場合には，急速輸液と昇圧薬の投与を開始する．

2）全身状態のモニタリング: 症状の変化を的確に把握するために，心電図，血圧，呼吸，脈拍，SpO_2（経皮的動脈血酸素飽和度）などを持続的にモニタリングする．

3）原因となる疾患に対する治療

b. 看　護

1) **体位の調整**：昏睡状態では**コーマ体位**（⇨ コラム5），**シムス体位**など，気道を確保しやすい体位にする．自力での体位調整が困難な場合は，褥瘡予防のため定期的に体位交換を行う．
2) **リハビリテーション**：急性期以降，意識障害のみられた期間に応じて，筋力回復訓練や，脳機能障害の後遺症に合わせた機能回復訓練を行う．
3) **家族への支援**：急性期の段階から，病状や治療方針の説明を十分に行い，家族の不安を緩和する．

コラム5　コーマ体位（回復体位）

側臥位にして下顎を前に出し，後方に倒れないように上側の膝を約90度曲げた体位をいう．意識障害のある場合はこの体位に整え，舌根沈下や嘔吐による窒息を防ぐ．

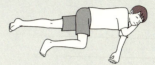

◆ **緊急対応を要する意識障害** ◆

意識障害は，初期対応によって生命予後が左右される症状であり，意識障害の程度を問わず，すべてのケースに迅速かつ適切な救急対応が必要である．

4・2　けいれん　convulsion

4・2・1　けいれんとは

けいれんとは，発作的に不随意に骨格筋が収縮する状態である．① 全身にけいれんが生じる**全身性けいれん**と，② 身体の一部にけいれんが生じる**局所性けいれん**がある．全身性けいれんの場合は，意識障害を伴うことが多い．全身性けいれんの代表例がてんかん発作によるもので，局所性けいれんとしては，眼瞼や顔の筋肉がピクピク動いたり，手足の筋肉がつる（こむらがえり）状態などがある．

4・2・2　発生の仕組みと原因

けいれんは，高位の運動中枢（大脳皮質運動野），脳幹・脊髄，運動ニューロン，骨格筋のいずれかの部位の障害で生じる．正常な骨格筋の随意運動は，神経細胞から発せられた電気信号が神経線維を伝導して骨格筋を収縮させることで行われる．何らかの原因により神経細胞に異常な電気的興奮が生じると，その神経が支配する筋肉に伝導して不随意な筋肉の収縮が起こり，けいれんとなる．

a. 全身性けいれん　全身性けいれんの原因は，① 脳の器質的病変によるもの，② 器質的病変のない脳の異常興奮によるもの（突発性てんかん），③ 全身性疾患に伴うもの，に分けられる（表4・5）．

脳の器質的病変によるものとしては，脳腫瘍や脳血管障害，髄膜炎などがある．これらの疾患が直接脳に障害を起こさせた結果，けいれんが生じる．

表 4・5　全身性けいれんの原因

機　序	原因疾患
脳の器質的病変によるもの	脳腫瘍，脳梗塞，脳出血，くも膜下出血，頭部外傷，脳炎，髄膜炎，アルツハイマー型認知症，多発性硬化症，先天奇形など
器質的病変のない脳の異常興奮によるもの（突発性てんかん）	突発性てんかん発作など
全身性疾患に伴うもの	熱性けいれん，破傷風，低カルシウム血症，テオフィリン中毒，肝性脳症，低血糖，尿毒症，熱中症，過換気症候群など

また，器質的病変のない脳の異常興奮によるけいれんの代表的なものとして突発性てんかん発作がある．原因は不明であり，検査上異常はみられない．**てんかん**とは，大脳神経細胞の過剰興奮による反復性の発作を起こす病態のことをさし，けいれんだけでなく，筋緊張の低下，突然の意識消失，感覚の異常など多くの症状を生じる．けいれんを伴わないてんかん発作もある．

ほかに，発熱（高熱：乳幼児の場合，体温が 38 ℃を超えるとけいれんを生じることがある），感染症，電解質異常，薬物などの全身性の疾患が原因で，二次的に脳に障害が起こり，けいれんが生じることもある．

b. 局所性けいれん　局所性けいれんを起こす疾患には，眼瞼けいれん，痙性斜頸，片側顔面けいれん，チックなどがある．局所の神経や脳の特定領域の障害などにより生じるが，原因がはっきりしない疾患もある．片側顔面けいれんは顔面神経の圧迫が原因であり，痙性斜頸は大脳の運動制御システムの機能障害が原因となる．

4・2・3　全身性けいれんのアセスメント

けいれんをひき起こす原因疾患を特定するために，アセスメントにあたっては，けいれんの症状や持続時間だけでなく，随伴症状の観察が重要となる．

全身性けいれんは筋肉の収縮パターンにより 2 つに分けられる（図 4・1）．
① **強直性けいれん**：筋肉の収縮が長く続き，筋肉がこわばった状態になる．四肢は伸展または屈曲したままの状態となる．
② **間代性けいれん**：筋肉の収縮と弛緩が交互に反復し，四肢は伸展と屈曲を繰返す．

a. 問　診　けいれん発作が治まってから受診するケースが多いので，発作時の様子を知る家族などにも経過を尋ねる．
1）けいれんの形態，持続時間
2）年　齢：一部のけいれんの原因疾患には好発年齢がある．熱性けいれんは，生後 6 カ月から 3 歳の乳幼児に好発し，小児のけいれんの原因としては最多である．上気道炎などの感染症による発熱に伴い，けいれん発作を起こす．特発性てんかん（脳の明らかな病変が認められない）は 3 歳以下で発病することが多い．

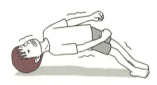

(a) 強直性けいれん

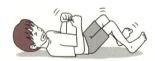

(b) 間代性けいれん

図 4・1　けいれんの種類　(a) 強直性けいれんでは四肢が伸展または屈曲した状態のままになる．(b) 間代性けいれんでは四肢の伸展と屈曲を繰返し，ガタガタと震わせる．

高齢者のけいれんでは，脳梗塞などの脳血管障害に伴う場合がある.

3）既往歴

4）家族歴

5）小児の場合，出産時の状況（出生体重，在胎週数など）や発達歴：周産期の異常により点頭てんかん（⇨コラム❻），低酸素脳症，脳性麻痺となり，けいれんが生じる. また点頭てんかんでは発達障害を伴う場合が多い.

b. 身体所見の観察

1）けいれん発作が目の前で起こっている場合には，けいれんの形式や持続時間

2）呼吸数，呼吸の深さ，心拍数，血圧などのバイタルサイン

3）発熱の有無：発熱を伴うけいれんには，髄膜炎や脳炎などの感染症が考えられる. てんかんは通常発熱を伴わない.

4）意識障害の有無

5）神経学的所見：脳血管障害によるけいれんでは，けいれんと同時に麻痺や失語などが生じることがある. 髄膜炎やくも膜下出血では，髄膜刺激症状が生じる.

c. 臨床検査

1）脳脊髄液検査

2）頭部 CT，MRI

3）脳波検査

4）血糖値（低血糖）

5）血液検査（電解質異常や肝機能異常）

4・2・4　局所性けいれんのアセスメント

a. 問診・身体所見の観察

1）けいれんの部位，形態，持続時間：片側顔面けいれんでは片側の目の周囲や頬がピクピクとけいれんし，眼瞼けいれんでは眼瞼がピクピクとけいれんする.

2）随伴症状：けいれん以外の症状の方が強い場合もあり，随伴症状のアセスメントは重要となる. 眼瞼けいれんでは，羞明，開眼しにくい，眼が乾くといった症状が生じる. 痙性斜頸では，頸部の側屈，屈曲，回旋などが生じる. 痛みやしびれを伴うことが多い.

3）生活習慣：痙性斜頸は過労やストレスが原因となる. こむらがえりは運動後や脱水がある場合に生じること

コラム❻　点頭てんかん（ウェスト症候群）

1 歳未満の乳児に発症する難治性のてんかん症候群. 繰返すてんかん性攣縮と脳波の所見（ヒプスアリスミアとよばれる：全症例にみられるわけではない）が特徴である. 突然，両上肢を振り上げ，ガクンと頭部を前屈してうなずいたり，体を折り曲げたりする発作が数秒続く. 意識は保たれている. 数秒から 10 数秒間隔で，発作を繰返す（20〜40 回）. 発作は，寝入りや寝起きに発生することが多い. 発達とともに取得した精神的および運動的技能ができなくなり（退行），発育の遅れなどが生じる可能性がある.

が多い.

b. 臨床検査　眼瞼けいれんや痙性斜頸は臨床症状で判断できることが多く，検査はあまり行われない．片側顔面けいれんは顔面神経が近接する血管や腫瘍に圧迫されることで生じるため，頭部CTを行う場合がある.

4・2・5　治療と看護のポイント

a. 全身性けいれん　全身性けいれんに対する対応は，目の前でけいれんしている場合とそうでない場合で分けて考える.

1）目の前でけいれんを起こしている場合の対応

　けいれん発作は通常は数分から10分以内で収まることが多い．まず**安全を確保**することが優先される．意識障害を伴う場合が多いため，周囲にある物による外傷や転落に注意する．嘔吐物で窒息しないように，顔を横に向け，**気道を確保**する．発作中に舌を噛まないように口に指やタオルなどを入れることはしない．また，救急蘇生（気道，呼吸，循環の確保など）の必要があれば直ちに行う．全身の筋収縮により酸素消費量が増加し，呼吸筋もけいれんするため，低酸素状態に陥りやすく，呼吸管理は特に重要である．発作時の治療としては，**抗けいれん剤**の静脈注射が行われる.

2）けいれんを起こしていない場合の対応

　けいれんの原因疾患の治療への援助と長期的管理やけいれん発作予防のための援助が中心となる．けいれん発作の恐れのある患者には，予防的に日ごろから**抗けいれん剤**や**抗てんかん剤**の内服が必要となる場合が多いため，服薬に関する説明・指導が必要である．また，けいれん発作を防ぐ生活習慣（てんかんでは睡眠不足やストレスを避けるなど）や，発作が起きたときの対応についての指導を行う．てんかんは小児で発症することが多いので，家庭や学校と協力して学校生活が送れるよう支援する.

b. 局所性けいれん　局所性けいれんでは，緊急の対応が必要となるケースはまれである．症状を緩和するために，眼瞼けいれんや片側顔面けいれん，痙性斜頸では，**ボツリヌス毒素**の局所注射を行う．局所性けいれんをひき起こす疾患は重症化することは少ないが，根治的な治療が難しいことが多い．痛みなどのQOLを低下させる症状を伴うため，精神的なケアも必要となる.

4・3 発熱 fever

4・3・1 発熱とは
発熱とは，体温が37.5℃以上に上昇した状態をいう．

4・3・2 発熱の仕組みと原因
a. 発熱の仕組み ヒトの身体にはホメオスタシス（恒常性）の維持機能が備わっており，視床下部の体温調節中枢（**温熱中枢**と**寒冷中枢**）の機能により，常に一定の体温が維持されている．発熱は，体温調節中枢の機能に変調が起こり，熱の生産と放散のバランスが乱れ，平常値よりも体温が上昇する現象をいう．発熱物質によって寒冷中枢が刺激されて起こる．熱中症のように熱放散が妨げられた場合も発熱する．

発熱の仕組みを図4・2に示す．

細菌，ウイルスなどの攻撃を受けると免疫活性食細胞（白血球，マクロファージなど）が働き，**発熱性サイトカイン**〔インターロイキン1 (IL-1)，腫瘍壊死因子，インターフェロンなどのサイトカイン（内因性発熱物質）〕が産生される．サイトカインを通して，視床下部の体温調節中枢に情報が伝えられ，視床下部からの体温上昇のシグナルにより，血管の平滑筋が収縮することで，体表面の血流が減少し，体表面からの**熱放散が抑制**される．一方，発熱シグナルによる運動神経（遠心性神経）の活性化により**熱産生が促進**される．熱放散の抑制と，熱産生の促進により，体温上昇，発熱状態となる．

体温は，
① **年齢差**（子どもの体温は高く，高齢者の体温は低い． ⇨ コラム7）
② **個人差**
③ **日内変動**（午前2～6時ごろが最低で，午後5～8時ごろが最も高い．）
④ **生活状況による変動**（運動，食事により体温は上昇）の影響を受ける．女性の場合は，月経周期などによって異なる．

b. 発熱の原因となる疾患
1) 体温調節中枢の障害: 脳腫瘍，脳出血，頭部外傷など
2) サイトカインによる体温調節中枢の刺激: 細菌，ウイルス，寄生虫などの感染，外傷，腫瘍，膠原病など

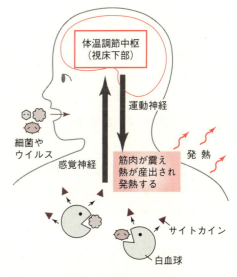

図4・2 発熱の仕組み

コラム7 高齢者の発熱

成人の平均体温は36.6～37.2℃とされているが，高齢者では，基礎代謝量が低い（70歳以上 1020 kcal，18～29歳 1110 kcal）ために体温が36℃を下回っている人が多い．高齢者の37℃台の発熱は若年者の38℃の発熱に匹敵し，高齢者の多くは倦怠感を訴える．若年者と同様の対応では問題が起こることがあるので注意が必要である．

3) 高温環境による熱放散の障害: 熱中症など
4) 熱産生の増大: バセドウ病など
5) 薬剤熱: 抗菌剤や抗けいれん剤などを使用している患者の場合，薬剤熱により発熱を呈することがある．原因となっている薬剤の中止により，解熱する．

4・3・3 アセスメント
a. 体温測定（§2・3・1 参照）
1) 体温の測定部位: 腋窩，口腔，直腸，耳腔で測定する．測定部位によって，所要時間は異なる．
2) 発熱の判断基準: 測定部位によって異なり，
　　　直腸温＞口腔温＞耳腔温＞腋窩温
の順に高い．
　体温は個人差があるので，平常時の体温（平熱）と比較して"発熱"状態であるかどうかを判断する．日本人の平均体温（平熱）は 36.5～37.5℃ とされている．発熱の判断基準を表 4・6 に示す．
　高齢者は筋肉量も少なく，平熱は低めで熱が出にくくなる．
3) 熱型と疾病: 熱型を図 4・3～図 4・6 に示す．
① 稽留熱（図 4・3）: "日内変動が 1℃ 以内の高熱が持続する熱型"で，朝から晩まで 1 日中ずっと発熱が続いている状態である．原因疾患として，肺炎，化膿性髄膜炎などが疑われる．
② 弛張熱（図 4・4）: "日内変動が 1℃ 以上あるが，最も低いときでも平熱にはならない熱型"で最低でも 37℃ 以下にはならず，常に発熱している状態である．敗血症，化膿性疾患，悪性腫瘍，ウイルス感染症などが疑われる．
③ 間欠熱（図 4・5）: "日内変動が 1℃ 以上あるが，低いときには平熱になる熱型"で，高熱と平熱が一定期間をおいて交互に現れる．マラリア，胆道感染症などが原因疾患として疑われる．
④ 波状熱（図 4・6）: "有熱期と無熱期を不規則に繰返す熱型"で，熱のある時期と熱のない時期が不規則に，数カ月にわたって交互に繰返される（長期間にわたるのが間欠熱と異なる）．原因疾患としては，ホジキン病などがある．

b. 問 診
1) 体温上昇の始まった時期

表 4・6 発熱の判断基準（腋窩温）

区　分	基　準　値
微　熱	< 37.4℃
中程度の発熱	37.5～38.4℃
高　熱	38.5℃ <

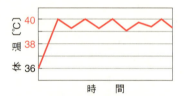

図 4・3 稽留熱

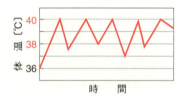

図 4・4 弛張熱

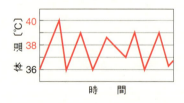

図 4・5 間欠熱

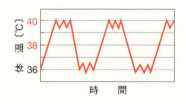

図 4・6 波状熱

2）高温か微熱か：微熱が継続した場合は，肺結核，結核性胸膜炎，心内膜炎，慢性扁桃腺炎，慢性中耳炎，慢性腎盂腎炎，慢性虫垂炎などが疑われる.

3）体温上昇が急激に生じたもの（急性）か，徐々に生じたもの（慢性）か：急激な発熱は，感染症，急性胆嚢炎，急性膵炎，急性肝炎，胆石症，急性虫垂炎，腎盂腎炎，急性気管支炎などが疑われる.

4）発熱の持続期間

c. 身体所見の観察　体温が1℃上昇するごとに脈拍は8〜10回/分増加するため，頻脈や頻呼吸の状態を呈する（⇨ **コラム8**）.

d. 臨床検査　採血，尿検査，血液培養，尿培養，胸部X線，喀痰培養（咳嗽・咽頭痛など呼吸器症状がある場合）などの検査の結果により，発熱の原因を判断し，原因に対応した処置が行われる.

4・3・4　治療と看護のポイント

a. 治療

1）解熱剤の服用：発熱は，生体防御機能のひとつで，体内に侵入した細菌類の増殖最適温度域よりも体温を上げ，それらの増殖を抑える作用，温度上昇による免疫系の活性化を促す生理学的作用であると考えられている. したがって，むやみに解熱剤を使用することは，生体の感染防御機能を弱めることにつながるので，発熱が軽度な場合は，解熱剤などの投与は必要とされない.

2）感染対策：インフルエンザウイルス，ノロウイルス，MRSA（メチシリン耐性黄色ブドウ球菌）感染など飛沫感染，接触感染が疑われる場合には，感染対策室などと連携をとり感染対策が必要である.

b. 看護　発熱には，**上昇期，極期，解熱期**の三つの過程があり，それぞれの時期に合わせた適切な看護を提供していく必要がある.

1）上昇期の看護：体温を上げるために身体がぶるぶると震え，鳥肌が立つような時期で，悪寒，倦怠感，頭痛・頭重感，関節痛，四肢の冷感（末梢血管の収縮）などの症状が出現する. 温かい毛布を提供したり，**温罨法**（⇨ **コラム9**）により体を温める.

2）極期の看護：体温が上がりきった時期で，身体の震え，悪寒などの症状は落ち着き，逆に暑さを感じるよ

コラム8　全身性炎症反応症候群
　次の ①〜⑤ のすべてを満たす場合，**全身性炎症反応症候群**という.
① 体　温：38℃以上，または36℃未満
② 心拍数：90/分以上
③ 呼吸数：20/分 以 上，ま た は $PaCO_2$ 32 mmHg 以下
④ 白血球数：12000/μL 以 上，ま た は 4000/μL 以下
⑤ 幼若球の出現：10 % 以上
　心拍数が収縮期血圧を超えるときを**バイタルの逆転**といい，ショック（末梢循環不全状態）が疑われる.

MRSA: methicillin-resistant *Staphylococcus aureus*（メチシリン耐性黄色ブドウ球菌）

コラム9　温 罨 法
　罨法とは，痛みがあったり，炎症で腫れている部分に対して，体温よりも温度が高い，または，低い物体を貼布することにより，症状を改善しようとする方法である.
　温罨法は，40〜45℃くらいにしたタオルを患部に当てることにより，筋肉の緊張やこわばりを和らげるとともに，血管などの拡張を促して，局所への血液・リンパ液の循環を促進し，細胞の新陳代謝を促す効果がある. さらに，痛みの緩和や排便（腸の蠕動作用を促す）の促進，鎮静・リラクゼーションなどの効果があるといわれている.

コラム⑩ 冷罨法

冷罨法は，氷枕や冷やしたタオルなどを体表面に当てることにより，解熱作用のほか，血管の収縮，血液やリンパ液の循環の抑制，組織の代謝の低下，炎症の抑制などの効果がある．

なお，解熱する場合には，頸動脈，腋窩動脈，大腿動脈などが体表面に近いところにある表在動脈を冷却すると効果的である．

◆ 緊急対応を要する発熱 ◆

42℃以上の高熱が継続すると体内のタンパク質に変性が起こり，脳障害などを起こすリスクが高まる．

表 4・7 頭痛の分類[a]

第1部: 一次性頭痛
1. 片頭痛
2. 緊張性頭痛（TTH）
3. その他の三叉神経・自律神経性頭痛
4. その他の一次性頭痛疾患

第2部: 二次性頭痛
5. 頭頸部外傷・傷害による頭痛
6. 頭頸部血管障害による頭痛
7. 非血管性頭蓋内疾患による頭痛
8. 物質またはその離脱による頭痛
9. 感染症による頭痛
10. ホメオスタシス障害による頭痛
11. 頭蓋骨，頸，眼，耳，鼻，副鼻腔，歯，口あるいはその他の顔面・頸部の構成組織の障害による頭痛あるいは顔面痛
12. 精神疾患による頭痛

第3部: 有痛性脳神経ニューロパチー，他の顔面痛およびその他の頭痛
13. 有痛性脳神経ニューロパチーおよび他の顔面痛
14. その他の頭痛

a）国際頭痛分類 第3版 beta 版（ICHD-3β 日本語版，2013）より．

ICHD: International Classification of Headache Disorders（国際頭痛分類）

うになる．高熱のため顔は真っ赤になり（**顔面紅潮**），手足も熱をもち熱くなる．**食欲不振**や**倦怠感**の症状も増大する．

布団などをかけすぎないようにし，風通しの良い服装にする．氷枕や冷却ジェル枕（アイスノン® など）などで，腋窩動脈部（脇の下），大腿動脈部（鼠径部）などの体表近くを走っている太い動脈を冷やす**冷罨法**（⇨ **コラム⑩**）を行う．

食欲低下に伴う脱水のリスクがあるので，**飲水の摂取**を促す．

3）解熱期の看護: 熱を放出するために大量の汗をかき熱が下がっていく（解熱）時期である．薄着にして，**熱の放散を促す**．

大量の発汗により汗疹ができることもあるので，汗をかきやすい部分の清拭を行い，着替えをさせる．解熱期に積極的なクーリングは必要はないが，患者の"気持ちいいから"などの理由により，氷枕や冷却ジェル枕を提供するようにする．**脱水予防**に努める．

4・4 頭 痛 headache

4・4・1 頭痛とは

頭痛とは，頭部，顔面，後頸部に知覚した痛みの総称である．咽頭痛，頸部痛は頭痛には含めずに別に扱われている．

4・4・2 発生の仕組みと原因

a. 頭痛の発生の仕組みと原因　頭蓋骨内側においては脳を取囲む硬膜，血管，脳神経，頸神経が，頭蓋骨外側においては頭皮，筋肉，血管，神経などが刺激されて起こる．痛み刺激は，主として三叉神経・舌咽神経・迷走神経・動脈周囲の交感神経叢，第1～3頸神経を経て大脳皮質に伝達され，頭痛として知覚される．頭痛の多くは深部痛で放散痛を伴うため，かなり広い範囲に疼痛が感じられる．

現在，頭痛の分類は，国際頭痛学会により2013年に改訂されたICHD-3β（国際頭痛分類 第3版 beta 版）に基づき行われる（**表4・7**）．

b. 考えられる疾患　頭痛の発生時期，持続時間

表 4・8 頭痛を生じるおもな疾患[a]

分　類	おもな疾患など	
急性頭痛 （数分から数時間で急激に発症する）	くも膜下出血，脳出血，脳動脈解離，脳静脈洞血栓症，高血圧性脳症，急性髄膜炎，髄膜脳炎，急性緑内障，頭部外傷，発熱を伴う感染症，急性副鼻腔炎，一酸化炭素中毒，高二酸化炭素血症，低脳圧症候群	
亜急性頭痛 （数日から数週にわたって頭痛が進行性に増強する）	脳腫瘍，慢性硬膜下血腫，良性頭蓋内圧亢進，結核性髄膜炎，側頭動脈炎	
慢性頭痛 （数カ月から数年にわたって持続する）	発作性反復性頭痛	片頭痛，群発頭痛，三叉神経痛，てんかん，脳動静脈奇形，褐色細胞腫
	持続性頭痛	緊張型頭痛，連合性頭痛，心因性頭痛，心気性頭痛，抑うつ性頭痛，頸椎症，慢性緑内障，慢性副鼻腔炎，髄膜腫

a) 北川泰久，"診察診断学"，高久文麿 監修，橋本真也・福井次矢 編，p.258，医学書院（2000）より一部改変.

などに着目して，**急性頭痛，亜急性頭痛，慢性頭痛**に分けられる．それぞれの頭痛を発症するおもな疾患を表4・8に示す．

4・4・3 アセスメント

　情報収集のポイントは，緊急度や重症度の高い二次性頭痛を念頭に置き，患者の訴える頭痛の原因や疾患の鑑別に必要な情報を収集することである．また，急性期では，生命の危険に直結する頭蓋内圧亢進症状の出現と脳ヘルニアへの進行を予測したアセスメントが特に重要である（⇨コラム⑪）．

a. 問　診

1）痛みの自覚症状
　① 発生部位: 全体か一部か，体表面か深部か，左右差があるか.
　② 痛みの性質: 拍動性，圧迫性，絞扼性（こうやくせい），被帽性（圧迫されるような帽子をかぶっているような痛み），刺痛性，灼熱性，電撃性，激烈な痛みなど
　③ 痛みの程度: 今までに経験したことがないような激しい痛みか，日常生活や仕事に支障をきたす痛みか．疼痛評価スケール〔VAS，NRS，フェイススケール（Wong-Baker face scale）など，図4・7〕による程度はどうか.
　④ 発生形態: 突然・急速な発生（急性）か，緩徐な発生（慢性）か.
　⑤ 持続時間: 秒単位か，分単位か，時間単位か．毎日か，週・月に何日か．一時的か，間欠的か，持続

コラム⑪ 頭蓋内圧亢進症状と脳ヘルニア

　頭蓋骨内には，① 脳，② 血液，③ 髄液が存在し，これらによって生じる圧（**頭蓋内圧**）は，通常6～12 mmHgに維持されている．しかし，①～③のいずれかの体積が増大すると，頭蓋内圧が亢進する．頭蓋内圧が20 mmHgを超えると，**頭蓋内圧亢進の三徴**といわれる**頭痛，嘔吐，うっ血乳頭**（眼底の視神経乳頭に浮腫が起こり腫大隆起した状態）が出現する．頭痛は，頭蓋内圧亢進により硬膜や脳血管に存在する痛覚受容器が牽引・圧迫されることにより生じる．嘔吐は延髄の嘔吐中枢への刺激伝達により，悪心を伴わず突然に起こるのが特徴である．うっ血乳頭は，網膜中心静脈が圧迫されて起こる.

　さらに頭蓋内圧が亢進すると，脳が本来の位置から押し出され，周囲の脳を圧迫する．これを**脳ヘルニア**とよぶ．脳ヘルニアにはいくつかの種類があるが，脳幹が傷害を受けると，血圧低下，呼吸停止，対光反射の消失，両側瞳孔散大をひき起こし，死亡に至る.

VAS: visual analogue scale（視覚的評価スケール）
NRS: nonverbal rating scale（数値評価スケール）

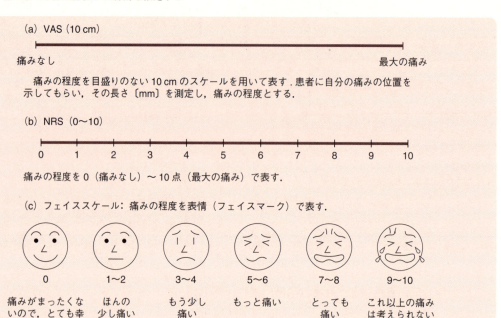

図 4・7 代表的な疼痛評価スケール

的か，周期的か．
⑥ 随伴症状の有無: 肩こり，頭部痛，悪心，嘔吐，発熱，眩暈（めまい），立ちくらみ，閃輝暗点（めまいに次いで視野の一部に閃光性の暗点が生じ，しだいに広がる），流涙，眼球結膜充血，鼻閉，視力低下，不眠，不安，イライラ，集中力・意欲の低下など
⑦ 薬剤の内服状況: 処方薬や市販薬を服薬しているか，その効果はどうか．
⑧ 頭痛に対する患者の反応: 頭痛やそれによる心理・社会的影響に対する患者の受け止め・解釈

2) 生活歴・職業歴・家族歴
① 誘発・増悪因子の有無: 精神的ストレスと対処法，同一体位での作業，特定の飲食物（アルコール，チョコレート，チーズ，アイスクリームなど）の摂取，睡眠リズムの変調，月経，叩打による誘発など
② 職業歴: 有機溶剤などを吸入する可能性の高い環境下での仕事など
③ 家族歴: 家族に同様の症状の人はいるか．

3) 既往歴: 眼・鼻・耳・歯の疾患，頭部外傷，高血圧症，むち打ち症，糖尿病，脳梗塞，くも膜下出血（⇨

コラム12　くも膜下出血と頭痛

　脳は，外側から硬膜，くも膜，軟膜の3枚の膜で覆われている．くも膜の下には脳脊髄液があり，この部分への出血が**くも膜下出血**（§5・9参照）である．原因の多くは脳動脈瘤の破裂であり，頭全体，時に前頭部や後頭部に突然に激しい頭痛，悪心，嘔吐，項部硬直（後頸部が固くなる）などの髄膜刺激症状が出現する．くも膜下出血による頭痛は，ある瞬間に突然に起こり，これまでに経験したことがない激痛が継続することが特徴である．しかし，なかには軽い頭痛が前駆症状として起こり，時間を置いてから強い頭痛が起こることもある．

コラム12），脳腫瘍，手術などの治療歴

b. 身体所見の観察
1) バイタルサイン：体温・脈拍・呼吸・血圧の測定，意識レベルの判断
2) 眼底検査：うっ血乳頭の有無（頭蓋内圧亢進を示す．）
3) 局所神経徴候：バレー徴候（⇨コラム13），四肢の麻痺・感覚障害の有無
4) 髄膜刺激徴候：項部硬直の有無，ケルニッヒ徴候（⇨コラム14），頸部前屈試験，ブルジンスキー徴候（⇨コラム15）

c. 臨床検査
1) 画像所見：X 線検査（頭蓋・頸椎 X-p，頭部 CT），頭部 MRI（磁気共鳴画像診断），頭部 MRA（磁気共鳴血管造影），脳血管撮影
2) 脳波
3) 脳脊髄液検査（腰椎穿刺）
4) 血液生化学検査
5) 関連する診療科（眼科，耳鼻咽喉科，歯科・口腔外科，整形外科，精神科など）の診察

4・4・4 治療と看護のポイント
a. 治療
1) 二次性頭痛：原因疾患の治療を行う．
2) 薬物療法：頭痛には対症的に鎮痛剤を使用する．片頭痛には，NSAIDs（エヌセイズという．非ステロイド性抗炎症剤），抗不安剤，筋弛緩剤，抗うつ剤などが使用される．

b. 看護
1) 二次性頭痛が疑われる患者への対応
① バイタルサインや症状のモニタリング
・患者の意識レベルやバイタルサインおよび神経徴候を観察する．
・異常時や急変時は速やかに医師に報告し，緊急の内科的治療や外科的治療に備える．
② 患者の苦痛や症状の緩和
・安静が保持できるような体位を工夫する．
・室温や照明，騒音など環境を調整する．
・心理的安定に向けた支援を行う．
2) 一次性頭痛が疑われる患者への対応

コラム13 バレー徴候

上肢や下肢に軽度の運動麻痺がある場合に現れる徴候である．上肢では，手掌を上にして肘を伸ばしたまま前方に水平に挙上し閉眼すると，麻痺側上肢（灰色）は回内してしだいに下降する．下肢では，腹臥位で膝関節を 45 度または 90 度屈曲した状態にすると，麻痺側の下肢（灰色）はしだいに下降する．脳梗塞や脳出血などで上位運動ニューロンに障害（錐体路障害）が生じると，**バレー徴候は陽性となる．**

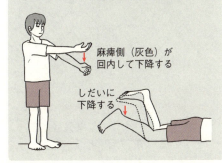

麻痺側（灰色）が回内して下降する
しだいに下降する

コラム14 ケルニッヒ徴候

髄膜が刺激されたときに現れる症状のひとつである．仰臥位で一側の股関節および膝関節を直角に曲げた位置から膝関節を他動的に伸展させる．正常では，膝関節は 135 度以上に伸展できるが，髄膜炎やくも膜下出血による髄膜刺激症状がある場合は，下肢の伸展に抵抗があり 135 度以上に伸展できない．これは，大腿屈筋が攣縮するために起こる現象で通常は両側性である．頭痛や苦悶様表情を伴うこともある．

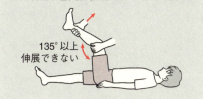

135°以上伸展できない

NSAIDs: non-steroidal anti-inflammatory drugs（非ステロイド性抗炎症剤）

コラム⑮ ブルジンスキー徴候

項髄膜が刺激されたときに現れる症状のひとつである．仰臥位の状態で，体幹が挙上しないように後頭部を支えて頭部を前屈させると，伸展していた両下肢の股関節と膝関節が屈曲し立ち膝となる．これを**ブルジンスキー徴候**陽性という．髄膜炎で認められる．頭蓋内圧亢進状態でも出現する．

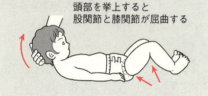
頭部を挙上すると股関節と膝関節が屈曲する

◆ **緊急対応を要する頭痛** ◆
① 突然発症し，今までに経験したことがない頭痛（くも膜下出血など）
② 頭部外傷による頭痛
③ 感染による頭痛（髄膜炎など）
④ 意識障害や局所神経徴候を伴う頭痛（脳血管障害など）
⑤ 早朝に起こり，しだいに悪化していく頭痛（脳腫瘍など）
⑥ 5 歳未満または 50 歳以降の発症

① "頭痛のコントロール方法" に向けた支援
・頭痛の誘発・増強因子となる生活習慣や環境を患者とともに見直す．
・患者自身が自分に合った "頭痛のコントロール方法" を見出せるように話し合う．
・患者が頭痛予防行動や応急処置がとれるように支援する．
② 薬物療法に対する援助
・指示どおりの服薬（タイミング，量）が継続できているか，効果はどうかを確認する．
・服薬を継続できるために必要な支援を行う．

4・5 胸　痛　chest ache

4・5・1 胸痛とは

胸痛とは，胸部に感じる痛みの総称である．胸痛には，圧迫感・絞扼感・不快感・灼熱感などを伴う痛みや，鋭い痛み，うずくような痛みなどがあり，程度も軽度なものから激痛までさまざまである．

4・5・2 発生の仕組みと原因

a. 発生の仕組みと原因　　胸痛の発生は，おもに，心臓，胸部大血管，肺，食道などの胸腔内臓器・組織や，肋骨，肋間神経，筋肉，皮膚などの胸郭を構成する組織に由来する．その発生源から**内臓痛**と**体性痛**に分けられる．

内臓痛は，おもに心臓，大動脈，気管・気管支，食道などの胸腔内臓器・組織の虚血や炎症による刺激，けいれんや伸展・拡張などの機械的刺激が原因となる．内臓痛の発生は，これらの刺激が自律神経（交感神経および副交感神経）中の内臓知覚神経を介して中枢神経系に伝えられることにより起こる．広範でズキズキとした苦しい痛みが多く，痛みの部位は限局しない．また，しばしば刺激の原因臓器から離れた部位に**放散痛**（**関連痛**）が起こる（図 4・8）．たとえば，心臓の病変（狭心症や心筋梗塞）に伴う胸痛では胸部の絞扼感とともに左肩や左上肢内側，頸部，下顎などにも痛みを感じることがある．

体性痛は，胸郭を構成する皮膚，筋肉，骨，神経などに分布する体性知覚神経に由来する痛みである．体表面

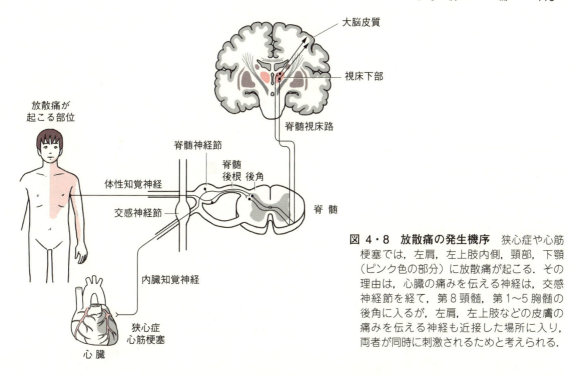

図4・8 放散痛の発生機序 狭心症や心筋梗塞では，左肩，左上肢内側，頸部，下顎（ピンク色の部分）に放散痛が起こる．その理由は，心臓の痛みを伝える神経は，交感神経節を経て，第8頸髄，第1〜5胸髄の後角に入るが，左肩，左上肢などの皮膚の痛みを伝える神経も近接した場所に入り，両者が同時に刺激されるためと考えられる．

表4・9 胸痛を生じるおもな疾患

分類	胸痛を生じるおもな疾患
循環器系疾患	急性心筋梗塞，不安定狭心症，労作性狭心症，大動脈解離，大動脈切迫破裂，心筋心膜炎，肺血栓塞栓症，肺高血圧症，大動脈弁狭窄症，僧帽弁逸脱症，肥大型心筋症，頻脈性不整脈など
呼吸器系疾患	気管支炎，肺炎，胸膜炎，自然気胸，縦隔炎，縦隔気腫，肺悪性腫瘍など
消化器系疾患	食道破裂，逆流性食道炎，食道けいれん，胃・十二指腸潰瘍，胆石症，急性胆嚢炎，急性胆管炎，急性膵炎，肝腫大など
筋骨格系疾患	頸部椎間板疾患，肩関節周囲炎，肋骨骨折，肋軟骨炎，脊椎炎，転移性骨腫瘍，頸椎腫瘍など
その他	帯状疱疹，心臓神経症など

の鋭い痛みとして感じる場合が多く，痛みは限局しており，痛い部位を指で示すことができる．

b. 考えられる疾患 胸痛を生じる疾患を表4・9に示す．急性心筋梗塞や大動脈解離など，生命の危機をもたらす緊急性の高い疾患があることに注目する必要がある．

4・5・3 アセスメント

情報収集のポイントは，胸痛を伴う緊急性の高い疾患を念頭に置き，胸痛の部位，性質，発生形態，持続時間などの胸痛の特徴に関する問診を実施すると同時に，バイタルサインの変動，意識障害の有無，随伴症状の有無

などの情報を視診・触診・聴診により正確に収集することである．

a. 問　診
1) 痛みの自覚症状
　① 発生部位：広範囲か，限局性か．どの部位か〔前胸部（右側・左側・中央），胸骨下，側胸部，心窩部〕．表在痛（皮膚・筋肉）か，深部痛（内臓痛）か（⇨ コラム16）．
　② 痛みの性質・程度：激痛，鈍痛，絞扼感，圧迫感，灼熱感，刺すような痛み，鋭い痛み，うずくような痛み，無痛性．疼痛スケールによる程度はどうか（p.110，図4・7参照）．
　③ 発生形態：突然・急速な発生（急性）か．緩徐な発生（慢性）か．安静時の発生か，活動（運動・歩行）時の発生か．呼吸・咳嗽との関係はあるか．体位との関係はあるか．
　④ 発生時刻：夜間から早朝，通勤時，日中，空腹時，食後のいずれか．
　⑤ 持続時間：秒単位か，分単位か，時間単位か．毎日か，週・月に何日か．一時的か，間欠的か，持続的か，周期的か．
　⑥ 随伴症状の有無：呼吸器症状（咳嗽，喀痰，血痰，喘鳴，呼吸困難），消化器症状（悪心，嘔吐，胸やけ，下痢，腹痛），循環器症状（動悸，不整脈），ショック症状（冷汗，四肢冷感），発熱，皮疹，精神症状（恐怖，不安，抑うつ）など
　⑦ 薬剤の効果：処方薬や市販薬を服薬しているか，その効果はどうか．硝酸剤（ニトログリセリン）により治まるか．制酸剤で治まるか．
　⑧ 胸痛に対する患者の反応：胸痛やそれによる心理社会的影響に対する受け止め・解釈
2) 生活歴・家族歴
　① 生活歴：食事摂取状況・食習慣，睡眠状況，運動習慣，ストレスの有無と対処法
　② 嗜好：飲酒，喫煙歴
　③ 家族歴：家族の疾患（心疾患，脳梗塞，高血圧，糖尿病，突然死など）
3) 既往歴：心疾患（先天性・後天性），高血圧，高脂血症，糖尿病，慢性呼吸器系疾患，胆石症，膵炎など

コラム⑯　肋間神経痛

　肋間神経痛とは，肋間神経の支配領域に出現する疼痛をいう．肋間神経痛は，通常片側の肋骨の走行に沿って帯状に走り，激しい痛みを呈することが特徴である．疼痛の場所が胸部であり，激しい痛みを感じることから，患者は命に関わる重大な病気ではないかと不安をもつことが多い．鑑別を要する代表的な疾患には，狭心症がある．狭心症では胸の中央が締めつけられるような痛みを訴える．胸痛の持続時間は通常10分以内であり，心電図検査で診断ができる．
　肋間神経痛の原因は，肋間神経が圧迫されて起こる場合（腫瘍，椎間板ヘルニア，脱臼など），脊椎の疾患による場合（側弯症，変形性脊椎症など），帯状疱疹ウイルスの感染の後遺症による場合，ストレスなどの心理的な要因が原因となる場合などがある．

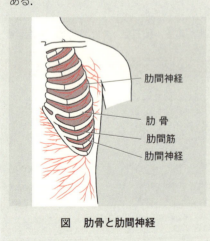

図　肋骨と肋間神経

4) 薬物の服用歴，手術歴など

b. 身体所見の観察

1) バイタルサイン: 低血圧・高血圧・脈圧狭小，ショック状態，不整脈・頻脈・徐脈・左右差，頻呼吸，発熱，意識レベル
2) 表情・姿勢: 胸痛時の顔貌・表情・姿勢，精神状態（言動・表情）
3) 皮　膚: 冷汗・四肢冷感・チアノーゼ（末梢循環不全），皮疹の有無，黄疸の有無
4) 頭部・頸部: 頸静脈の怒張の有無と拍動（右心負荷），リンパ節腫脹の有無
5) 胸　部: 心音，呼吸音（左右差・雑音など），皮下気腫・外傷の有無
6) 腹　部: 圧痛・腫瘤の有無，腸蠕動音
7) 四　肢: 下腿の浮腫の有無

c. 臨床検査

1) 心 電 図: ST 上昇，ST 下降，QRS 幅の増大，非特異的 ST-T の異常など
2) 血液検査: 一般血液検査，血液生化学検査，動脈血ガス分析，酸素飽和度
3) 画像所見: 超音波検査（心エコー・腹部エコー），X線検査（胸部・腹部 X-p，胸部 CT），MRI，心臓血管造影，冠動脈造影

4・5・4　治療と看護のポイント

a. 治　療　　ショック症状を呈している場合は通常の救命救急処置に準じて，気道の確保，呼吸安定，循環状態の確保（点滴ルートの確保）が行われ，続いて原因疾患の治療が実施される.
1) 救命処置
2) 酸素療法
3) 安静療法
4) 薬物療法
5) 手術療法: 冠動脈血行再建術
6) 原疾患の治療

b. 看　護

1) 安静・安楽の確保
　① バイタルサインの変動を最小に抑えるために安静を促す. 必要に応じ，日常生活活動を援助する.
　② 安楽な体位を整える.

116　第4章　患者の症状から病気を推定する

◆ 緊急対応を要する胸痛 ◆

① 循環器系・呼吸器系疾患（特に急性心筋梗塞，大動脈解離，肺血栓塞栓症，自然気胸など）で，冷感や顔面蒼白，悪心，嘔吐などのショック状態を表す症状や意識障害を伴う場合

② 循環器系疾患特有の症状以外の症状として，発熱，黄疸，腹痛，背部痛などの胆道系や膵臓の炎症徴候を認めた場合（急性胆嚢炎，急性胆管炎，急性膵炎など）

2）バイタルサインや症状のモニタリング

① 心電図モニター，パルスオキシメーターを装着し，持続的にバイタルサインや症状の観察を行う．

② 異常時や急変時は速やかに医師に報告し，緊急の内科的治療や外科的治療に備える．

3）患者・家族の死への恐怖や不安の緩和

① 温かみが感じられる態度で訴えを傾聴する．

② 状況を見ながら，わかりやすく適切な言葉で，現在や今後の状況を説明する．

4・6 腹　痛　stomachache

4・6・1 腹痛とは

　腹痛とは，心窩部から恥骨上部までの腹部全体あるいは腹部の一部分に限局した痛みをいう．消化器疾患だけでなく，全身性疾患から精神的なものに至るまで，さまざまな原因により生じる．

4・6・2 発生の仕組みと原因

　a. 腹痛の発生の仕組みと原因　　腹痛は，① **内臓痛**，② **体性痛**，③ **関連痛**の三つに分類される（表4・10，図4・9）．

　内臓痛とは，消化管や膀胱などの腹腔の臓器・組織（内

表 4・10　内臓痛と体性痛の特徴

	内　臓　痛	体　性　痛
原　因	管腔臓器のけいれんや拡張 実質臓器の牽引や腫脹	壁側腹膜・腸間膜・横隔膜の炎症 機械的刺激・化学的刺激
求心路	交感神経	脳脊髄神経
性　状	鈍痛，疝痛（差し込むような痛み）	突き刺すような鋭い痛み
部　位	腹部の中心線上，対称性 局在性に乏しい．	非対称性 限局性
持続時間	間欠的，周期的	持続的
放散痛	伴うことあり．	な　し
体動の影響	軽減することが多い．	増悪することが多い．前屈して動けない．
随伴症状	自律神経症状（悪心，嘔吐，顔面蒼白，発汗，頻脈など）	腹膜刺激症状を呈することが多い．
薬剤の有効性	鎮痛剤が有効	鎮痛剤が有効
手術の適用	禁忌のことが多い．	緊急手術の適応となることが多い．

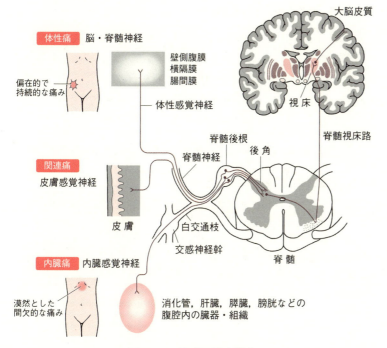

図 4・9 腹痛の発生機序

臓）から発生する腹痛のことであり，これらの臓器の，平滑筋のけいれん，拡張，伸展，牽引，化学的刺激，血行障害や血管の牽引などが原因となる．内臓痛は，臓器に分布する神経終末受容器が刺激を受け，臓器感覚神経から自律神経を経て視床や大脳皮質に伝達されることにより起こる．消化管や尿管，膀胱などの管腔臓器が拡張したり収縮（けいれん）したりすると疼痛をひき起こす．

体性痛は**腹膜痛**ともよばれ，体壁内面などから発生する腹痛のことであり，壁側腹膜，横隔膜，腸間膜などに分布する神経終末受容器の圧迫，牽引，捻転などの機械的刺激や穿孔などで漏出した消化液などの化学的刺激，炎症などによる刺激が原因となる．体性痛の刺激は，感覚神経から脊髄神経を経て大脳に伝達される．

関連痛は，原因となる疾病がある臓器と同じ神経の支配下にある領域に疼痛を感じる．たとえば，胆石症では右肩への放散痛，虫垂炎初期の心窩部痛，尿路結石時の鼠径部痛などである．

b. 考えられる疾患

1) 臓器別にみたおもな疾患：腹痛を生じる疾患は，消化器系疾患とそれ以外の疾患に大別される（表 4・11）．

第4章 患者の症状から病気を推定する

表 4・11 腹痛を生じるおもな疾患

	部 位	おもな疾患など
消化器系疾患	食 道	逆流性食道炎，特発性食道破裂，マロリー・ワイス症候群
	胃，十二指腸	胃・十二指腸潰瘍，潰瘍穿孔，急性胃炎，慢性胃炎，アニサキス症
	小腸，大腸	腸閉塞，腸管穿孔，ヘルニア嵌頓，炎症性腸疾患（クローン病，潰瘍性大腸炎），メッケル憩室，大腸憩室炎，非閉塞性腸管虚血症（NOMI[†]，⇨ **コラム17**），虚血性腸炎，腸管壊死，結腸軸捻，急性虫垂炎，便秘
	肝臓，胆道，脾臓，膵臓	急性肝炎，肝膿瘍，肝腫瘍破裂，胆石症，急性胆嚢炎，胆管炎，脾梗塞，急性膵炎，慢性膵炎
上記以外	腎，泌尿器	腎結石，尿管結石，腎盂腎炎，腎梗塞，急性膀胱炎，尿閉
	生殖器	異所性妊娠（子宮外妊娠），卵巣破裂，卵巣茎捻転，性器感染症，急性卵管炎，子宮内膜炎，月経困難症，フィッツ・ヒュー・カーティス症候群
	血管系	大動脈瘤破裂，急性大動脈解離，虚血性心疾患（狭心症，心筋梗塞）
	その他	全身疾患（膠原病，ポルフィリン症），帯状疱疹 心因性〔不安，うつ状態，ヒステリー（身体表現性障害），神経症など〕

† **NOMI**: non-occlusive mesenteric ischemia（非閉塞性腸管虚血症）

コラム17 非閉塞性腸管虚血（NOMI）

腸間膜血管に器質的閉塞がないにも関わらず，腸間膜虚血や腸管壊死を呈する病態を**非閉塞性腸管虚血**という．救急診療の現場において，画像診断により腹腔内の遊離ガス像があるため消化管穿孔を疑い緊急開腹手術をしたが，穿孔部が見つからない症例が多く集まるようになり着目されるようになった．腸管壊死をきたしている患者に対しては開腹腸管切除が行われるが，高齢者が多く，予後不良のことも多い．

2) **急性腹症（汎発性腹痛）**：突然の腹痛を主症状とし，緊急手術，あるいは緊急手術を念頭において経過観察を要する急性腹症の病態と原因疾患を表4・12に示す．

4・6・3 アセスメント

情報収集のポイントは，急性腹症の診断や重症度の判断に向け，腹痛の特徴や随伴症状，既往歴や生活歴を問診で明らかにするとともに，腹膜刺激症状などの身体所見の観察が重要となる．また，急性腹症や消化管出血などが原因の場合は，ショック状態に陥る危険性があるため，全身状態やバイタルサインの変動の観察が重要である．

a. 問 診

1）痛みの自覚症状

① 発生部位：腹部全体，右下腹部痛，右季肋部痛，心窩部痛，左季肋部痛，左下腹部痛，下腹部中央痛，放散痛（右鎖骨下など）

② 痛みの性質・程度：鈍痛，激痛，疝痛（差込むような痛み）．経験したことがある強さか，耐え難い痛みか．疼痛スケール（p.110，図4・7参照）による程度はどうか．

③ 発生形態：突然・急速な発生（急性）か．緩徐な

発生（慢性）か.

④ 持続時間: 秒単位か, 分単位か, 時間単位か. 毎日か, 週・月に何日か. 一時的か, 間欠的か, 持続的か, 周期的か.

⑤ 誘因の有無: 食事の時間や内容, 排便状況, 排尿状況, 月経, 体動との関係など

⑥ 随伴症状の有無: 発熱, 悪心, 嘔吐, 胸焼け, 吃逆（しゃっくり）, 下痢・便秘, 吐血・下血, 排尿障害など

⑦ 薬剤の効果: 医師の処方薬や市販薬を服薬しているか, その効果はどうか.

⑧ 腹痛に対する患者の反応: 腹痛やそれによる心理社会的影響に対する受け止め・解釈

2) 生 活 歴

① 生活歴: 食事摂取状況・食習慣, 排便習慣・排泄状況, 睡眠状況, ストレスの有無と対処法

② 嗜好・常用薬: 飲酒, 喫煙歴, 常用薬の有無

3) 既 往 歴: 消化器系疾患, 循環器系疾患, 泌尿器系疾患, 産婦人科系疾患, 妊娠の有無など. 手術歴, 薬物の服用歴など

b. 身体所見の観察

1) バイタルサイン: 体温（炎症性疾患）, 血圧・脈拍（出血・ショック）, 呼吸, 意識レベル

2) 視 診: 姿勢・体位, 顔貌・表情, 腹部膨満の有無, 呼吸運動, 手術痕の有無

3) 聴 診: 腸蠕動音, 大動脈血管雑音

4) 打 診: 腹水の有無, 叩打痛の有無

5) 触 診: 腫瘤の有無, 圧痛点（マックバーニー点, ランツ点など, 図2・17参照）の確認, 筋性防御・筋硬直・反跳痛（ブルンベルグ徴候）, マーフィー徴候（⇨ コラム⑳）

腹部のフィジカルアセスメントの手順は, 視診, 聴診, 打診, 触診の順で行う.

c. 臨床検査

1) 血液検査: 一般血液検査, 血液生化学検査

2) 尿・便検査

3) 画像所見: X線検査（胸部・腹部X-p, 腹部・骨盤CT）, 上部消化管造影検査, 注腸造影検査, MRI

4) 内視鏡検査, 腹部超音波検査

5) そ の 他: 心電図（循環器系疾患との鑑別）

表 4・12 急性腹症の病態と原因疾患

急性腹症の病態	原因疾患の例
消化管穿孔	胃・十二指腸潰瘍穿孔（⇨ コラム⑱）, 胃がんの穿孔
急性炎症	急性虫垂炎 急性胆嚢炎 汎発性腹膜炎
主要血管の血行障害（臓器の循環障害）	絞扼性イレウス（⇨ コラム⑲）, 腸間膜血管閉塞症
臓器破裂（腹腔内出血）	肝がんの破裂, 子宮外妊娠による卵管破裂

コラム⑱ 消化管穿孔と緊急性

下部消化管は腸内細菌が多く, 穿孔すると腹腔内に細菌感染が生じ, 時間経過とともに重症化し, 抗菌剤投与だけでは制御できない事態に陥る. そのため, 緊急手術による穿孔部修復, あるいは切除・口側腸管人工肛門増設, 腹腔内洗浄などが必須治療となる.

一方, 胃・十二指腸潰瘍穿孔に対しては, 手術による穿孔部閉鎖あるいは大網充填術が優先されるが, 胃管挿入, 減圧療法などの治療も行われる. これは, 胃・十二指腸では腸内細菌が少ないことにもよる.

コラム⑲ 腹腔内臓器の外科手術とイレウスの発生

イレウスとは, 何らかの原因で腸管の通過障害が発生して腸の内容物が肛門側に流れなくなり, 腸管内に貯留し続けてしまう病態をいう. イレウスは, 腸管管腔の狭窄・閉塞に伴う機械的（器質的）イレウス, 腸管蠕動の低下・消失に伴う機能的イレウスの二つに大別される.

腹腔内臓器の外科手術後に発症するイレウスには, 手術によって損傷した組織が自ら修復するために起こる生体防御反応のひとつである腸管癒着に伴う閉塞性イレウスが多い. また, 手術操作（腸管の牽引・圧迫・切断・縫合など）による腸管壁の神経組織の障害や麻酔薬による腸管蠕動の抑制の影響による麻痺性イレウスも発生する.

イレウスの身体所見としては, 腹痛, 腹部膨満感, 悪心, 嘔吐などの自覚症状のほか, 経鼻胃管からの排液増加, 腹部単純X線画像での拡張小腸ガス像や鏡面像の存在, 金属性の腸雑音聴取などがある.

コラム⑳ 腹痛の触診の特徴
・ブルンベルグ徴候: 腹膜刺激症状
・マーフィー徴候: 右季肋下部を圧迫しながら深呼吸をすると痛みのために吸気が止まる徴候.

Hb: hemoglobin（ヘモグロビン）
Ht: hematocrit（ヘマトクリット）
BUN: blood urea nitrogen（血清尿素窒素）
CRP: C-reactive protein（C反応性タンパク質）

◆ 緊急対応を要する腹痛 ◆
① **急性腹症**や**消化管出血**などによる**ショック症状**（血圧低下, 蒼白, 虚脱, 冷汗, 脈拍触知不能, 呼吸不全など）がある場合
② **腹膜刺激症状**（筋性防御, 筋硬直, 反跳痛）がある場合

4・6・4 治療と看護のポイント

a. 治 療

1）救急処置: ショック状態であれば, 直ちに行われる.

2）原因疾患の特定とそれに応じた治療: 腹膜刺激症状を認める場合は緊急手術となることが多い.

3）薬物療法: 対症療法として, 鎮痛剤, 鎮痙剤などが使われる.

b. 看 護

1）腹痛の緩和
　① 腹部を圧迫する衣類やベルトは緩める.
　② 腹壁の緊張を和らげ安楽な体位を保持できるようにする. 体性痛腹痛では, 腹部伸展により痛みが増強するため, ファウラー位や側臥位で腹部を抱え込む姿勢をとれるようにする.
　③ 鎮痛剤・鎮痙剤が医師の指示どおりに使用され, 症状が緩和されているかを確認する.

2）バイタルサインや症状のモニタリング
　① 心電図モニター, パルスオキシメーターを装着し, 持続的にバイタルサインの観察を行う.
　② 異常時や急変時は速やかに医師に報告し, 緊急の内科的治療や外科的治療に備える.

3）心理的苦痛の緩和: 自律神経への刺激による腸蠕動の亢進や消化液の分泌異常の回避
　① 緊張や不安の訴えを傾聴する.
　② 状況を見ながら, わかりやすく適切な言葉で現在や今後の状況を説明する.

4・7 腰　痛 low back pain

4・7・1 腰痛とは

　腰痛の定義として確立したものはないが, 一般的には, 肋骨の最下端と殿溝の間に位置する領域の疼痛とされる. 腰痛は症状の持続期間別に, **急性腰痛**（発症からの期間が4週間未満）, **亜急性腰痛**（発症からの期間が4週間以上3カ月未満）, **慢性腰痛**（発症からの期間が3カ月以上）に区分される.

4・7・2 発生の仕組みと原因

　a. 腰痛の発生の仕組みと原因　腰痛は, 腰椎の周

辺に散在する知覚受容体と神経根への刺激により起こる. 刺激の原因には, ① 圧迫や伸展のような機械的刺激, ② 炎症, ③ 浮腫, 充血, 虚血などの循環障害, ④ 代謝障害などがあげられる. これらによる刺激は脊髄後根を伝わり, 大脳で痛みとして自覚される（図 4・10）.

また, 腰痛は原因が明らかなもの（表 4・13）と原因を特定できない**非特異的腰痛**に分類される. 近年では, 特に慢性の腰痛において心理・社会的要因や精神的要因の関与が注目されている.

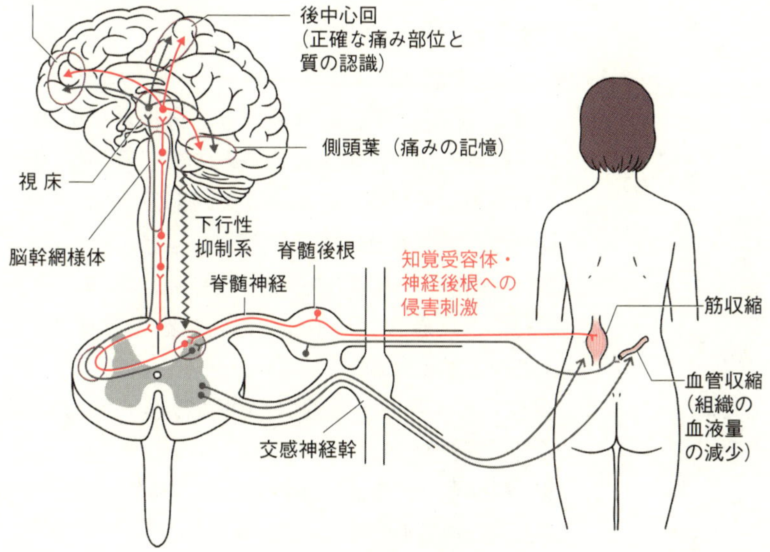

図 4・10　腰痛の発生機序

表 4・13　腰痛の原因別分類

部　位	疾　患
脊椎由来	腰椎椎間板ヘルニア（⇨ コラム21），腰部脊柱管狭窄症，分離性脊椎すべり症 代謝性疾患（骨粗鬆症，骨軟化症など） 脊椎腫瘍（原発性または転移性腫瘍など） 脊椎外傷（椎体骨折など） 筋筋膜性腰痛，腰椎椎間板症，脊柱靭帯骨化症，脊柱変形など
神経由来	馬尾神経腫瘍など
内臓由来	腎尿路系疾患（腎結石，尿路結石，腎盂腎炎など） 婦人科疾患（子宮内膜症など），妊娠 その他（腹腔内病変，後腹膜病変など）
血管由来	腹部大動脈瘤，解離性大動脈瘤など
心因性	うつ病，ヒステリー（身体表現性障害）など

コラム21　腰椎椎間板ヘルニア

腰痛の原因で最も多いのが**椎間板ヘルニア**といわれている．椎間板ヘルニアとは，腰部の椎骨と椎骨の間でクッションの役割を果たしている軟骨（椎間板）が変性し，内部の髄核の一部が脱出（ヘルニアという）して周囲の神経組織を圧迫した状態をいう（下図）．腰椎は5つの椎骨からなり，上半身を支える脊柱のなかでも最も大きな荷重を受け，同時に可動性も大きいため椎間板の障害を受けやすい部位となっている．通常，激しい腰痛と片側の下肢痛・しびれなどの症状を起こす．疼痛やしびれの部位は，圧迫される神経によって異なり，神経症状が強い場合は障害神経の支配筋に運動麻痺を生じることもある．椎間板ヘルニアは，さまざまな要因が影響して発症するといわれ，環境要因（姿勢・動作）や遺伝要因（体質・骨の形），加齢などがある．

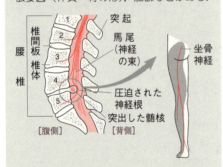

図　腰椎椎間板ヘルニア　第4腰椎と第5腰椎の間の椎間板ヘルニアにより神経根が圧迫されると，下肢の後側（灰色の部分）を中心に痛みやしびれが起きる．

コラム22　マルファン症候群

指定難病のひとつ．大動脈，骨格，眼，肺，皮膚，硬膜などの全身の結合組織が脆弱になる常染色体顕性の遺伝性疾患である．結合組織が脆弱になることにより，症状は全身の多系統にわたり，大動脈瘤や大動脈解離，高身長や側弯などの骨格変異，水晶体亜脱臼，自然気胸などをきたす．

b. 考えられる疾患　腰痛を生じるおもな疾患を表4・13に示す．

4・7・3　アセスメント

情報収集のポイントは，腰痛の出現状況や経過，既往歴や生活歴を問診により聴取するとともに，身体所見の観察による他覚的所見と併せて，腰痛の原因疾患の特定につなげることである．腰痛の大半は原因を特定することはできず，慢性・急性腰痛症と診断されるが，なかには早急な治療を要する疾患もあるため，その鑑別が重要となる．腹部大動脈瘤の患者の40％は腰背部痛のみを主訴とするといわれている．

a. 問　診

1) 痛みの自覚症状
   ① 疼痛の部位：腰椎近傍の痛み，脊椎全体の痛み，脊柱に関連する正中付近の痛み，脊柱起立筋に起因する痛み，神経障害に由来する殿部の痛み，片側か両側か，下肢痛との関連はどうかなど
   ② 痛みの性質・程度：鈍痛，放散痛，激痛，圧痛，叩打痛．疼痛スケール（p.110，図4・7参照）による程度はどうか
   ③ 発生形態：突然・急速な発生（急性）か，緩徐な発生（慢性）か
   ④ 持続時間：一時的か，間欠的か，持続的か，周期的か．日内変動はあるか
   ⑤ 誘因の有無：運動・動作との関係，姿勢との関係，外傷の有無
   ⑥ 随伴症状の有無：血尿，腹痛，下肢のしびれ・麻痺・疼痛，悪心など
   ⑦ 腰痛に対する患者の反応：腰痛やそれによる心理社会的影響に対する患者の受け止め・解釈

2) 生活歴・職業歴
   ① 生活歴：スポーツの経験・内容，ストレスの有無と対処法
   ② 職業歴：仕事・作業内容（不適切な作業姿勢，腰部への過剰な負荷），仕事上の問題

3) 既往歴・服用歴
   ① 既往歴：高血圧，マルファン症候群（⇨ **コラム22**），悪性腫瘍，骨盤内臓器疾患，結核，消化器系

疾患，糖尿病，骨粗鬆症，精神疾患（うつ病，不安障害，パーソナリティー障害，統合失調症）

② 薬物の服用歴：睡眠薬・鎮痛薬の服用の有無

b. 身体所見の観察

1）バイタルサイン：体温，血圧，脈拍（出血，ショック），呼吸，意識レベル

2）全身状態：顔貌・表情，外傷の有無，黄疸の有無，皮膚病変の有無，血尿の有無

3）腹　部：腹痛の有無・部位・程度，大動脈血管雑音

4）脊柱周辺：起立・座位姿勢や動作の可否，側弯変形の有無，円背（胸・腰椎が緩やかに後弯して円形を呈する姿勢）の有無，脊柱の可動域（前屈・後屈の制限の有無など），叩打痛の有無，脊柱周辺筋群の圧痛の有無

5）下　肢：下肢のしびれ・疼痛の有無，間欠性跛行のパターン，歩行障害の有無，下肢浮腫の有無

6）神 経 系：下肢伸展挙上テスト，下肢の筋力低下・深部腱反射の異常の有無，下肢の知覚鈍麻・麻痺，尿意・便意・失禁の有無

c. 臨 床 検 査

1）神経学的所見：徒手筋力テスト，馬尾障害・神経根障害の局在・程度の診断，知覚検査，深部腱反射，下肢伸展挙上テスト，大腿神経伸展テストなど

2）画像所見：X線撮影，CT，MRI，脊髄造影，シンチグラフィー

3）血液検査：炎症反応，腫瘍マーカー

4）そ の 他：骨密度検査

4・7・4　治療と看護のポイント

a. 治　療

1）安静療法

2）薬物療法：消炎・鎮痛剤（パップ剤を含む），筋弛緩剤，骨吸収抑制剤など

3）理学療法（運動療法）：温熱療法，牽引，ストレッチ体操，筋力強化運動など（⇨ コラム23）

4）神経ブロック療法

5）手術療法：神経の圧迫除去，脊柱の安定化などを目的とする．

6）原疾患に対する治療

コラム23　米国における腰痛治療

　米国内科学会のガイドライン（2017年）によれば，急性・亜急性の腰痛（急性腰病症，いわゆる "ぎっくり腰" を含む）の大部分は治療に関係なく時間とともに改善するため，薬物療法以外の温熱療法，鍼治療，脊椎マニュピレーション（徒手的に関節の位置を整えることで，動きを改善する治療手技のひとつ）などを選択すべきとしている．また，患者や医師の希望で薬物療法を適用するときは，非ステロイド性抗炎症剤（NSAIDs）または骨格筋弛緩剤を選択することが推奨されている．

　慢性腰痛症では，運動，リハビリ，太極拳，ヨガ，認知行動療法，脊椎マニュピレーションなどを選択することを推奨している．すなわち複数の運動療法や認知運動療法による疼痛コントロールが推奨されている．

b. 看 護

1）安静・安楽の確保
　① 安静かつ安楽な体位を保持する．股関節と膝関節を軽度屈曲した仰臥位または腹臥位をとる．
　② 腰痛の状況や日常生活動作（ADL）の自立度に合わせて必要な援助を行う．
　③ 身体損傷や不使用性症候群（褥瘡，筋力低下，関節拘縮など）といった二次障害の予防に努める．
2）薬物療法の援助：反応や効果を確認する．
3）ストレスや不安への対応
　① ストレスおよびコーピング（対処）をアセスメントし，対処法について患者・家族と話し合う．
　② 治療や病状，日常生活などに関する不安を傾聴し，患者・家族の不安の軽減に努める．
4）再発・悪化を予防するための生活指導
　① 回復期には，個々の病態や生活様式・習慣に応じた自己管理方法を指導する．
　② 生活習慣が原因の場合：体重管理，腰痛体操，作業姿勢・作業環境の改善，自助具・補助具の使い方など
　③ 再発性・持続性の腰痛：腰痛を治そうとする意欲が継続できるよう支援する．

◆ 緊急対応を要する腰痛 ◆

① 進行性の神経麻痺や排尿障害を伴う腰椎疾患：**腰部脊柱管狭窄症，椎間板ヘルニア**
② 腫瘍性疾患：**転移性脊椎腫瘍，脊髄（馬尾）腫瘍**など
③ 感染性疾患：**化膿性椎間板炎，化膿性脊椎炎**など
④ 脊柱不安定性のある脊椎骨折
⑤ 脊椎由来以外の疾患：**腹部大動脈瘤**の破裂により激痛と出血性ショックを起こした場合

4・8 関 節 痛 joint pain

4・8・1 関節痛とは

　関節痛とは，関節を構成する組織が傷害されたことにより生じる疼痛をいう．関節（図4・11）は骨，関節軟骨，滑膜，関節包，関節腔，靱帯，腱，筋膜から成り立っており，これらの部位に生じる痛みを表す．関節痛は，関節の腫脹・運動制限・強直（こわばり）・変形などの症状を伴う．

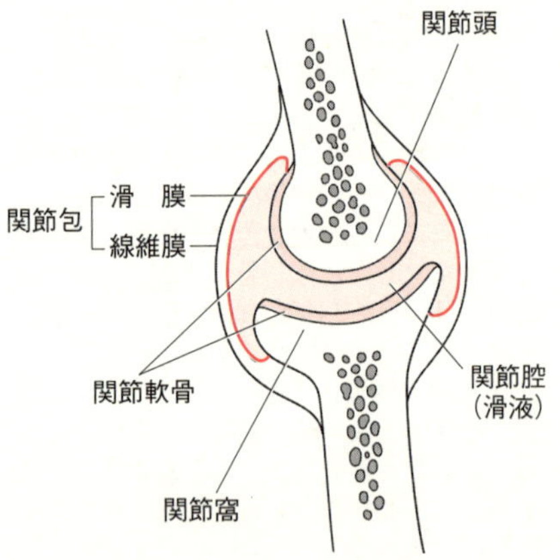

4・8・2 発生の仕組みと原因

　a. 関節痛の発生の仕組み　関節痛は，関節の炎症，腫瘍，外傷，関節面不適合，関節腔内の微小結晶，関節内貯留液の増大・出血により，関節内部，腱や靱帯が骨に付着する付着部，および周囲の筋や腱などの関節

図 4・11　関節の基本構造

表 4・14 関節痛の原因および考えられるおもな疾患

原　　因	おもな疾患
炎　症	関節リウマチ（RA[†1]），リウマチ熱，成人スティル病（§5・22 参照），全身性エリテマトーデス（SLE[†2]），進行性汎発性強皮症（PSS[†3]），感染性関節炎
腫　瘍	関節周辺の骨腫瘍，腫瘍の関節周辺骨への転移，滑膜骨軟骨腫症
外　傷	骨折，脱臼，膝の靱帯損傷，離断性骨軟骨炎（野球肘），上腕骨外側上顆炎（テニス肘），肩関節腱盤損傷
関節面不適合	変形性関節症（変形性股関節症，変形性膝関節症，大腿骨頭壊死症）
関節腔内の微小結晶	痛風，仮性痛風
関節内貯留液の増大・出血	血友病

†1　**RA**: rheumatoid arthritis（関節リウマチ），†2　**SLE**: systemic lupus erythematosus（全身性エリテマトーデス）
†3　**PSS**: progressive systemic sclerosis（進行性汎発性強皮症）

周囲組織に障害が生じたことによって起こる．関節にある痛覚神経終末が刺激を受け，その刺激が脊髄神経根を経て脊髄に入り，脊髄視床路を上行して視床から大脳皮質の痛覚中枢に達し，痛みとして知覚される．

　b. 考えられる疾患　　関節痛を生じるおもな疾患を原因別に表 4・14 に示す．

4・8・3　アセスメント

　情報収集のポイントは，関節痛を生じる多様な疾患や原因や誘因を明らかにするために，局所症状だけでなく，随伴症状や全身症状，その症状が患者の日常生活に及ぼす影響の有無や程度を観察することが重要である．

　また，外傷（骨折，脱臼など）による関節痛の場合は，迅速な救急処置とともに，二次障害（神経障害など）を予測した観察も重要である．

　a. 問　診

1）関節痛の自覚症状

　① 発生部位：手指，上肢（肘関節，肩関節），下肢（股関節，膝関節），末梢型（小関節）か中枢性（大関節）か，対称性か非対称性か，単発性か多発性か

　② 痛みの性状・性質：自発痛，圧痛，運動痛，激しい痛み，鋭い痛み，鈍痛，灼熱痛

　③ 痛みの程度：疼痛スケールによる表現（p.110，図 4・7 参照），呼吸器系・循環器系への影響の程度・日常生活動作（ADL）への影響・社会的活動への影響

　④ 発生形態：突然・急速な発生（急性）か．緩徐な

コラム24 筋力測定

　健康な日常生活を送るためには，筋力が必要となる．**筋力測定**には，握力計，背筋力計などの測定器具を用いた評価のほか，個々の関節または筋群の筋力を徒手的に検査する方法として**徒手筋力テスト**（manual muscle test；**MMT**）がある．MMTは，個々の筋力の低下について評価するほか，日常生活動作（ADL）を介助なしに行えるかどうかの評価や，神経障害の部位を知るためなどにも行われる．

　MMTは，個々の筋または協働して動く筋群に対して順次実施する．最初に被検者の測定対象となる筋（筋群）を収縮させ，その状態を維持するように指示し，次に検査者が測定を行っている筋（筋群）に伸張方向の抵抗を徒手によって加え，その筋（筋群）の収縮保持能力を評価する．筋力の評価基準は6段階（0～6）に分けられ，数値が大きいほど筋力が強いことを意味する．

コラム25 日常生活動作（ADL）の評価

　日常生活動作（日常生活活動，activities of daily living；ADL）とは，毎日の生活のなかで繰返し行う身の回りの活動や動作をいう．ADLには，移動，階段昇降，入浴，食事，着衣，トイレの使用，排泄などの基本的な日常生活動作を示す**基本的ADL**，買い物，食事の準備，服薬管理，金銭管理，交通機関を使っての外出などのより複雑で多くの労作が求められる**手段的ADL**，さらに社会参加活動を含む**拡大ADL**の3段階がある．

　基本的ADLの評価には，日常生活動作の項目を採点するBarthel Index（BI）などの尺度が用いられる．また，手段的ADLの評価には，Lawtonの尺度や老研式活動能力指標が用いられる．さらに，認知症のスクリーニングのための尺度であるDASC-21（Dementia Assessment Sheet Community-based Integrated Care System-21 items）には，21の質問のなかに，基本的ADLや手段的ADLの評価項目が含まれている．

BRTP: behavioral responses to pain（疼痛行動評価表）

発生（慢性）か．

⑤ 持続時間：一時的か，間欠的か，持続的か，周期的か．日内変動はあるか．

⑥ 誘因の有無：食事・飲酒との関連，寒冷刺激・気候（気圧，温度，湿度）の変化との関連，運動（階段昇降など）や体位・肢位（正座など）との関連

⑦ 随伴症状の有無
・関節症状：腫脹，熱感，こわばり，運動制限，可動性の低下など
・全身症状：発熱，悪寒，全身倦怠感，悪心，嘔吐，呼吸器・循環器症状
・精神症状：不安，イライラ，抑うつ，不眠など

⑧ 関節痛に対する患者の反応：関節痛やそれによる心理社会的影響に対する患者の受け止め・解釈

2）生活歴・職業歴
① 生活歴：食事の状況（食習慣，内容・摂取量，食欲），睡眠状況（時間・熟眠感など），スポーツ経験
② 職業歴：重労働，関節に負荷がかかる体位・姿勢・肢位の有無
③ 嗜好品：飲酒，喫煙

3）既往歴・服薬歴
① 既往歴：感染症，結核，出血性疾患，外傷など
② 薬物の服用歴：睡眠剤・鎮痛剤の服用の有無，副腎皮質ステロイド剤などによる治療歴

b. 身体所見の観察

1）バイタルサイン：体温（発熱・悪寒），血圧，脈拍，呼吸，意識レベル

2）全身状態：顔貌・表情，皮膚の病変（色調，皮疹，結節），口腔内・眼などの粘膜病変

3）関節の状態
① 関節の症状：腫脹・熱感・発赤の有無
② 関節変形：手指尺側偏位，ボタン穴変形，膝外反変形，手指DIP変形など
③ 関節可動域：関節可動域制限の有無と程度

4）筋力（⇨ コラム24）：筋力低下，萎縮の有無・程度，MMT（徒手筋力テスト），握力測定

5）姿勢・肢位：側弯・腰痛の前弯の有無

6）歩行：跛行の有無・程度

7）日常生活動作（ADL，⇨ コラム25）：ADLの評価〔行動評価尺度，疼痛行動評価表（例：BRTP）など〕

8) 睡　眠: 睡眠状況（睡眠時間, 入眠時間, 覚醒時間）
9) 栄養状態: 食事状況, 身長・体重（BMI）

c. 臨床検査

1) 血液検査: 一般血液検査, 赤血球沈降速度, 血液生化学検査
2) 尿一般検査
3) 画像所見: X線検査（X-p, CT）, MRI, 骨シンチグラフィー
4) その他: 関節液検査, 関節鏡検査, 滑膜検査, 超音波検査

4・8・4 治療と看護のポイント

a. 治　療　　関節痛の原因疾患に対する治療と疼痛緩和に対する対症療法が行われる.

1) 食事療法
2) 安静療法
3) 理学療法: 温熱療法, 運動療法（関節可動域訓練・筋力増強訓練など）, 荷重負荷を軽減する補助具の使用
4) 薬物療法: 関節腔内への薬剤（ステロイド, ヒアルロン酸など）の注入
5) 神経ブロック療法
6) 手術療法: 人工関節置換術, 滑膜切除術, 遊離骨片除去, 膝関節半月板除去術（縫合術）など

b. 看　護

1) 関節痛の緩和
　① 疼痛の変化を継続的・客観的に把握し, 患者とともに疼痛をコントロールするために, "疼痛スケール（p.110）"を用いて痛みの程度を把握する.
　② 必要な安静が保持できるようにする. 外傷患部は固定を確実にする. 比較的痛みが少ないときに活動できるように工夫する.
　③ 指示された薬剤（鎮痛剤, 副腎皮質ホルモン剤, 免疫抑制剤, 抗菌剤など）を投与し, 効果や反応を観察する.
　④ 静かな環境を提供する.
2) 日常生活活動の援助
　① 急性期には患者の関節痛の状況に合わせて食事・排泄・清潔・更衣・移動などのセルフケア行動を支

◆ 緊急対応を要する関節痛 ◆
外傷による関節痛が疑われる場合:
骨折・脱臼・膝の靱帯損傷など

援する.
② 慢性期にはセルフケア方法や自助具の使用方法, 家屋の改造などを患者・家族と検討する.
3) 危険の防止・身体の保護
① 外傷, 転倒・転落を予防する.
② 褥瘡の発生を予防する.
③ 関節拘縮・筋力低下を予防する.
4) 運動療法継続への支援
① 医師, 理学療法士, 作業療法士と協力し, 運動プログラムを日常生活のなかに取入れて実施する.
② 過剰な運動や過剰な運動制限がないように, 適切な運動の必要性を患者・家族と確認する.
5) 薬物療法に対する援助: 反応や効果を確認する.
6) 精神的な支援
① 患者の心理や精神的な状況(不安, 抑うつ, 自己否定など)に注意を払い, 患者が思いを表出できるような態度・環境を整える.
② 患者の不安や抑うつなどの原因として考えられるものへの対応を患者・家族とともに検討する.

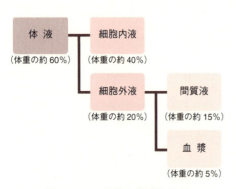

図 4・12 体液の組成と比率

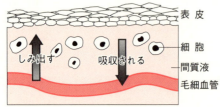

(a) 正常

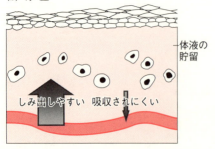

(b) 浮腫

図 4・13 浮腫の仕組み

4・9 浮 腫 edema

4・9・1 浮腫とは

浮腫(むくみ)とは, 体液中の**組織液**(**間質液**)が組織間隙に過剰に貯留した状態をいう. 正常な**間質液量**は体重の約 15% であり(図 4・12), 浮腫の状態では 20% 以上に増加する.

4・9・2 発生の仕組みと原因

動脈側の毛細血管は, 血管内の高い浸透圧によって, 血液中の水分, 電解質, グルコースなどの栄養素を組織に受け渡す. 一方, 細胞のエネルギー代謝によって生じた老廃物や余剰な水分, 不要な電解質は, 浸透圧の低い静脈側の毛細血管に吸収され, 肝臓などで代謝されたのちに体外に排出される. 組織と毛細血管との間の体液のやりとりに支障が生じることで, 浮腫が発症する(図 4・13). すなわち, 浮腫は血液と間質液の浸透圧バランスが崩れて, 組織間隙に水分が過剰に貯留して腫れた

状態である.

浮腫のおもな原因として，以下の要因が考えられる.

a. 重力の影響　　立位では下半身，臥位では背部，腹臥位では顔面など，長時間の同一体位によって重力がかかる部位には，組織間液が貯留して，浮腫が生じやすい.

b. 筋力の低下　　下肢の血液は，心臓のポンプ作用に加えて，腓腹筋やひらめ筋の収縮によって循環が促進されるが，加齢や運動不足によって下肢の筋力が低下すると静脈の還流障害が生じ，浮腫状態となりやすい.

c. 食事の影響　　塩分の過剰摂取によって，血管内の浸透圧が亢進し，血管外に血液中の液体成分がしみ出し，間質液が増加するために浮腫が生じやすくなる.また，アルコールには血管の透過性を高める作用があるため，間質液が増加して，浮腫をひき起こしやすくなる.

d. 自律神経の異常　　交感神経と副交感神経のバランスが乱れ，交感神経が優位な状態が続くと，血管が収縮するために血液やリンパの循環不良が生じて浮腫になりやすい.

e. 疾患による影響

1) 心不全：心臓のポンプ機能が低下して血液循環が正常に行われなくなるため，血液が末梢に貯留し，組織間隙から血管へ水分が戻りにくくなる．また，循環血液量も減少するため，ナトリウムが過剰に残り続け，浮腫が増悪しやすい．右心不全では毛細血管内圧が上昇し，間質液の受取りが阻害されるため，末梢に浮腫が生じる．左心不全では近位尿細管での水分，ナトリウムの再吸収が亢進し，レニン，アルドステロン系の賦活化によって遠位尿細管でもナトリウムの再吸収が亢進して浮腫が起こる.

2) 肝機能障害：肝臓では血液中に水分を貯める作用をもつ**アルブミン**が合成されるが，肝機能障害に伴いアルブミン合成機能が低下することで血液中のアルブミンが減少し，血管内の膠質浸透圧が低下して間質液を毛細血管内に取込む力が低下するために浮腫が生じる．また，肝硬変では門脈圧が上昇して**腹水**が貯留し，下大静脈を圧迫するために，下半身全体に浮腫が生じる.

3) 腎機能障害：**ネフローゼ症候群**では，腎臓の糸球体

130 　第4章　患者の症状から病気を推定する

におけるタンパク質の透過性が亢進し，血中のアルブミン濃度の低下が起こる．これにより毛細血管内の浸透圧が低下し，間質液を毛細血管内に取込む力が低下し，浮腫が起こる．さらに，**腎不全**では，腎臓からの水分とナトリウムの排泄機能が低下して血管内に溜まるため，毛細血管から水分が過剰に漏出して，血圧の上昇や肺うっ血などとともに浮腫が生じる．

4）甲状腺機能低下症：心拍出が低下することで，心不全と同様のメカニズムにより浮腫が生じる．

5）アレルギー，膠原病：血管透過性が亢進し，組織へタンパク質が漏出して浮腫が生じる．

6）リンパ障害：リンパ液は，毛細血管で回収しきれなかった組織液や高分子の老廃物，病原体や毒素などを含んでいる．リンパ液は，全身のリンパ管からリンパ節に渡り，マクロファージやリンパ球の作用によって異物が除去されて静脈に合流する．リンパ管の閉塞やリンパ液の循環障害により，組織間隙に高タンパク性の間質液が貯留した状態を**リンパ浮腫**という．リンパ浮腫は，**原発性（一次性）リンパ浮腫**（発症原因が不明）と，**続発性（二次性）リンパ浮腫**（悪性腫瘍の増悪，リンパ節郭清を伴う手術やリンパ管の炎症などによる）に大別される．

4・9・3　アセスメント

a. 問　診

1）現病歴（浮腫が発生した時期と経過）
2）既往歴
3）現在服用している薬剤

表 4・15　浮腫とリンパ浮腫を鑑別する観察ポイント

	浮　腫	リンパ浮腫
出現部位	・多くは両側性 ・体位の低い部位に出現しやすい．	・多くは片側性（両側性の場合は左右差がある）
皮膚の状態	・圧迫痕ができる軟らかい浮腫 ・皮膚が伸展する．	・圧迫痕の残らない硬い浮腫へ移行する． ・固い感触
シュテンマーサイン （皮膚のつまみ上げにくさ）	・陰　性	・陽　性
発症の進度	・比較的急性に発症する．	・ゆっくりと発症する． ・原因となるリンパ節周囲から末梢へ進展する．

4) 生活歴：食事，飲酒，運動，日中の活動など
5) 浮腫以外の自覚症状：不整脈，動悸，急激な体重増加など

b. 身体所見の観察

1) バイタルサイン
2) 浮腫の状態：リンパ浮腫との鑑別（表4・15）を行いながら，浮腫の状態を把握する．
   ① 部位：全身性か，局所性か，左右差があるか観察する．
   ② 皮膚の状態：発赤，熱感，発疹，浸出液，出血などの有無を観察する．慢性化したリンパ浮腫では，皮膚が肥厚して褐色調に変色する．また，**蜂窩織炎**（⇨ コラム26）を発症している場合は，皮膚が暗赤色を呈し熱感を伴う．**血管炎**を発症している場合は，隆起した紫斑がみられる．
   ③ 程度・範囲：以下の方法によって，浮腫の程度と浮腫のみられる範囲を判定する．
   ● シュテンマー（Stemmer）サイン：浮腫の程度や範囲を確認するために，皮膚をつまみ上げ，つまみにくく，皮膚に皺が寄らない部分を陽性とする．リンパ浮腫では，表皮層と真皮層に高タンパク性の間質液が貯留するため，皮膚がつまみにくくなる．
   ● 圧迫痕テスト（図4・14）：浮腫がある部分を，手指の腹で深部に向けてゆっくり押す．指を離した後に圧痕が残る**圧痕性浮腫**と，圧痕が残らずに速やかに回復する**非圧痕性浮腫**がある．ほとんどの浮腫は圧痕性浮腫であるが，リンパ浮腫（中期以降），蜂窩織炎，血腫などでは非圧痕性浮腫を呈する．圧痕性浮腫のうち，低アルブミン血症による浮腫では圧迫痕が30～40秒以内に回復し，心不全などによる浮腫では圧迫痕がもとに戻るのに40秒以上かかる．
3) 浮腫以外に着目すべき症状（随伴症状）：疼痛，倦怠感など

c. 臨床検査

1) 血液検査
2) 血管・リンパ管超音波検査
3) 血管・リンパ管造影検査
4) 心電図検査

> **コラム26　蜂窩織炎**
> 皮膚の細菌性の感染症．局所の真皮から皮下組織の細胞間質に，広範囲に好中球が浸潤する進展性の化膿性炎症．

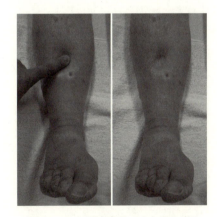

図4・14　圧迫痕テスト ［写真提供：James Heilman, Wikimediaより］

5）胸部 X 線撮影，CT，MRI 検査
6）心臓カテーテル検査

4・9・4 治療と看護のポイント

a. 治　療
1）原因となる疾患に対する治療
2）対症療法
　①ナトリウム摂取の制限
　②飲水制限
　③利尿剤投与

b. 看　護
1）安楽な体位の工夫：浮腫の部位が圧迫されないように
　する．長時間の同一体位を避け，枕やクッションな
　どで浮腫のある部位を挙上して，浮腫の増強を防ぐ．
　衣服は締め付けの弱いものを選ぶ．
2）圧迫療法，マッサージ，リンパドレナージ：圧迫療
　法には，弾性ストッキングやスリーブを用いる**弾性着
　衣法**や，包帯を用いる**バンテージ法**，機械を用いる**間
　欠的圧迫療法**などがある．圧迫やマッサージ，リンパ
　ドレナージは，静脈血やリンパ液の貯留と逆流を防
　ぎ，間質液の再貯留を防ぐとともに，硬くなった結合
　組織をほぐす効果がある．重症心不全，重度の感染性
　急性炎症（化膿性静脈炎，重度の蜂窩織炎など），肺
　血栓塞栓症が予測される深部静脈血栓症（DVT）な
　どによる浮腫に対しては禁忌である．
3）スキンケア：血液循環障害のため，浮腫のある部位
　は皮膚の抵抗力が低下し，負傷したり感染したりしや
　すい．皮膚を清潔に保つとともに，転倒や打撲などを
　予防する必要がある．浮腫によって皮脂の分泌の低下
　が生じやすいため，保湿外用剤などで保湿する．ま
　た，浮腫が重度の場合は，温感，痛感などの感覚障害
　が生じることがあるため，皮膚の損傷や感染徴候の観
　察が特に重要である．
4）水分・塩分摂取の管理：浮腫の程度によっては，水
　分や塩分摂取を制限する．利尿剤が投与されている場
　合は，脱水の兆候に注意して観察する．
5）生活指導：食事や運動など，浮腫を予防・軽減する
　生活習慣の指導をする．特に，加齢による浮腫の場合
　は，筋力強化のための運動リハビリテーションを勧め
　る．

DVT: deep vein thrombosis（深部静脈血栓症）

◆緊急対応を要する浮腫◆
　急性心不全，乏尿性の腎不全，アナフィラキシーによるものと考えられる浮腫や，DVT による肺塞栓の可能性が疑われる浮腫の場合

4・10 脱 水 dehydration

4・10・1 脱水とは

体内の水分（**体液**）や電解質などが不足した状態を**脱水**という．発熱時や夏場の気温が高いときだけでなく，冬場でも水分摂取不足により脱水が起こりやすい．高齢者や乳幼児では特に致命的になりうる重要な病態である．

4・10・2 発症の仕組みと原因

体液は，成人の体重の約60％（乳幼児の場合は約70％，高齢者では約50％）を占め，体液の2/3（体重の約40％）は細胞内液であり，1/3（体重の約20％）は細胞外液である（p.128, 図4・12参照）．細胞外液の1/4（体重の約5％）は血漿であり，これが循環血液量に相当する．体液中の電解質の組成は細胞内と細胞外で異なり，細胞外液中の陽イオンの大半はナトリウムイオン（Na^+）である（表4・16）．一方，細胞内液中の陽イオンの大半はカリウムイオン（K^+）で，Na^+はごくわずかである．

脱水は，細胞外液の水分とNa^+が喪失することでひき起こされ，細胞内と細胞外で水の移動が生じることにより，複雑な病態となる．水分とNa^+の喪失状態により，脱水は**高張性脱水**，**低張性脱水**，**等張性脱水**の三つの病態に大別される．

a. 高張性脱水（水欠乏性脱水）　おもに水分（細胞外液）が減少することで生じる脱水である．水分の欠乏により細胞外液が減少し，細胞外液中のNa^+濃度が上昇する．その結果，細胞外液の浸透圧が上昇し（**高張性**），細胞内から細胞外へ水分の移動が生じ，細胞内液が減少する．

b. 低張性脱水（Na^+欠乏性脱水）　水分よりもNa^+が多く失われることにより生じる脱水である．細胞外液中のNa^+の喪失により，細胞外液の浸透圧が低下する（**低張性**）．その結果，細胞外から細胞内へ水分の移動が生じるため，細胞内液が増加し，循環血液量が減少する．

c. 等張性脱水　高張性脱水と低張性脱水が混在した脱水である．臨床でみられる多くの脱水は，この脱水である．

134 第4章 患者の症状から病気を推定する

表 4・16 体液の電解質組成

		細胞外液		細胞内液
		血漿	間質液	
陽イオン〔mEq/L〕	Na^+	142	144	15
	K^+	4	4	150
	Ca^{2+}	5	2.5	2
	Mg^{2+}	3	1.5	27
	計	154	152	194
陰イオンなど〔mEq/L〕	Cl^-	103	114	1
	HCO_3^-	27	30	10
	HPO_4^{2-}	2	2	100
	SO_4^{2-}	1	1	20
	有機酸	5	5	－
	タンパク質	16	－	63
	計	154	152	194

表 4・17 脱水を生じるおもな疾患や病態

脱水の分類	疾患や病態
おもに高張性脱水を生じるもの	・食事量低下（水分摂取不足），全身衰弱，意識障害 ・多量の発汗（水分排泄過多） ・尿崩症，急性腎不全（尿の濃縮力の低下） ・糖尿病，浸透圧性利尿剤（血漿浸透圧上昇による尿量増加）
おもに低張性脱水を生じるもの	・重症熱傷（皮膚からの喪失） ・嘔吐，下痢，消化管出血（消化管からの喪失） ・イレウス（腸管への体液の移行） ・アジソン病（副腎機能不全） ・利尿剤の過剰投与

脱水をひき起こすおもな疾患を表 4・17 に示す．

4・10・3 アセスメント

脱水は，日常的に遭遇する病態であるが，特異的な症状や検査所見がない場合もある．特に高齢者や乳幼児では重症化しやすいので，元気がない，機嫌が悪いなど漠然とした症状でも，脱水を考慮すべきである．

a. 問 診

1）食事量や飲水量: 意識障害のある患者や高齢者，乳幼児などでは低下しやすいので注意が必要である．

2）尿量の減少: 脱水の初発症状として重要である．尿量の把握は難しいことが多いが，1日の尿回数や最終排尿の時刻を確認するだけでも有益である．

3）発熱，発汗

4）嘔吐

5）下痢

6）糖尿病や尿崩症など多尿を生じる既往歴

7）利尿剤の服用の有無

b. 身体所見の観察

体重減少はいずれの種類の脱水においても出現する所見である．口腔粘膜や腋窩の乾燥は，脱水の身体所見として特に重要である．脱水に伴う症状や所見を表 4・18 に示す．

通常は発汗などで体内の水分が減少するとヒトは口渇を覚える．これが大事なサインで水分補給の目安にな

表 4・18 脱水の分類別にみた症状と所見

	症状など	高張性脱水	等張性脱水	低張性脱水
症状	口 渇	著 明	－	－〜＋
	口腔粘膜・腋窩	乾燥著明	乾 燥	乾 燥
	立ちくらみ	－〜＋	－	＋
	頭 痛	－〜＋	－	＋
	悪心, 嘔吐	－〜＋	－	＋
	けいれん	－〜＋	－	＋
身体所見	体 重	減 少	減 少	減 少
	脈 拍	やや速い	速 い	速 い
	血 圧	正 常	低 下	低 下
	体 温	上 昇	低 め	低 め
	尿 量	高度減少・濃縮	減 少	不変〜減少
検査所見	血清 Na^+ 濃度	軽度上昇	正 常	低 下
	尿中 Na^+ 濃度	上 昇	減 少	高度減少
	ヘマトクリット	軽度上昇	上 昇	上 昇

る. 脱水が始まると血液の粘度が上がり, 症状としてだるさが出現する. 口渇は訴えないが"だるい"と訴える場合にも, 脱水の有無を考慮することが臨床では大切になる.

4・10・4 治療と看護のポイント

a. 治 療

1) 経口補液: 経口摂取が可能な場合には, 経口補液を行う. この場合, 水分だけでなく電解質も同時に補えるもの (**経口補水液**) を飲水するのが望ましい.

2) 輸 液: 経口摂取が不可能な場合や重度の脱水の場合には, 医師の指示に基づき, 水や電解質が含まれる**輸液**を静脈注射 (点滴) する. 輸液の種類や量, 投与速度は, 脱水の種類や重症度により異なる. ショック (⇨ **コラム27**) が生じている場合には, 循環血液量を増加させるために, 細胞外液成分で構成された輸液製剤が急速に投与される. 急速輸液により心不全や肺水腫を生じる恐れがあるため, 尿量やバイタルサインなど脱水の症状や所見だけでなく, 呼吸音や酸素飽和度の変化にも注意を払う.

b. 看 護 脱水は, 本人が注意することで予防できることも多い. 高齢者は特に脱水を生じやすいので, 日ごろから意識して水分摂取をするよう促す (目安として 1 日 1.5〜2 L) ことも重要である.

コラム27 ショック
何らかの原因により, 重要臓器の血流が維持できなくなり, 細胞の代謝障害や臓器障害が起こり, 生命の危機に至る急性の症候群を指す. ① 血圧低下 (収縮期血圧 90 mmHg を指標とする), ② 頻脈, ③ 顔面蒼白, ④ 四肢冷感などの症状を伴う.

◆ 緊急対応を要する脱水 ◆
重度の脱水では循環血液量の減少により, 循環機能不全を生じ, 命に関わることがある. ショックを疑わせる症状がみられたら, 速やかな対処が必要となる.

4・11 発汗の異常 dyshidrosis

4・11・1 発汗の異常とは

発汗は体温が高まったときに汗腺から汗を分泌する体温調節に不可欠な現象である。発汗の異常とは，汗の分泌量（発汗量）が過剰であったり過小（欠乏）であったりする場合をいう。

発汗には，温熱性発汗，精神性発汗，味覚性発汗がある。発汗の一般的な種類と特徴を表4・19に示す。

温熱性発汗は，体温の上昇が交感神経に伝達され，皮膚の血流量が増加することにより起こり，気化熱を利用して体温を下げるように働く。外気温や運動，熱い食物の摂取に伴って起こる発汗がこれにあたる。発汗部位はほぼ全身であり，なかでも額と腋窩は比較的早期に発汗し，背部はそれよりも遅れるものの発汗の量は多い。

精神性発汗は，不安や緊張といった精神的な興奮が辺縁系や視床下部，大脳皮質の前運動野に伝達されて起こり，手掌や足底，膝窩，額，腋窩などにみられる。

味覚性発汗は，辛みや酸味などの刺激の強い食物を摂取したことにより，舌粘膜が刺激されて起こる脊髄反応性の発汗と考えられ，頭部・顔面にみられる。

4・11・2 発生の仕組みと原因

a. 発生の仕組みと原因 発汗の異常は，脳や交感神経機能の亢進および低下，精神（心理的）の興奮などによって発生し，多汗症と無汗症に大別される。多汗症は，① 全身の発汗が増加する全身性多汗症と，② 身体の一部の発汗が増加する局所性多汗症に分類され，いずれも原発性（特発性）と続発性がある。

表 4・19 一般的な発汗の種類と特徴

特　徴	温熱性発汗	精神性発汗	味覚性発汗
調　節	視床下部	大脳皮質	脊髄反応性
要　因	体温上昇，温熱刺激（体温調節目的）	不安や緊張などの精神的な興奮	辛味や酸味など刺激の強い食物の摂取
おもな発汗部位	全　身	手掌，足底	頭部，顔面
外気温との関連	あ　り	な　し	な　し
運動との関連	促　進	促　進	な　し
睡眠との関係	促　進	抑　制	な　し

表 4・20　発汗の異常をきたす原因とおもな疾患

原　　因	おもな疾患
●多汗症	
内分泌・代謝疾患	甲状腺の活動過剰（甲状腺機能亢進症），低血糖，一部の脳下垂体疾患，更年期障害
神経系の疾患	外傷，自律神経系の機能障害，がんによる一部の神経の損傷
悪性腫瘍	リンパ腫，白血病
感染症	結核，心臓の感染症（心内膜炎），重度の全身性の真菌感染症
薬　剤	抗うつ剤，アスピリンなどの非ステロイド性抗炎症剤，一部の糖尿病治療剤，カフェイン，テオフィリン，オピオイドからの離脱症状
その他	カルチノイド症候群，妊娠，不安，高二酸化炭素血症
●無汗症，乏汗症	
内分泌・代謝疾患	高アルドステロン症
結合組織疾患	全身性硬化症，全身性エリテマトーデス，シェーグレン症候群など
薬　剤	バソプレッシン，抗コリン剤，自律神経遮断剤
その他	ハンセン病，放射線，脱水状態

　原発性多汗症は手掌，足底，腋窩に過剰な発汗を認める疾患である．原発性（特発性）後天性全身無汗症は，高温多湿の環境下でも発汗が認められない疾患である．

　b. 考えられる疾患　疾病に伴う続発性の発汗の異常の原因は多様である．多汗症は，内分泌・代謝疾患，神経系の疾患，悪性腫瘍，感染症，薬剤などによって発生し，また，無汗症は内分泌・代謝疾患，結合組織疾患，薬剤などによって発生する．発汗の異常をきたす原因とおもな疾患を表 4・20 に示す．

4・11・3　アセスメント

　a. 問　診

1）発汗に関する質問: 発汗に関連する ①〜⑥ の質問を行う．熱中症（⇨ コラム 28）が疑われる場合は，⑦，⑧ を追加して質問する．

　① 発汗の部位，程度，持続時間

　② 発汗と運動との関連

　③ 発汗と気温・湿度との関連

　④ 発汗に伴う症状（気分，悪心，発熱など）

　⑤ 発汗時の対処

　⑥ 水分摂取状況

　⑦ 活動場所，時間，休憩のとり方

　⑧ 活動場所の環境（温度・湿度・気流，日向または

日陰か）

2）生活歴

　①食事の摂取状況

　②睡眠状態

　③ストレスとその対処

3）健康歴

　①既往歴

　②疾患の有無とその治療

4）発汗の異常に対する患者の反応

　①発汗の異常に対する受け止め

　②発汗の異常が日常生活や社会的役割に及ぼす影響
　　とその対処

　③相談者の有無

b. 身体所見の観察

1）体温と関連する事象の観察

　①バイタルサイン

　②熱感

　③顔面紅潮の有無と程度

2）発汗および発汗に伴う症状の観察

コラム28 熱　中　症

　熱中症は，高温多湿な環境下での運動や長時間滞在により，体液のバランスが崩れ，体温調節ができなくなった状態をいう．室内で運動していないときにも発症する．

　緊急を要する症状は意識障害である．意識状態を注意深く観察し，応答が鈍いなど少しでもおかしいと判断した場合は至急医療機関に搬送する．

　熱中症の重症度は下表に示す3段階に分類される．

表　熱中症の症状と重症度分類[a]

分　類	症　　　状	症状からみた診断
Ⅰ　度	●**めまい，失神**："立ちくらみ"という状態で，脳への血流が瞬間的に不十分になったことを示し，"熱失神"とよぶこともある． ●**筋肉痛，筋肉の硬直**：筋肉の"こむら返り"のことで，その部分の痛みを伴う．発汗に伴う塩分（ナトリウムなど）の欠乏により生じる． ●**手足のしびれ・気分の不快**	熱ストレス（総称） 熱失神 熱けいれん
Ⅱ　度	●**頭痛，悪心，嘔吐，倦怠感，虚脱感**：体がぐったりする，力が入らないなどがあり，"いつもと様子が違う"程度のごく軽い意識障害を認めることがある．	熱疲労
Ⅲ　度	Ⅱ度の症状に加え， ●**意識障害，けいれん・手足の運動障害**：呼びかけや刺激への反応がおかしい，体がガクガクとひきつけがある（全身のけいれん），真直ぐ走れない・歩けないなど． ●**高体温**：体に触ると熱いという感触 ●**肝機能異常，腎機能障害，血液凝固障害**：これらは，医療機関での採血により判明する．	熱射病

a）環境庁，"熱中症環境保健マニュアル"（2014）より．

① 排尿の有無，排尿量，最終排尿時刻

② 悪心，嘔吐

③ 頭痛，関節痛

④ 口渇

⑤ めまいやふらつき，足のもつれ

3）皮膚の状態

① 浸軟状態

② 汗疱（あせも）の有無と部位・程度

③ 皮疹の有無と部位・程度

c. 臨 床 検 査

1）ヨウ素デンプン試験：ヨウ素の無水アルコール溶液とヒマシ油の混合液を皮膚に塗布し，乾燥後にデンプンを均一に振りかける．発汗があると紫色になり，その濃淡で発汗量を確認する．

2）血液検査

4・11・4　治療と看護のポイント

a. 治　　療

1）多 汗 症

① 外用剤の塗布：塩化アルミニウム単純外用

② イオントフォレーシス（電離療法）：電極を設置した金属容器に水道水を満たして患部に通電させる方法

③ A 型ボツリヌス毒素の局所療法（ボツリヌス療法）：ボツリヌス菌がつくるタンパク質の有効成分を脇の下に注射する．交感神経からの汗を出す信号を遮断し，過剰な発汗を抑える．

④ 交感神経遮断術：手掌多汗症では両側の交感神経（T3,T4）の胸腔鏡焼灼術が有効との報告が多い．

⑤ 心理療法：精神的刺激で手掌発汗がある人では，緊張を和らげるため，精神安定剤と併用することが多い．

2）無 汗 症

① 薬物療法：副腎皮質ステロイド剤，抗ヒスタミン剤

3）発 汗 時

① 補液を中心とした薬物療法

② 対症療法

③ 安静療法

140　第4章　患者の症状から病気を推定する

◆ 緊急対応を要する発汗 ◆

　急性循環不全（ショック状態）に伴う冷汗が認められる場合
・外傷などによる大出血による血圧の急激な低下に対して，血圧を維持しようとする反射により，交感神経の緊張が急激に高まり，これに伴って汗腺も興奮し，全身に多量の発汗（冷汗）が生じる．
・冷汗に加え血圧低下，頻脈，顔色不良といったショック状態を呈する．

---

b. 看　護

1）皮膚の清潔保持
2）環境調整
3）水分補給
4）精神的な安寧
5）薬物療法の援助
6）冷　罨

4・12　リンパ節腫脹
lymphadenopathy

4・12・1　リンパ節腫脹とは

　全身に張り巡らされたリンパ管にはところどころに**リンパ節**が存在する（図4・15）．リンパ節は，通常，長径数ミリから1cm程度であるが，何らかの原因により腫脹した状態を**リンパ節腫脹**という．

4・12・2　発生の仕組みと原因

　リンパ節には，免疫に関わるリンパ球やマクロファージが常在し，リンパ液中に含まれる病原体などの異物を処理し，リンパ液を浄化する．生体には約600のリンパ節が存在しており，このうち皮膚に近いところにあるリンパ節を**表在リンパ節**とよぶ．表在リンパ節は，頸部，顎下，腋窩，鎖骨上窩，鼠径部などに存在し，腫脹した場合，触診により検出が可能である．

　リンパ節腫脹には，① **感染性リンパ節腫脹**，② **腫瘍性リンパ節腫脹**，③ **反応性リンパ節腫脹**　がある（表4・21）．感染性リンパ節腫脹は，細菌などによる感染

表 4・21　リンパ節腫脹を生じるおもな疾患

リンパ節腫脹		考えられる疾患
感染性リンパ節腫脹	細菌感染症	ブドウ球菌（化膿性リンパ節炎），結核菌（結核性リンパ節炎）
	ウイルス感染症	EBウイルス（伝染性単核球症），風疹，HIV
	その他の感染症	クリプトコッカス，トキソプラズマ，梅毒トレポネーマ
腫瘍性リンパ節腫脹	造血器腫瘍	悪性リンパ腫，急性白血病
	転移性腫瘍	固形腫瘍のリンパ節転移
反応性リンパ節腫脹		全身性エリテマトーデス，シェーグレン症候群，関節リウマチ，サルコイドーシス，壊死性リンパ節炎（菊池病）

4・12 リンパ節腫脹　141

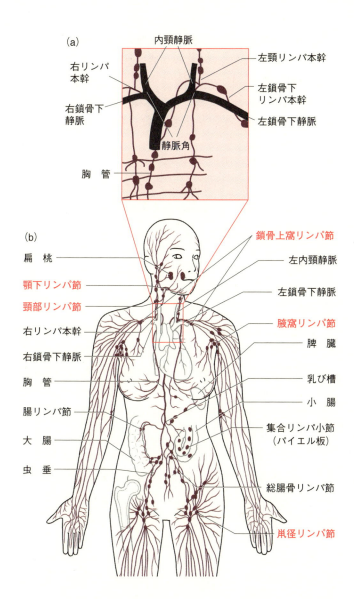

図 4・15　おもなリンパ節　赤字は表在リンパ節．上部の枠内に胸管が左鎖骨下静脈に流入する部位を拡大して示す．

を起こした場合に，病原微生物に対する免疫反応としてリンパ節内で白血球の増殖や充血，マクロファージの増殖が生じリンパ節が腫脹する．このタイプのリンパ節腫脹の頻度が最も高い．腫瘍性リンパ節腫脹は，悪性腫瘍のリンパ節への浸潤や転移によって，リンパ節の正常組織が破壊され，腫瘍細胞に置き換わる．反応性リンパ節腫脹では，サルコイドーシス（§5・23 参照）や関節リウマチ（§5・21 参照），全身性エリテマトーデスなどの慢性炎症によりリンパ節が腫脹する．

4・12・3　アセスメント

表在リンパ節が腫脹した場合には，触診や視診で観察

できる．深部にあるリンパ節の腫脹を確認するには，超音波やCTなどの画像検査が必要である．

a. 問　診　リンパ節腫脹を生じる疾患は，リンパ節腫脹以外の症状（随伴症状）を伴うことが多いため，随伴症状の問診も重要となる．また，感染の機会についても聴取する．

1）リンパ節腫脹の症状や経過
2）咽頭痛，咳嗽，腹痛などの局所の感染症状
3）発熱，倦怠感，体重減少などの全身症状（感染症や悪性腫瘍で生じることがある）
4）ネコなどのペットの飼育歴（トキソプラズマ），性行為（HIV，梅毒）など

b. 身体所見の観察

1）部　位
① 局所：腫脹が局所性である場合，腫脹部位が疾患との関連を考えるうえで重要となる．頸部のリンパ節腫脹は，上気道感染や齲歯（虫歯）などの頸部に近い部位の疾患により生じる．左鎖骨上窩リンパ節腫脹は，胃がんのリンパ節転移の場合があり，これを**ウィルヒョウ転移**という．
② 全身：悪性リンパ腫，急性白血病，固形腫瘍のリンパ節転移，細菌・ウイルス感染症など多くの疾患で生じる．

2）性状，大きさ
① 硬さ（弾力性）
② 可動性
③ 大きさ
④ 圧痛の有無
　感染性リンパ節腫脹では，圧痛を伴い，軟らかい腫脹のことが多い．悪性リンパ腫によるリンパ節腫脹は，大きく，圧痛がなく，弾力があり，可動性がある．固形腫瘍の転移によるリンパ節腫脹では，硬く可動性がない場合が多い（⇨ **コラム㉙**）．

c. 臨床検査

1）血液検査（腫瘍マーカーを含む）
2）X線検査
3）超音波検査
4）リンパ節生検：リンパ節生検は，生検針などを使って組織を採取するため，患者の侵襲が大きく，必要性やリスクを十分に考慮したうえで行われる．

コラム㉙　リンパ節腫脹に伴う随伴症状

　リンパ節腫脹の症状は，痛みなど腫脹したリンパ節周囲の症状に留まることが多い．しかし，リンパ節腫脹により周囲の血管などを圧迫し，別の症状をひき起こすことがある．上大静脈症候群は，上大静脈が腫瘤性病変により圧迫され，静脈還流（血液が静脈を経て心臓に戻ること）が障害されて生じる症候群である．上大静脈の閉塞により顔面や上肢の浮腫，頸静脈や上半身の静脈の怒張などをきたす．肺がんのリンパ節転移で多くみられるが，大動脈瘤や縦隔の良性腫瘍などでも起こる．また，骨盤内のリンパ節ががんの転移などで腫脹した場合，大腿静脈を圧迫し，静脈還流を妨げ，下肢の浮腫を生じさせることがある．

4・12・4 治療と看護のポイント

a. 治療 原因により治療方針が変わるため，リンパ節腫脹の原因の特定が重要である．特に，腫瘍性リンパ節腫脹かを早急に鑑別することが必要とされる．悪性リンパ腫や固形腫瘍の転移の場合，早期治療をしなければ命に関わるからである．検査結果が出るまでの数日間，抗菌剤を投与し，その反応を観察する場合もある．抗菌剤で縮小するようであれば細菌感染と考えてよい．

悪性腫瘍と診断された場合は，CT，PET，シンチグラフなどで全身への広がりを調べ，速やかに悪性腫瘍の進行度に合わせた治療が行われる（⇨ **コラム㉚**）．悪性リンパ腫や急性白血病の場合は，抗がん剤治療が中心となることが多い．

感染性や反応性リンパ節腫脹の場合にも，診断がされしだい，原疾患に対する治療を行う．

b. 看護 リンパ節腫脹自体に苦痛がない場合には，リンパ節腫脹に対する援助は必要ない．発熱などの随伴症状がある場合には，随伴症状を緩和する援助を行う．また，リンパ節腫脹のある患者のなかには，悪性腫瘍のような重篤な疾患かもしれないという不安を抱きながら診断までの期間を過ごす患者もいる．検査を受ける患者の心理的負担への対応も求められる．

> **コラム㉚ センチネルリンパ節**
> リンパ管はリンパ節で枝分かれしている．固形腫瘍でがん細胞がリンパ管を通じて最初に流れ着くリンパ節が**センチネルリンパ節**であり，乳がん治療で最初に提唱された考え方である．センチネルリンパ節を生検して転移がなければ，その先への転移がない可能性が高いと考え，リンパ節郭清を省略する術式につながる．

4・13 不整脈 arrhythmia

4・13・1 不整脈とは

心臓は洞結節（洞房結節）で発生する刺激が心筋内に伝わることにより収縮を繰返している（本シリーズ2巻, p.53参照）．

不整脈とは心臓の規則的な収縮（心拍動）のリズムが乱れた状態であり，心臓を収縮させる電気刺激の発生や伝導が乱れ，心拍数やリズムの規則性が失われた結果生じる症状である．

4・13・2 発生の仕組みと原因

a. 発生の仕組み 洞結節から発生する電気刺激が房室結節，ヒス束，心室内の右脚・左脚へと伝わる（伝導）一連の経路を**刺激伝導系**という（図4・16）．

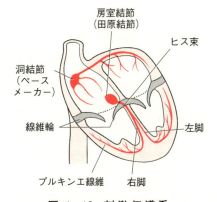

図4・16 刺激伝導系

表 4・22 刺激発生の異常およびリエントリーによる不整脈の概要と心電図波形の特徴

不整脈の種類と概要	心電図波形の特徴	心電図波形
●心房性期外収縮 (APC または PAC) 洞結節以外の心房のどこか1箇所から刺激が発生したことにより出現する脈である.	正常の洞性 P 波（▲）と異なる心房波（異所性 P 波 ★）が出現し，洞調律と同じ QRS 波を伴う.	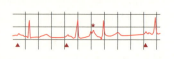
●心房細動 (AF または AFib) 心房内で1分間に約300〜600回の不規則な刺激が発生し，心房全体が小刻みに震え，心房の正しい収縮と拡張ができない状態である.	P 波がみられず，基線が不規則な f 波を示す. RR 間隔も不規則で，QRS 波は狭い. 脚ブロックや心室内変行伝導を伴う場合，QRS 波の幅が広くなる.	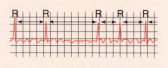
●心房粗動 (AFL) 心房の異常な電気刺激が規則正しく右心房内で旋回し，一定の頻度で心室に伝導する状態である.	のこぎりの歯のような形の F 波（●，鋸歯状波, 粗動波）が1分間に約250〜400回の頻度でみられ，その間に比較的等間隔で QRS 波がみられる. 何回かの F 波に対して1回心室に電気刺激が伝わると QRS 波がみられる. これを**房室伝導比**という.	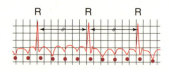
●心室性期外収縮 (VPC または PVC) 洞結節以外の心筋のどこか1箇所から刺激が発生したことにより出現する脈である.	先行する P 波を伴わない幅の広い QRS 波が出現する. 心室性期外収縮には，**代償休止期**がある場合とない場合があり，代償休止期がある場合は，期外収縮を除いた RR 間隔は通常の2倍になるが，ない場合は期外収縮が出現しても RR 間隔はほぼ同じである.	代償休止期なし 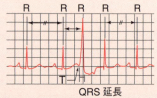 代償休止期あり
●上室頻拍 (WPW 症候群[†]) 房室結節より心房側で1分間に150〜250回程度の異常な刺激が発生して出現する頻拍である. WPW 症候群ではケント束とよばれる副伝導路が存在し頻拍が出現する.	P 波は確認できないことがあるが，QRS 波は幅の狭い波形である. WPW 症候群では，心室が早期に興奮することで**デルタ (Δ) 波**とよばれる特有の波形が心電図の P 波の後に現れる.	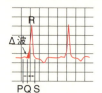
●心室頻拍 (VT) 心室を起源とする3連続以上の頻拍である.	先行する P 波を欠き幅の広い QRS 波（●，0.12 秒以上）が続き，心室性期外収縮が連続して起こっている状態. 心室頻拍が30秒以上持続する場合を**持続性心室頻拍**という.	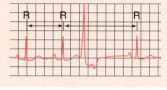
●心室細動 (VF) 心室内のあらゆるところから不規則な電気刺激が発生した状態で，心臓のポンプ機能は完全に失われ，心拍出量は0になる. 速やかに治療しなければ死に直結する最も危険な不整脈である.	P 波, QRS 波, T 波はなく，多様で不規則な波形が1分間に約150〜500回連続する.	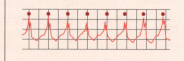

† **WPW 症候群**: Wolff-Parkinson-White syndrome（ウォルフ・パーキンソン・ホワイト症候群）

不整脈は刺激伝導系の電気刺激の発生（生成）または伝導の異常，および，リエントリーによって発生する．
1) 刺激発生（生成）の異常：洞結節以外の部位で刺激が発生することによって起こり，**異所性不整脈（異所性調律）**ともいう．
2) 刺激伝導の異常：刺激伝導が遅延または途絶する．
3) リエントリー：心筋に異常な電気伝導路（副伝導路）が形成され，リエントリー回路による電気刺激がぐるぐる旋回し続ける．

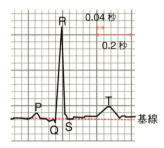

図 4・17 基本的な心電図の波形

b. おもな不整脈と概要

1) 刺激発生の異常による不整脈：おもな不整脈の心電図上の特徴を表 4・22 に示す．（基本的な心電図の波形を図 4・17 に示す．）
2) 刺激伝導の異常による不整脈：おもな不整脈の心電図上の特徴を表 4・23 に示す．

表 4・23　刺激伝導の異常による不整脈の概要と心電図波形の特徴

不整脈の種類と概要	心電図波形の特徴	心電図波形
● I 度房室ブロック 房室結節の伝導が遅延し，心房の刺激が心室へ伝わるのに時間がかかる状態	正常な PQ 間隔が 0.12～0.20 秒であるのに対し，0.21 秒以上に延長（*）する．	
● II 度房室ブロック 房室結節の伝導がときどき途絶し，心房の刺激が心室に伝導されない状態．ウェンケバッハ型（モピッツ I 型）とモピッツ II 型がある． ウェンケバッハ型は，房室結節の伝導時間が徐々に延長するのに対し，モピッツ II 型は，房室結節の伝導が突然途絶する．	ウェンケバッハ型：1 拍ごとに PQ 間隔が延長し（* → ** → ***），最終的には刺激伝導が途絶して QRS が脱落する（****）．QRS が脱落した直後の PQ 時間は QRS の脱落前よりも短くなる． モピッツ II 型：PQ 間隔は一定であるが，突然 QRS が脱落する（**）．	ウェンケバッハ型（モピッツ I 型） モピッツ II 型
● III 度房室ブロック 房室結合部で完全に伝導が途絶するものの，ブロック部位よりも下位の刺激伝導系が自動能を発揮して心房とは無関係に心室が調律を刻む状態．完全房室ブロックともいわれる．	P 波（▲）のみ，QRS 波（●）のみでは，それぞれ一定の周期で出現しているが，P 波と QRS 波の関係はバラバラである．	
● 右脚ブロック 右脚の刺激伝導系が遅延または途絶するため，左心室に比して右心室が遅れて興奮する状態	QRS 波の幅が 0.12 秒以上に広くなる．12 誘導の場合，V_1，V_2 で 2 回 R 波が出現し（rsR'），V_5，V_6 で幅の広い S 波が認められる．	V_1　R'　　V_6 r S　　　　qRs
● 左脚ブロック 左脚の刺激伝導系が遅延または途絶するため，右心室に比して左心室が遅れて興奮する状態	QRS 波の幅が 0.12 秒以上に広くなる．12 誘導の場合 V_5，V_6 で 2 回 R 波が出現し，V_1，V_2 で QS パターンまたは rS パターンとなる．	V_1　　　　V_6 QS　　　　R

表 4・24 刺激発生の異常による不整脈で考えられる疾患

不整脈の種類	考えられるおもな疾患
心房性期外収縮	心臓弁膜症
心房細動	心臓弁膜症，心不全，高血圧，甲状腺機能亢進症
心房粗動	心臓弁膜症，心筋炎
心室性期外収縮	心筋梗塞，心筋症
上室頻拍	WPW 症候群
心室頻拍	心筋梗塞，心筋症

表 4・25 刺激伝導の異常による不整脈で考えられる疾患

不整脈の種類	考えられるおもな疾患
Ⅰ度房室ブロック	下壁の心筋梗塞，迷走神経刺激
Ⅱ度・Ⅲ度房室ブロック	心筋梗塞，心筋炎，心サルコイドーシス，高カリウム血症
右脚ブロック	心房中隔欠損症，右室負荷
左脚ブロック	心筋梗塞，狭心症，心筋症

c. 考えられる疾患 不整脈は，期外収縮のように健常者にもしばしば認められるものや，心房細動のように加齢によって起こるものもあるが，心臓の器質的疾患などが原因となることが多い．

1）刺激発生の異常による不整脈（表 4・24）：洞結節以外で電気刺激が発生する疾患としては，心臓弁膜症や心筋梗塞，心筋炎，心不全などの心疾患が多い．また，心房細動のように高血圧や甲状腺機能亢進を基礎疾患として発生する不整脈もある．心房性期外収縮はそれ自体無害であるが，心房細動や持続性心室頻拍の"ひきがね"になることがあるため注意する．

2）刺激伝導の異常による不整脈（表 4・25）：電気刺激の伝導が遅延または途絶するのは，心筋梗塞，心筋症などの心疾患のほかに，Ⅰ度の房室ブロックを起こす迷走神経刺激やⅢ度の房室ブロックを起こす高カリウム血症などもある．

4・13・3 アセスメント

a. 問 診

1）不整脈に関する質問：不整脈の発生時間，持続時間・頻度，発症の仕方（労作時または安静時），誘因，随伴症状（動悸，失神・めまい，胸部の不快感・胸痛，息切れ・呼吸困難）などを確認する．

2）生 活 歴
　① 睡眠状況
　② 食生活・習慣
　③ 疲労・ストレス
　④ 仕事の状況
　⑤ 嗜好品の摂取：喫煙・飲酒の習慣，コーヒー

3）健 康 歴
　① 既往歴
　② 疾患と受けている治療
　③ 服薬中の薬剤

4）不整脈に対する患者の反応
　① 不整脈に対する受け止め
　② 不整脈が日常生活や社会的役割に及ぼす影響とその対処

b. 身体所見の観察 身体所見の観察は，脈拍，心拍，心電図モニターの観察が主となる．また，脈拍から考えられる不整脈の種類を意識しながら触診すること

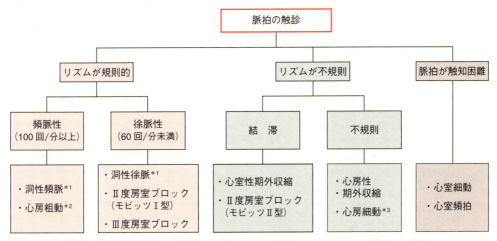

図 4・18 脈拍の観察から考えられる不整脈

*1 洞性不整脈（頻脈／徐脈）: P波の出現する間隔が変動するために起こる不整脈.
*2 必ずしも頻脈とは限らない． *3 リズムだけでなく，緊張度も不規則である．

が重要である（図 4・18）．必要に応じて，脈拍と心拍を同時に観察する（§2・3・2c 参照）．

1) 脈拍の触診: 脈拍の触診は，一般的には橈骨動脈で行うが，触知しにくい場合は頸動脈や大腿動脈で行う（§2・3・2 参照）．
   ① 脈拍の回数，リズム，結滞（⇨ コラム31）の有無
   ② 脈拍の緊張度
2) 心拍・心音の聴診
   ① 心拍の回数，リズム
   ② 心雑音の有無
3) 心電図モニターの観察
   ① 不整脈の有無と種類，発生時間，持続時間
   ② 自覚症状の訴えと心電図波形との関連
   ③ 12 誘導心電図

c. 臨 床 検 査

1) 心電図
2) 心臓カテーテル検査
3) 胸部 X 線検査
4) 血液検査

4・13・4 治療と看護のポイント

a. 治 療

1) 薬物療法: 抗不整脈剤
2) 電気的除細動
3) カテーテルアブレーション: WPW 症候群，心房細

コラム31 結 滞

結滞とは，規則正しいリズムで触れられていた脈拍が，1 つ欠けたように感じられることをいう．多くの場合は期外収縮のあるときにみられ，1 つの期外収縮から次の正常な収縮までの間が長いことにより起こる．II 度房室ブロックでも結滞として感じられる．

コラム32　心臓カテーテルアブレーション治療

心臓カテーテルアブレーション治療の対象となる頻脈性不整脈は，刺激伝導系の二つの異常（**リエントリー，異常自動能**）に大別される（下図）．

カテーテルを大腿もしくは肘の静脈から挿入して先端にある心電図を計測できる電極でリエントリー（副伝導路）や異常伝導路の場所を見つけて先端の電極から高周波電流を流して心臓の組織を焼灼し，異常電流が流れないようにする．

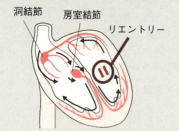

図　リエントリー（副伝導路）

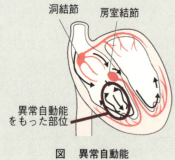

図　異常自動能

コラム33　洞機能不全症候群

洞結節の働きが悪くなるために起こる不整脈を**洞機能不全症候群**という．脈が遅くなるだけのものと，脈が遅くなると同時に脈が速くなる発作を伴うものがある．以下の三つに分類される〔ルーベンシュタイン（Rubenstein）分類〕．
① Ⅰ型：洞徐脈．50回/分以下になる．治療の必要のないことがほとんどだが，失神するなどの症状が出ると，ペースメーカー挿入の適応となることもある．
② Ⅱ型：洞停止または洞房ブロック．洞結節からの刺激が突然途絶したり，心房筋への伝導がブロックされたりする．
③ Ⅲ型：徐脈頻脈症候群．心房細動，心房粗動，発作性上室性頻拍などの頻拍と合併したもの．頻拍が停止するときに徐脈となり失神発作をきたすこともある．

動，心房粗動など（⇨ コラム32）．
4）ペースメーカー植込み術：房室ブロック，洞機能不全症候群（⇨ コラム33）
5）体外式ペースメーカー：急性心筋梗塞などで生じる一時的な房室ブロック

b. 看　護

1）日常生活の活動・労作の調整
2）薬物療法の援助
3）安静・安楽の確保
4）ストレスのコントロール

◆ **注意および緊急対応を要する不整脈** ◆

心電図モニターを監視し，以下の不整脈が出現した場合は医師に報告するとともに，必要に応じ，① 除細動器（AED），② 気道の確保・酸素療法，③ 静脈確保と医師の指示による与薬などの対処を行う．

[注意を要する不整脈]
① 心房細動：脳梗塞の原因になる．
② 心房粗動：1対1の房室伝導（下波が心室にすべて伝導）になると失神発作，心不全，狭心症の原因となる．
③ 心室性期外収縮：多源性の期外収縮やR on T波形（心室期外収縮のR波が先行するT波に重なったもの）を示す場合，心室頻拍に移行する場合がある．
④ 心室頻拍：心室細動に移行する原因になる．

[緊急対応を要する不整脈]　突然死の原因になる．
① Ⅱ度房室ブロック（モビッツⅡ型）
② Ⅲ度房室ブロック
③ 心室細動
④ 左脚ブロック

4・14　呼吸困難　dyspnea

4・14・1　呼吸困難とは

呼吸困難とは，呼吸をするのに苦痛を伴い努力が必要な状態をさす．呼吸困難（息苦しさ）は，自覚的な感覚・症状であり，呼吸困難を訴えた場合に，必ずしも呼吸不全（低酸素血症）を伴うとは限らない．呼吸困難の発症には，生理的，心理的，社会的，環境的要因が関連する．逆に呼吸不全があっても呼吸困難を感じない場合もある．

4・14・2 発症の仕組みと原因

呼吸に関する中枢は延髄にあり，無意識的（不随意的）に調節されている（図4・19）．また，大脳皮質からの指令により，意識的に呼吸を調節することもできる．肺胞には伸展受容器があり，延髄に情報が送られると吸気・呼気の反射を起こす．また，血中の酸素濃度や二酸化炭素濃度の情報は頸動脈や大動脈にある化学受容器により感知され，延髄に伝えられ，呼吸運動の調節が行われる．

呼吸困難は，① 動脈血中の酸素分圧や二酸化炭素分圧の変化を感知する化学受容器を介して，または，② 気道，肺，呼吸筋における異常を神経を介して，延髄の呼吸中枢の活動性が亢進することにより生じる．さらに，

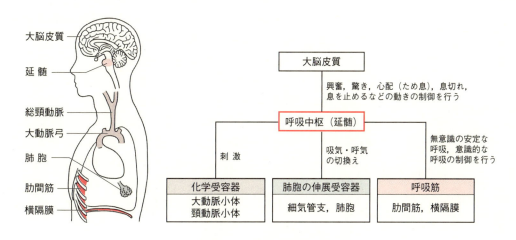

図 4・19 呼吸の仕組み

表 4・26 呼吸困難を生じる疾患

分 類	疾 患
突発性・発作性	① 気道・肺の病変: 気管支喘息，気管支異物や窒息 ② 胸郭・胸膜の病変: 気胸 ③ 心・肺血管の病変: 急性心筋梗塞，狭心症，急性肺塞栓症，慢性心不全の急性増悪 ④ その他の病変: 過換気症候群
急性・進行性	① 気道・肺の病変: 肺炎，間質性肺炎，肺水腫，急性呼吸促迫症候群（ARDS[†1]），肺がん，慢性閉塞性肺疾患（COPD[†2]）の急性増悪 ② 胸郭・胸膜の病変: 胸水貯留 ③ 心・肺血管の病変: 急性心不全 ④ その他の病変: 糖尿病性ケトアシドーシス
慢 性	① 気道・肺の病変: 慢性閉塞性肺疾患，気管支拡張症，肺線維症 ② 心・肺血管病変: うっ血性心不全 ③ その他: 貧血，甲状腺機能亢進症，筋力低下

[†1] **ARDS**: acute respiratory distress syndrome（急性呼吸窮迫症候群）
[†2] **COPD**: chronic obstructive pulmonary disease（慢性閉塞性肺疾患）

③ 心理的変化や精神的緊張により呼吸困難と感じる場合もある．

呼吸困難は，気道・肺，胸郭・胸膜，心臓・肺の血管，その他の病変に伴い発生する．症状の発現の仕方により，**突発性・発作性，急性・進行性，慢性**に分類する（表 4・26）．

4・14・3 アセスメント

呼吸困難の原因は呼吸器にあるとは限らない．心疾患や心因性の要因が原因となり，呼吸困難を生じる場合もある．そのため，アセスメントは呼吸器に限らず身体全体を幅広く行う必要がある．

a. 問　診

1) 呼吸困難の程度：呼吸困難の程度を分類する方法として**フレッチャー・ヒュー・ジョーンズ（Fletcher-Hugh-Jones）分類**が用いられる（表 4・27）．
2) 発症の仕方（突発性，急性，慢性）
3) 起こりやすい時間帯：就寝時の呼吸困難は，気管支喘息や左心不全による肺水腫が考えられる．
4) 起こりやすい体位：左心不全や気管支喘息では臥位で呼吸困難が生じ，起坐呼吸で軽減する．片側の気胸や胸水では，患側を上側にした場合に呼吸困難が生じる．
5) 胸　痛：心筋梗塞や大動脈解離，気胸が考えられる．
6) 咳嗽や喀痰を誘発する要因：喫煙，換気不良，大気汚染
7) 既往歴や生活歴
8) 精神症状：睡眠障害，呼吸困難による不安など

b. 身体所見の観察

1) 呼　吸：数や深さ，リズム，喘鳴の有無，鼻翼呼吸，呼吸数増加は重症度の判断に重要である．リズムの異常には，**チェーンストークス呼吸やビオー呼吸**などがある．
2) 脈拍・血圧：不整脈の有無，血圧の変動
3) 体温
4) 胸部の聴診：呼吸音の減弱，呼気の延長，副雑音の有無
5) 呼気臭，チアノーゼ，頸静脈怒張（⇨ コラム34），ばち状指（⇨ コラム35），胸郭の変形など

c. 臨 床 検 査

1) 胸部 X 線検査（単純撮影，胸部 CT）

表 4・27　フレッチャー・ヒュー・ジョーンズ分類

段階	状　態
Ⅰ	同年齢の健常者と同様の労作ができ，歩行や階段昇降も健常者並みにできる．
Ⅱ	同年齢の健常者と同様に歩行できるが，坂道や階段は健常者並みには歩行できない．
Ⅲ	平地でも健常者なみに歩けないが自分のペースなら 1.6 km（1 マイル）以上歩ける．
Ⅳ	休み休みでなければ 50 m 以上歩けない．
Ⅴ	会話や着替え時にも息切れがする．息切れのため外出できない．

コラム34　頸静脈怒張

静脈怒張とは，体表にある静脈が膨らみとなって観察される状態をさし，静脈のうっ滞を示している．体表にあるどの静脈も怒張する（たとえば採血の際に駆血帯で上腕を締めて静脈を怒張させる）が，臨床的には**頸静脈怒張**が重要である．体循環を経た血液は大静脈を経て右心に戻り，肺循環に送られる．右心不全などにより右心から肺循環に血液を送り出す機能が低下すると，末梢の静脈がうっ滞し，頸静脈怒張が生じる．

コラム35　ばち状指

手指の末梢が腫大し，太鼓のばちのように変形した状態をさす．爪と皮膚の角度が大きくなり，爪が手掌側に弯曲する．発生機序ははっきりしないが，低酸素血症が原因と考えられ，肺がんなどの呼吸器疾患で生じることが多い．

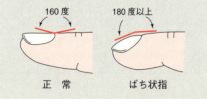

2) 動脈血ガス分析
3) 血液検査: 白血球数, CRP
4) 心電図
5) 心臓超音波検査
6) 気管支鏡検査
7) 肺換気機能検査 (スパイロメトリー)

4・14・4 治療と看護のポイント

a. 治 療 急激な呼吸困難は, 命に関わることもあるため, 以下の対応を迅速に行う.
1) 救急処置 (気道, 呼吸, 循環の確保など)
2) 酸素投与 (低酸素血症やチアノーゼがある場合):
   ただし, 慢性閉塞性肺疾患 (COPD) の場合, 酸素の投与により高二酸化炭素血症による CO_2 ナルコーシス (中枢神経障害, ⇨ コラム 36) をひき起こす恐れがあるため, 安易に高濃度の酸素投与を行わない.
3) 人工呼吸器 (自発呼吸がない場合や酸素投与を行っても低酸素血症が改善されない場合)
4) 呼吸困難の原因となる疾患に対する治療

b. 看 護
1) 治療に伴う呼吸状態の管理
2) 安静・安楽な体位: 起坐位などの安楽な体位をとり, 酸素消費量を減らす.
3) 不安の軽減: 呼吸困難は, 死を連想させ, 不安を伴うものであるため, 患者の訴えを傾聴し, 不安な気持ちに寄り添う.

コラム 36 CO_2 ナルコーシス

高二酸化炭素血症によって意識障害などの中枢神経系の障害を呈した状態をいう. 代表的な症状には, 意識障害, 自発呼吸の減弱, 呼吸性アシドーシス (血液が異常に酸性になること) がある. 慢性閉塞性肺疾患 (COPD) の患者は, 肺胞のガス交換が不十分となり, 高二酸化炭素血症を生じやすい. このような患者に高濃度の酸素を投与すると, 呼吸中枢が換気を減らすように働き, 二酸化炭素が血中に蓄積されやすくなり, CO_2 ナルコーシスをひき起こしやすくなる. 放置すると呼吸停止, 死亡に至る場合もある重篤な症状である.

4・15 咳嗽, 喀痰 cough, sputum

4・15・1 咳嗽, 喀痰とは

咳嗽は咳またはせき込むことをいい, 気道内の異物や分泌物を除去するための生体防御反応である. **喀痰**は痰を吐くこと, または吐いた痰のことをいい, 気管支腺などの呼吸器系器官からの分泌物である. 痰を伴う咳嗽を**湿性咳嗽**, 痰を伴わない咳嗽を**乾性咳嗽**という.

4・15・2 発症の仕組みと原因

a. 咳 嗽 咽頭や気管に異物や分泌物などの刺激が加わると, 末梢神経から迷走神経などを経て求心性

（末梢の神経興奮を中枢に伝達する経路）に延髄の咳中枢の興奮をもたらす．延髄の咳中枢から脊髄神経，迷走神経を通して遠心性（中枢の神経興奮を末梢に伝達する経路）に肋間神経，横隔膜神経へ興奮が伝わる．延髄咳中枢の興奮により，同時に深い吸気が起こる．咳中枢からの神経伝達により声門が閉鎖され，胸壁や腹部の呼気筋が収縮する．続いて一気に声門を開き，爆発的に強い呼気が排出される．この一連の経路は，反射として起こる（**咳嗽反射**）．

また，延髄の咳中枢は大脳皮質にもつながっており，随意的に咳嗽を生じさせることもできる．

b．喀痰　気道粘膜は，常に，気管支腺から分泌される粘液により表面を覆われている．分泌される粘液の量は1日に80〜100 mLにもなるが，9割以上は気道壁から吸収されるか無意識に喉頭から消化管へ嚥下されている（図4・20）．そのため健康な状態では，痰として自覚することはほとんどない．しかし，気道の炎症や感染などにより分泌物が過剰に増えたり，粘性が高まり気道に停滞したりすると，痰として自覚される．通常，咳嗽とともに喀痰として排出される．

c．咳嗽や喀痰を生じる疾患　咳嗽や喀痰の性状や

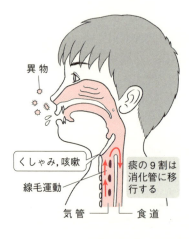
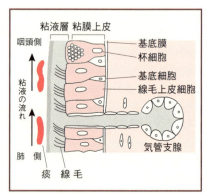

図 4・20　喀痰排出の仕組み
気道を通して入った異物は気管粘膜上皮の粘液内に取込まれ，線毛運動によって咽頭側に運ばれる．普通，痰の9割は気づかないうちに嚥下されて消化管に移行する．

表 4・28　咳嗽や喀痰を生じる疾患

	急性咳嗽（急激に発症し3週間未満で治る）	遷延性，慢性咳嗽（3週間以上持続）
湿性咳嗽	細菌性肺炎，急性気管支炎，喘息，慢性閉塞性肺疾患の急性増悪，急性鼻腔・副鼻腔疾患，誤嚥，うっ血性心不全など	慢性気管支炎，慢性閉塞性肺疾患，気管支拡張症，肺がん，肺結核など
乾性咳嗽	風邪症候群（感冒），気道感染（ウイルス，マイコプラズマなど），インフルエンザ，喘息，肺塞栓など	咳喘息，アトピー喘息，百日咳，間質性肺炎，結核，肺がん，胃食道逆流症など

持続期間により，原因となる疾患を絞り込むことができる（表4・28）．また，喀痰の性状によって疾患を特定できる場合もある．細菌性肺炎では，**膿性痰**（黄色または緑色の痰）となり，肺水腫や肺うっ血では，**漿液性痰**（水様で透明の痰）や**泡沫性痰**（透明もしくは血球成分が混入したピンク色の泡立った痰）となる．**血性痰**の場合，肺がんや肺結核などが考えられる．

4・15・3 アセスメント

　咳嗽や喀痰は，呼吸器系の症状として最もよくみられる．原因は多岐にわたるため，咳嗽や喀痰の性状だけでなく，他の症状の有無についても把握する必要がある．

a. 問　診

1）咳嗽・喀痰の性状，量，持続期間，起こりやすい時間帯
2）自覚症状：呼吸困難，息切れ，疲労感，胸痛
3）咳嗽や喀痰を誘発する要因：喫煙，換気不良，大気汚染，姿勢
4）睡眠障害
5）呼吸困難に対する不安

b. 身体所見の観察

1）呼　吸：呼吸数や深さ，リズム，喘鳴の有無
2）脈・血圧：不整脈の有無，血圧の変動状況
3）体　温：発熱
4）胸部の聴診：呼吸音の減弱，呼気の延長，副雑音の有無
5）チアノーゼ，頸静脈怒張，ばち状指の有無

c. 臨床検査

1）胸部X線撮影，CT
2）血液検査：白血球数，CRP
3）動脈血ガス分析
4）喀痰の培養検査，病理検査
5）肺換気機能検査（スパイロメトリー）
6）心電図
7）心臓超音波検査
8）気管支鏡検査

4・15・4 治療と看護のポイント

a. 治　療

1）薬物療法：頻繁な咳嗽は苦痛を伴う．呼吸困難を自

覚し，安眠が妨げられたり体力を消耗する．そのため咳嗽による苦痛が強い場合には，**鎮咳剤**（基本的に咳中枢に作用する）を用いて咳嗽を減らすことがある．

しかし，咳嗽は，気道内の異物や分泌物を排出する生体防衛反応であるため，症状を抑えることで原因疾患が悪化する可能性も考慮しなければならない．鎮咳剤を用い，咳嗽反射が鈍化し痰が貯留することにより，気道の抵抗を高め呼吸に努力を要するようになったり，無気肺や感染をひき起こしたりする．そのため，鎮咳剤の使用は明らかな上気道炎だけにとどめることが勧告されている．

湿性咳嗽に対して，鎮咳剤だけでなく**呼吸理学療法**（呼吸リハビリテーション）や**吸入療法**などの痰の喀出を促すケアが有効である．また，**去痰剤・気管支拡張剤**や吸入療法により，痰の生成を減らしたり，粘性を低めたりし，痰を喀出しやすくする．

2）呼吸理学療法：痰の喀出が困難な場合には，次のような呼吸理学療法が行われる．

① **体位ドレナージ**：痰が貯留している部位が上向きになる体位をとり，重力により中枢気道へ痰を移動させる方法
② **ハッフィング**：ハッハッと息を短く強く吐くことで，痰を末梢から中枢気道に移動させる方法
③ **スクイージング**：介助者が，痰が貯留している部位の胸郭に手を当て，呼気に合わせて絞り込むように圧迫することで，痰を末梢から中枢気道に移動させる方法

3）喀痰吸引（⇨ コラム **37**）：痰などの分泌物を吸引装置を使って排出させる方法であり，自力で痰の喀出が困難な患者に行われる．直径数ミリ程度のストロー状の柔らかいチューブ（**吸引カテーテル**）を患者の鼻や口などから気道に挿入し，気道内に貯留した分泌物や異物を直接吸引する．吸引カテーテルが届かない範囲の分泌物は吸引できないため，あらかじめ呼吸理学療法を用いて中枢気道へ分泌物を移動させておくと効果的である．喀痰吸引は，患者の苦痛が強い処置であり，低酸素血症をひき起こしたり，カテーテルにより気道粘膜が傷つくリスクもあるため，実施は必要最小限とする．

コラム37 介護職員の喀痰吸引

喀痰吸引は，法的には医師・歯科医師や医師の指示を受けた看護師しか実施できない医療行為（あるいは診療の補助行為）であるとみなされ，一部の例外を除いて介護職員は実施できなかった．しかし，喀痰吸引を日常的に必要とする人は，在宅や高齢者施設（介護老人保健施設や特別養護老人ホームなど）などで数多く生活しており，日常生活を援助する介護福祉士やホームヘルパーなどの介護職員が喀痰吸引を実施できるように法律を整備することが望まれてきた．そこで2012年に"社会福祉士及び介護福祉士法"が改正され，研修受講などの一定の条件を満たせば介護職員も喀痰吸引（口腔内・鼻腔内・気管カニューレ内部に限る）を実施できるようになった．

b. 看 護 咳嗽が感染症による場合，周囲へ感染を拡大させてしまう恐れがある．インフルエンザなどは，咳嗽やくしゃみによる飛沫中に含まれるウイルスを吸い込むことで感染する（**飛沫感染**，§1・3参照）．そのため，咳嗽がある場合には，マスクをする，袖やティッシュで口を防ぐなどの対応（咳エチケット）が必要である．

4・16 下 痢 diarrhea

4・16・1 下 痢 と は

便の水分量が多くなり，水様または泥状の便を排泄することを**下痢**という．

通常，成人の排便量は1日当たり約150 gで，便中の水分量は約75〜80 % である．便の水分量が80〜90 % となると**泥状便**，90 % 以上となると**水様便**となる．1日の便中の水分量が200 mL 以上（または，1日の便の重量が200 g 以上）の状態を下痢という．

便の性状を分類した**ブリストル便性状スケール**（p.68，表3・17参照）では，"タイプ6（形のない泥のような便）"と"タイプ7（水のような便）"が下痢に

◆ 緊急対応を要する咳嗽・喀痰 ◆

強く持続した咳嗽や痰の量や性状の異常に伴い，**低酸素血症（呼吸不全）**が生じていないかを注意する必要がある．呼吸は生命維持に欠かせない機能であるため，呼吸の確保は，循環とならび救急処置の基本となる．酸素飽和度の低下，呼吸困難，呼吸数の増加などの低酸素血症を疑わせる症状を呈した場合には，速やかな対処が必要である（§4・14 参照）

また，気管や気管支，肺などの呼吸器系器官から出血した場合に，咳嗽とともに口や鼻から血液を喀出することがある（**喀血**）．喀血の原因としては，肺がん，肺結核，非結核性抗酸菌症，肺炎などがある．大量の喀血は，窒息の危険があるため，呼吸状態が維持されるよう，止血などの緊急の対処が必要になる．

表 4・29 下痢の分類別にみた発生の仕組みと考えられるおもな原因

分　類		浸透圧性下痢	滲出性下痢	分泌性下痢	腸管の運動異常による下痢	
					腸管の運動亢進	腸管の運動低下
発生の仕組み		腸管内の高浸透圧性物質が，多量の水分を腸管に引き込む．	腸管の炎症によって腸管壁の透過性が亢進し，多量の滲出液が腸管内に出る．	腸液の分泌が亢進する．	消化物が急速に腸管内を通過することにより，吸収障害が生じる．	消化物から増殖した細菌により，脂肪や水分の吸収障害が生じる．
考えられるおもな原因	急性	薬剤性（塩類下剤，抗菌剤など）	細菌性大腸炎，ウイルス性大腸炎，虚血性大腸炎など	エンテロトキシン（コレラ菌，赤痢菌，黄色ブドウ球菌，腸管出血性大腸菌など）による感染性腸炎	—	—
	慢性	吸収不良症候群（乳糖不耐性，慢性膵炎，輸入脚症候群†など）	炎症性腸疾患（潰瘍性大腸炎，クローン病など），大腸がん，腸結核，放射線性腸炎など	難治性消化性潰瘍	過敏性腸症候群，甲状腺機能亢進症など	糖尿病，強皮症など

† **輸入脚症候群**: 胃の切除後，ビルロートⅡ法（残胃と空腸を吻合）で再建した場合に，空腸の輸入脚に胆汁や膵液が貯留し，炎症が生じた状態．

相当する．なお，排便回数は個人差が大きく，単に排便回数が増加するだけでは下痢とはいわない．

4・16・2　発生の仕組みと原因

消化管に流入する水分量は1日当たり約9Lであり，そのほとんどが小腸と大腸で吸収される．下痢の原因となる腸管の部位によって，① **小腸性下痢**，② **大腸性下痢**に分類される．

小腸性下痢は，食べ過ぎや飲み過ぎ，腹部の冷え過ぎなどによって消化管粘膜の機能が低下し，小腸で水分を吸収できなくなるために起こる．大腸には腸内細菌が多数存在し，食物の残渣物を腐敗，発酵させて便を形成する．大腸性下痢は，細菌やウイルスなどにより大腸に炎症が生じたり，蠕動運動が活発になり過ぎたりすることが原因で起こる．

また，下痢の発生の仕組みに着目した分類として，① **浸透圧性下痢**，② **滲出性下痢**，③ **分泌性下痢**，④ **腸管運動異常による下痢**に区分される．下痢の出現状況によってそれぞれ**急性**と**慢性**に分けられる．下痢の分類と，それぞれに考えられるおもな原因を**表4・29**に示す．

上記のほかに，精神的なストレスによって腸管の働きに異常が生じ，下痢になる**ストレス性の下痢**もある（⇨ **コラム38**）．

4・16・3　アセスメント

a. 問　診
1）現病歴（下痢が発生した時期と経過）
2）既往歴
3）現在服用している薬剤
4）食事に関する情報
5）下痢以外の自覚症状

b. 身体所見の観察
1）バイタルサイン
2）排便状況

①排便回数：正常な排便回数は1日に1～3回程度であるが，下痢の場合は排便の間隔が短くなる．腸管の炎症性疾患が原因の下痢は，頻繁に便意を催すが排便のない**しぶり腹**（テネスムス，⇨ **コラム39**）

コラム38　過敏性腸症候群

主として大腸の運動や分泌機能の異常によって起こる病態の総称．消化管の検査を行っても器質的病変は認められないが，便通異常（下痢や便秘），腹痛および腹部不快感が慢性的あるいは再発性に持続する機能性消化管疾患である．症状の現れ方によって，**不安定型**，**慢性下痢型**，**分泌型**，**ガス型**に分けられる．**ストレス**とも関連する．

原因として，腸の運動を調節する自律神経活動の異常により，大腸と小腸の蠕動運動異常が生じる．近年，神経伝達物質のひとつである**セロトニン**が腸運動に関係していることが指摘されている．腸のセロトニン分泌が亢進すると腸の蠕動運動に異常が生じ，腹部不快感，下痢，腹痛などの症状が現れる．

ストレスが原因となっている場合は，自律神経失調症の治療として，消化管の薬物治療のほかに，精神的なコンサルテーションが必要である．食生活の乱れが原因となっているときは，暴飲暴食，喫煙，多量の飲酒を避けるなどの食生活の改善が必要である．薬物療法としてはセロトニン5-HT$_3$受容体拮抗剤，抗コリン剤，消化管運動調整剤，高分子重合体，乳酸菌製剤，下剤，漢方薬などを症状によって投与する．

コラム39　しぶり腹

頻繁に便意を催すのに排便がない，または少量ずつしか排便しない状態をいう．**テネスムス**，**裏急後重**ともいう．正常な排便反射は直腸の刺激により制御されているが，しぶり腹では腸管の炎症などによって排便反射が生じるため，腸管内に便塊がないのに便意を催す．

しぶり腹が起こる原因疾患としては，潰瘍性大腸炎，赤痢など腸管の炎症による疾患が代表的である．

がみられることもある.

② 便の性状: ブリストルスケール (p.68, 表3・17 参照) などを用いて判定する.

③ 便の色: 正常な便は, 胆汁色素 (ビリルビン) によって黄褐色に着色されているが, 下痢の原因によっては変色した便がみられることがある. 便の色が白色がかっている下痢は, 肝臓でのビリルビンの代謝異常や胆汁の排泄障害が考えられる. また, 直腸から肛門部周辺にかけての消化管出血では鮮血が混入し, 炎症性腸疾患では粘血便を伴う. 胃・十二指腸から上部の器官で出血すると, 血液中のヘモグロビンが胃酸により黒色に変色し, これが便に混じって黒色便 (タール便) の軟便, または下痢になる.

④ 便のにおい

⑤ 便の量: 水分の吸収障害が原因の小腸性下痢では, 一時的に多量の水様便が出る. 大腸性下痢では量はそれほど増えない.

3) 腹部症状の観察

① 腹痛の有無: 大腸性下痢では腹痛を伴うことが多い.

② 腹部膨満の有無

③ 腸蠕動音: 腸管運動の低下による下痢以外の場合は, 腸蠕動音が亢進することが多い.

4) 下痢以外に着目すべき症状 (随伴症状)

① 悪心, 嘔吐の有無

② 脱水症状の有無など

c. 臨 床 検 査

1) 血液検査

2) 便検査

3) 腹部超音波検査

4) 腹部 X 線撮影, CT

5) MRI 検査

4・16・4 治療と看護のポイント

a. 治 療

1) 原因となる疾患に対する治療

2) 対症療法

① 止痢剤・整腸剤の投与: 細菌感染による下痢に対

しては，止瀉剤や腸管運動抑制剤の投与によって病原体の体外排出が遅延するため，原則として禁忌である．

② **輸液**（水分・栄養補給，電解質補正など）：腸管での水分吸収機能が障害され，脱水が生じやすいため，1日の水分出納を観察する．大量の下痢や下痢が長引く場合では，ナトリウム，カリウム，クロールなど腸液に多く含まれる電解質が喪失されやすいので，特に低カリウム血症，代謝性アシドーシスに注意する．

③ 随伴症状に対する治療・緩和

④ 食事療法：急性の下痢では腸管を休めるために絶食とし，症状の改善に合わせて流動食，粥食などの消化吸収しやすい食事を少量ずつ再開していく．慢性の下痢では，香辛料や発泡性の飲料などの刺激物を控え，食物繊維の少ない低残渣食などで腸管への負担を軽減する．

b. 看　護

1）安　静：頻回の下痢や随伴症状によって体力が消耗し，不眠などのストレス症状が生じやすい．できるだけ安静を図ることのできるように，日常生活援助や環境整備を行う．

2）皮膚の清潔保持：アルカリ性の腸液を含んだ下痢を繰返し排泄することによって，肛門周辺の皮膚にびらんが生じやすくなる．おむつを使用している場合，慢性の下痢は仙骨部を中心とした褥瘡の要因ともなりうるため，周辺の皮膚を清潔に保つ必要がある．

3）感染予防：感染性下痢の場合は，排泄物の処理や手指消毒に特に注意し，感染の拡大を予防する．

◆ **緊急対応を要する下剤** ◆
　下血や強い腹痛を伴う下痢，脱水症状がみられる場合など

4・17　便　秘 constipation

4・17・1 便 秘 と は

　大便の排泄が困難になり，身体的な苦痛を伴った状態を**便秘**という．① 排便回数の減少，② 1回の排便量の減少，③ 便の性状（兎糞状など）の変化，④ 排便困難，⑤ 残便感，⑥ 排ガス量の変化，などを自覚した状態をいう．

4・17 便 秘 159

表 4・30 便 秘 の 種 類

	発 生 機 序	原因・疾患
機能性便秘	① 腸の蠕動運動の低下（弛緩性便秘） ② 腸管のけいれん（けいれん性便秘） ③ 排便反射の低下（直腸性便秘）	食物繊維の摂取不足，水分の摂取不足，ストレス，過敏性腸症候群など
器質性便秘	腸管の構造の障害（狭窄，閉塞，腫瘍）	大腸がん，ポリープ，イレウス，大腸炎，内痔核，瘻孔
症候性便秘	腸管以外の臓器・組織の疾病に伴う便秘	甲状腺機能障害，糖尿病，パーキンソン病など
薬物性便秘	薬物の服用に伴う便秘	Ca 拮抗剤（血圧降下剤），鎮痛剤，抗うつ剤，降圧剤，抗コリン剤，パーキンソン病治療薬

4・17・2 発生の仕組みと原因

便秘は，腸管の内容物が腸管内に長時間停滞し，水分が吸収されたために起こる（便の生成過程は §3・4 参照）．

便秘を起こす原因としては，

① 食事（食物繊維が便の量に関係する）

② 腸管内での便の移動（便の腸管内での停滞）

③ 便を排泄する腸の構造的変化

が関係する．

発生機序と原因に着目した便秘の種類（分類）を表 4・30 に示す．

便秘の症状の時間的な出現状況により，① **急性便秘**，② **慢性便秘**に大別される．急性便秘の場合は，イレウス（腸閉塞）や大腸がんが原因疾患として考えられ，迅速な対応が必要とされる．

4・17・3 アセスメント

a. 問 診

1）排便回数（1 日当たり，1 週間当たり）

2）発症の時期と経過

3）便の性状（便の硬さ・太さ，兎糞状・泥状，血便を伴うか）

4）排便痛，排便の困難さ

5）腹部膨満感，残便感，悪心などの症状の有無

6）腹痛の有無と状況（肩や背中への放散痛を伴うこともある．）

7）日常生活（食事は定期的か，食事の内容，水分の摂取状況）

8）内服薬（止痢剤，緩下剤など）の使用

b. 身体所見の観察

1）腹部の視診（腹部膨満など）
2）聴診による腸の蠕動音（グル音）の聴取
3）打診
4）触診による圧痛
5）直腸診による残便の性状の確認
を行う．

　腹部のフィジカルアセスメントは，打診や触診を実施することにより腸蠕動を促進する可能性があるので，視診→聴診→打診→触診の順で行う．

　① 聴診により蠕動音の聴こえる回数（通常は，10〜15秒ごとで1分間に6〜15回程度）が亢進している場合は，**腸管癒着**や**腸管狭窄**が考えられる．腸の蠕動音が1分以上聞き取れないときには**イレウス**が考えられる．
　② 打診により，鼓音（ポンポンという音）でガス量を把握する．便が貯留している部位は濁音となる．
　③ 触診で，圧痛の有無を確認する．

c. 判断基準　　便秘の判断基準は以下のとおりである．

　● 排便頻度が週3回未満で，便が硬く，排便が困難であり，残便感がある．

4・17・4　治療と看護のポイント

a. 治療

1）薬物療法：便秘の原因によって，投与される薬剤は異なる．

　① 器質性便秘：下剤の効果はなく，薬物療法の適用にならない．下剤の服用はイレウスや腸管破裂のリスクとなる．
　② 弛緩性便秘：内服タイプの下剤（塩類下剤，膨張性下剤，大腸刺激性下剤など）が投与される．
　③ 直腸性便秘：直腸を直接刺激する坐剤タイプの下剤が投与される．

2）浣腸：内服の下剤や坐剤が無効の場合に，**浣腸**（グリセリン）が行われる．
　ただし，① 腸管内出血のある患者，② 全身衰弱の

強い患者，③ 急性腹症（激しい腹痛，悪心，嘔吐の症状が出現），④ 下部消化管術後直後の患者には，浣腸は禁忌である．

3) 生活習慣の改善：生活習慣などを見直して，そのうえで下剤（薬物療法）を検討する．

① 食事指導（腸内環境を整え，排便を促す食品の摂取）

・食物繊維を多く含む食品（ゴボウ，いも類，きのこ類など）を摂取し，便の量を増やす．

・腸の蠕動運動を促進する食品（トウガラシ，ニンニク，オリーブ油，タマネギなど）の摂取

・便を軟らかくする食品（海藻類，コンニャク，リンゴ，バナナなど）の摂取

・腸内細菌を整える食品（ヨーグルト，納豆，チーズなど）の摂取

・便の排泄を促進する食品（オリーブ油）の摂取

② 水分の摂取

③ 排便習慣の見直し：排便姿勢，定期的な排便，便意を我慢しないなど

④ 摘 便：患者にとって，摘便は尊厳を傷つけられる行為であるので，摘便をできるだけ行わないケアが重要である（⇨ コラム40）．

b. 看 護

1) 機能性便秘への対応：おもな原因は，① 水分不足，② 運動不足，③ 環境の変化である．水分摂取を促す，離床やリハビリの推進，腹部マッサージの指導などを行う．

便の腸内での停滞時間，便の性状などに影響を与える腸内環境を整える．

・腸内に存在する腸内細菌叢は，ストレスによって容易に乱れる．

・長期間にわたって静脈栄養を施行している患者は，腸内細菌叢が乱れる．

・経管栄養を行っている患者は，食物繊維が不足し腸内環境が変化する．

2) 排便を促すため下剤を投与された患者の観察とケア：下剤の効果を把握するために，下剤投与後の便の性状などを観察し，排便コントロールを行う（下剤による反応性の下痢を見分け，不必要な止痢剤の投与を防ぎ，繰返される下痢と便秘を防ぐ）．

コラム40 摘 便

摘便は，自然排便の難しいときに，肛門から指を入れ便を摘出する医療行為である．

◆ 緊急対応を要する便秘 ◆

① 強い腹痛や嘔吐を伴う．
② 便に血液や粘液が混じっている．
③ 形の整った便が出なくなる．

4・18 食欲不振 anorexia

4・18・1 食欲不振とは

食欲不振とは，食に対する意欲が減退し，必要な量の食事を摂取できない状態をいう．

4・18・2 発生の仕組みと原因

食欲は視床下部外側野にある摂食中枢が刺激されることによって促進され，視床下部腹側内側核への刺激によって抑制される．**摂食中枢**を刺激する情報としては，エネルギー代謝に伴って生じる血中遊離脂肪酸の増加，肝グリコーゲン量の減少，血糖値の低下，胃内容物の減少などがあるが，それらに加えて人の場合には，習慣，嗜好，視覚・嗅覚刺激なども影響を与える．食欲不振は，この摂食中枢への刺激伝導系に障害がある場合に生じる．

食欲不振を誘発するおもな原因として，以下の要因が考えられる．

1) 疾 患: 胃潰瘍，胃がん，肝炎，腸炎，がん悪液質（⇨ コラム**41**），嚥下機能障害，認知症，甲状腺機能低下症，腎不全，感冒，味覚・嗅覚障害，便秘症，口内炎，齲歯，うつ病，薬物依存症，摂食障害（⇨ コラム**42**）など

2) 精神的ストレス: 食習慣・食環境の変化（入院，転院，食事制限など），情動の変化（不安，不快感，悲しみ，興奮など），経済的問題など

3) 不規則な生活習慣

4) 薬物の副作用: 化学療法，解熱剤，抗菌剤，鎮咳去痰剤など

5) 加 齢: 消化機能の減退，唾液分泌の低下，活動量の低下など

6) その他: 発熱，疼痛，倦怠感，疲労，妊娠悪阻（⇨ コラム**43**）など

4・18・3 アセスメント

a. 問 診

1) 現病歴（食欲不振が発生した時期と経過）
2) 既往歴
3) 食事状況
 ① 食事摂取量
 ② 食事回数

コラム41 がん終末期の食欲不振

がんの進行や治療の副作用，精神的要因などによって，がん終末期では食欲不振が生じやすい．これまで食べられた物が食べられず，体力が減退していく様子は，患者と家族にがんの進行や生命の危機を自覚させる．

特に後期終末期の食欲不振に対しては，カロリーや栄養バランスを重視した生命維持のための食事というよりは，患者が食べたいと思う物を，食べたい量，食べたいときに食べられるよう，患者の食事に対する嗜好や意思決定の支援を目指す．また，たとえ患者自身は実際には食べられなくても，親しい人たちと食卓を囲み，会話や団欒の時間を楽しむなど，人の食事のもつ社会的な意義にも着目した支援が重要である．

コラム42 拒食症と過食症

摂食障害は大きく**拒食症**（神経性無食欲症，神経性食思不振症）と**過食症**に分類される．相反するもののように見えるが，拒食症から過食症に移行するケースがおよそ60〜70％である．極端なやせ願望や肥満恐怖症などが共通し，病気の時期が異なる同一性心疾患と考えられている．

よくみられる症例は，減量を目指して始めたダイエットで達成感が得られ，体重を減らすことを止められなくなるパターンである．境界性パーソナリティー障害，自己愛性パーソナリティー障害を合併していることも多い．

③ 食事内容（嗜好品，食べにくい・食べられない食品）

④ 食事の環境

⑤ 食べることに対する思い

4）めまい，ふらつきの有無

5）妊娠の有無，経過

6）月経異常の有無

7）精神的ストレスとなる事柄の有無

8）現在服用している薬剤

9）食欲不振以外の自覚症状

b. 身体所見の観察

1）バイタルサイン

2）体重，BMI

3）めまい，ふらつきの有無

4）認知機能・情動活動の低下の有無

5）口腔の状態

　①齲歯の有無

　②舌苔の有無など

6）食欲不振以外に着目すべき症状（随伴症状）

　①悪心，嘔吐

　②倦怠感

　③黄疸など

c. 臨 床 検 査

1）血液検査

2）腹部超音波検査

3）腹部 X 線撮影，CT

4）MRI 検査

5）胃・大腸内視鏡検査

6）嚥下機能検査

7）味覚・嗅覚検査

8）歯科検査

9）妊娠検査

10）精神科検査

4・18・4 治療と看護のポイント

a. 治　療

1）原因となる疾患に対する治療

2）対症療法

　①二次的な症状（栄養障害，電解質異常など）を緩和する．

コラム43 妊娠悪阻と食欲不振

　妊娠中，一過性に悪心，嘔吐，食欲不振，食物の嗜好の変化などの消化器症状が出現するものを**つわり**といい，つわりが重症化した状態を**妊娠悪阻**という．妊娠悪阻の発生の仕組みは不明であるが，妊娠初期の急激なホルモン代謝や環境の変化に対する母体の不適応反応とされる．症状の経過によって3期に分類される．

① **第1期**：食欲不振，嘔吐がみられ，脱水症状による口渇，倦怠感，めまいなどが起こりやすくなり，体重が減少し始める．

② **第2期**：食欲不振と嘔吐が重症化し，飢餓状態となる．尿中ケトン体，尿タンパクが陽性となり，代謝異常による中毒症状が生じる．

③ **第3期**：肝臓や腎臓にも機能障害が生じ，めまい，幻覚，幻聴などの脳神経症状が現れる．妊娠の継続が困難となり，母体の生命を守るために人工妊娠中絶を行わなければならないケースもある．

② 食欲増進につながる薬剤（健胃剤，消化酵素剤，整腸剤など）を投与する.

③ 精神的不安要素を除去・緩和する.

④ 食欲不振をひき起こす薬剤を見直す.

b. 看　護

1) 食事を支援する.

① 食事の環境を整える: どのような環境で食事を摂りたいかは人それぞれ異なる. 誰かと談笑しながら賑やかに食卓を囲むことを好む人もいれば，落ち着いた空間で静かに食事をしたい人もいる. 清潔や安全といった最低限の条件を整えたうえで，これまでの食習慣をふまえて，その人らしく食事を摂れるような環境を整える.

② 食事の内容を工夫する: 食べたいもの・食べやすいものを探し，管理栄養士や栄養サポートチーム（NST）などと連携して嗜好に合った食品を提供する. 食べるきっかけとなる食品を見つけることも，食欲の回復につながる. また，使い慣れた食器を準備する，温かいものは温かく，冷たいものは冷たく提供するなど，配膳の工夫によって食欲不振が改善されることもある.

2) 全身状態を整える: 生活リズムの調整（活動，睡眠），口腔内の清潔，義歯の調整

NST: nutrition support team（栄養サポートチーム）

◆ 緊急対応を要する食欲不振 ◆
短期間の著しい体重減少，脱水症状，黄疸がみられる場合

4・19　嘔　吐　vomiting

4・19・1　嘔 吐 と は

　胃内容物が食道を逆流し，口腔を経て体外へ排出されることを**嘔吐**という. 嘔吐時には，胃前庭部の強い収縮と，胃底・胃体の拡張が起こり，横隔膜と腹筋が同時に収縮して腹圧を高めることによって胃が強く圧迫され，胃内容物が吐出される. その際，声門が閉鎖し，気管へ嘔吐物が侵入することを防ぐ. 嘔吐に先行して悪心を生じることが多い.

4・19・2　発生の仕組みと原因

　嘔吐は，延髄の迷走神経背側核付近（延髄外側網様体）に存在する嘔吐中枢が刺激されることによって生じ

る．消化器などの臓器からの刺激が迷走神経や交感神経系を介して間接的に嘔吐中枢に伝達する**反射性嘔吐**と，嘔吐中枢が直接刺激されて生じる**中枢性嘔吐**に分類され（図4・21），それぞれ原因が異なる．

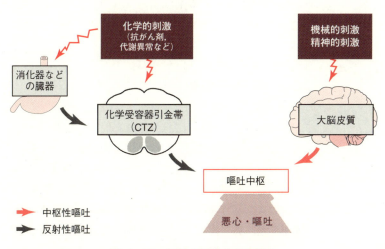

図 4・21 嘔吐の発生する仕組み

a. 反射性嘔吐
1) 消化器の原因: 消化器疾患，胃・十二指腸の伸展，咽頭後上壁の触刺激など
2) 消化器以外の原因: 脊髄疾患，婦人科疾患，膠原病，妊娠など
3) 化学的刺激: 第四脳室の**化学受容器引金帯**（CTZ）を介して嘔吐中枢が刺激される．代謝異常（糖尿病性昏睡，妊娠悪阻，尿毒症など），薬物（抗がん剤，オピオイドなど），中毒症（薬物中毒，食中毒など），感染症，酸素欠乏症（高山病，貧血など），電解質異常，肝不全，臭気など

b. 中枢性嘔吐
1) 機械的刺激: 頭蓋内圧亢進（脳腫瘍，脳外傷，くも膜下出血など），脳梗塞など
2) 精神的刺激: 不快感，不安，ストレスなど

4・19・3 アセスメント
a. 問 診
1) 現病歴（嘔吐が発生した時期と経過）
2) 既往歴
3) 最近食べた物: 刺激物や消化しにくい食品，腐敗した食品を摂取していないか確認する．消化性潰瘍では

CTZ: chemoreceptor trigger zone
（化学受容器引金帯）

食後に嘔吐することが多く，中枢性嘔吐では食事とは関係なく発症する．食中毒では，食後一定の時間を経過してから発症する．

4）精神的ストレスとなる事柄の有無

5）現在服用している薬剤

6）悪心の有無：脳腫瘍が原因の嘔吐では，悪心を伴わない．

7）嘔吐以外の自覚症状

b. 身体所見の観察

1）バイタルサイン

2）嘔吐物の性状・量・におい：食物残渣，血液，胆汁，胃液の混入などを観察する．嘔吐物の量が多い場合は，電解質異常や脱水につながりやすい．電解質の喪失は，さらなる嘔吐を誘発するため，注意を要する．イレウスなどが原因の腸内容物が含まれた嘔吐物では**糞便臭**がする．胃がんなど幽門狭窄によって長時間胃内に滞留した食物残渣を嘔吐した場合は**腐敗臭**，消化管出血を伴う場合は**鉄のにおい**がある．

3）脱水徴候の有無

4）随伴症状の有無：腹痛，下痢，発汗，めまい，顔面蒼白などについて観察する．

c. 臨 床 検 査

1）血液検査

2）腹部超音波検査

3）腹部 X 線撮影，CT，MRI 検査

4）消化管内視鏡検査

5）頭部 CT，MRI 検査

6）妊娠検査

7）精神科検査

4・19・4　治療と看護のポイント

a. 治　療

1）原因となる疾患に対する治療

2）対症療法

① 制吐剤・鎮静剤の投与

② 輸液（水分補給・栄養補給，電解質補正など）：嘔吐によって脱水が生じやすいため，1 日の水分出納を観察する．大量の嘔吐や嘔吐が長引く場合では，電解質が喪失されやすい．嘔吐時は消化管での水分・電解質の吸収障害が生じやすいため，基本的に

は経口補水や内服薬ではなく，点滴で補正する．

3）随伴症状に対する治療，随伴症状の緩和

b. 看　護

1）**誤嚥の予防**: 意識障害を伴う嘔吐では，嘔吐の際に声門が閉じずに気管や肺に嘔吐物が逆流し，誤嚥性肺炎や窒息の危険がある．臥位になっている場合は顔を横に向けるなどして，嘔吐物の誤嚥を予防する．

2）**安静の確保**: 頻回の嘔吐や随伴症状によって体力が消耗し，不眠などのストレス症状が生じやすい．できるだけ安静を図ることのできるように，日常生活援助や環境整備を行う．

3）**口腔内の清潔保持**: 嘔吐物には胃酸などの消化液が含まれるため，口腔粘膜や歯が損傷することがある．また嘔吐による不快感を緩和するためにも，含漱（うがい）などで口腔内を清潔に保つ．

4）**感染予防**: 感染性疾患の場合，嘔吐物は速やかに処理する．手指消毒には特に注意し，感染の拡大を防止する（⇨ **コラム44**）．

5）**食事の工夫**: 激しい嘔吐が続く場合は**絶食**とし，症状の改善に合わせて流動食，粥食などの消化吸収しやすい食事を少量ずつ再開していく．

6）嘔吐を誘発する精神的要因の除去・緩和

コラム44　嘔吐物の処理に際しての注意

　嘔吐した患者に食中毒あるいはノロウイルス感染症（冬季に多い）が疑われる場合は，必ず手袋やエプロンなどの感染防御装備を着用してから処理する．

　消毒薬には塩素系消毒薬を用いる．

◆ 緊急対応を要する嘔吐 ◆

・嘔吐物に血液が混入している場合
・高熱や激しい腹痛を伴う場合
・嘔吐が頻回で，胃内容物を嘔吐しきっても嘔吐反射が止まらない場合

4・20　排尿障害　dysuria

4・20・1　排尿障害とは

　尿は腎臓で生成され，腎臓から尿管の蠕動運動で膀胱に移送され，膀胱内に一時的に貯めて尿道から排出される．膀胱内に 300～400 mL の尿が貯まると尿意を感じる．尿意を生じてからもある程度我慢ができ，また，排尿を意図すれば特別な努力なく排尿ができる（⇨ p.169，**コラム45**）．**排尿障害**は，何らかの原因により**下部尿路**（膀胱，尿道）の蓄尿および尿の排出が障害されることをいう．

4・20・2　排尿障害の仕組みと原因

　a. 発生の仕組みと原因　　排尿障害は，下部尿路の器質的あるいは機能的な障害によって生じる．また，尿路周辺の臓器・組織の疾患（前立腺肥大症など）に

表 4・31　排尿障害の種類と概要

	種　類	概　要
排尿症状	排尿困難	尿の勢いが弱くなる**尿勢低下**，排尿中に突然尿の流出が止まる**尿線途絶**，排尿を試みて排尿までに時間がかかる**排尿遅延**，排尿開始時や排尿中に腹圧をかけないと排尿できない**腹圧排尿**，排尿終了時のきれが悪く尿滴下がみられる**終末滴下**がある．
	残　尿	排尿後も膀胱内に尿が残っている状態である．
	尿　閉	膀胱内に尿が充満しているにも関わらず排尿がみられない状態であり，その原因として前立腺肥大や前立腺がんなどによる**尿道閉塞**や**脊髄損傷**，脳血管障害などがある．厳密には排尿症状ではない．まったく排尿できない**完全尿閉**と残尿は多いが多少の排尿がある**不完全尿閉**とに大別される．
	残尿感	排尿した後もすっきりせず，尿が残っているように感じる状態をいう．残尿があるとは限らない．
	排尿後尿滴下	尿道に尿が残っているために，排尿直後に尿が滴下する状態である．
蓄尿症状	頻　尿	排尿回数は個人差があるが，一般的には 1 日に 7～8 回である．頻尿とは排尿の回数が正常よりも多いことをいい，ときに**尿意切迫**を伴う．排尿後すぐに尿意を催すのを**尿しぶり**，夜間に排尿が多くなるものを**夜間頻尿**という．
	遺　尿	膀胱に尿を貯めることはできるが，無意識にその全量を排出してしまう状態で，夜間に起こる場合を**夜尿症（夜間遺尿症）**という．3 歳くらいまでは生理的な要因によりみられる．
	尿意切迫感（切迫性尿失禁）	排尿筋過活動により，強い尿意が突然生じ，膀胱内圧が尿道内圧よりも上昇し，我慢しきれずに尿が漏れてしまう状態をいう．**過活動膀胱**を伴いやすい．
	腹圧性尿失禁	一過性の腹圧上昇により尿道内圧よりも膀胱内圧が高くなるために，不随意に尿が排出される状態をいう．女性に多く，加齢や出産などによる**骨盤底筋群の筋力低下**が要因で，尿意はあり，排尿動作や行動もとれる．男性では前立腺切除術後にみられることがある．一過性の腹圧上昇の例として，くしゃみや咳嗽，重い荷物の持ち上げなどがある．
	反射性尿失禁	腰髄より上部の神経が障害され，尿意や排尿の感覚がなく不随意に排尿筋が収縮し，尿が漏れてしまう状態をいう．排尿筋の収縮と同時に尿道括約筋も収縮するため，残尿が多くなる．
	機能性尿失禁	排尿機能に異常はなく，尿意がある．しかし，尿意を他者に伝えられなかったり，排尿動作に時間を要したりするために尿が漏れてしまう状態をいう．具体的には，日常生活動作（ADL）や認知機能が障害され，トイレの場所がわからなかったり，トイレへの移動や衣服の上げ下げが困難であったりすることで生じる．
	溢流性尿失禁	下部尿路の閉塞や排尿筋の低活動により，残尿が多量になって膀胱内に尿が充満し，膀胱内圧が尿道内圧よりも高くなり，膀胱から尿が溢れ出て漏れる状態をいう．原因として，前立腺肥大による**尿道閉塞**や**脊髄損傷**，糖尿病性の**末梢神経障害**などがある．

よっても生じる．排尿障害の症状は，① **排尿症状**（排尿後症状を含む）と② **蓄尿症状**に大別される．排尿症状は，尿を排出する際の症状であり，排尿後症状は尿の排出後に生じる症状，蓄尿症状は蓄尿期にみられる症状である．

排尿障害の症状などを表 4・31 に示す．

b. 考えられる疾患　排尿障害は，下部尿路（膀胱，尿道）や尿路周辺臓器（前立腺など）の障害による場合と，神経疾患や精神疾患，薬剤，骨盤内の手術など

コラム45 排尿のメカニズム

排尿中枢は，脳に存在する高位中枢（下行性）と脊髄に存在する下位中枢（上行性・下行性）に分かれる．下位排尿中枢の仙髄の支配を受けて膀胱は弛緩，尿道括約筋は収縮して膀胱に尿を溜めるようにしている．尿が溜まると高位中枢が蓄尿の指示を解除し下位中枢（脊髄）に伝えられ膀胱が収縮し尿道括約筋が弛緩して排尿される（右図）．

下部尿路を支配する末梢神経は，副交感神経の**骨盤神経**，交感神経の**下腹神経**，体性神経の**陰部神経**である．3神経は膀胱，尿道を支配して排尿を複雑に調節している．副交感神経が興奮すると**アセチルコリン**が放出され，膀胱を弛緩させる．交感神経が興奮すると**ノルアドレナリン**が放出され，膀胱を収縮させる．

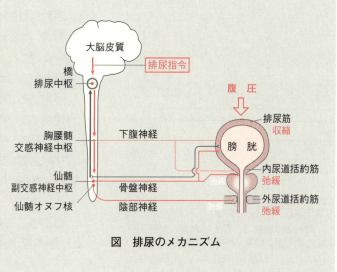

図 排尿のメカニズム

による場合がある．排尿障害の原因となる障害部位と考えられる疾患を表 4·32 に示す．

4·20·3 アセスメント

a. 問 診

1) 排尿に関する質問: 以下の質問（①～⑨）を行う．必要な場合は患者自身に**排尿日記**をつけてもらい確認する．**失禁質問票**（ICIQ-SF），**過活動膀胱質問票**（OABSS）を使用する場合もある．
   ① 排尿回数
   ② 1回尿量，1日尿量
   ③ 尿意の有無
   ④ 尿勢，排尿に要する時間
   ⑤ 残尿感の有無
   ⑥ 水分摂取の時間・量
   ⑦ 失禁の有無
   ⑧ 排尿時痛
   ⑨ 下腹部痛，腰背部痛，不快感
2) 生 活 歴
   ① 食習慣，肥満度
   ② 排泄習慣，便秘の有無
   ③ 排泄環境
   ④ 睡眠状態
   ⑤ 陰部の清潔

表 4·32 障害部位と考えられる疾患

障害部位	考えられる疾患
膀 胱	膀胱がん，尿管膀胱移行部狭窄，膀胱結石，神経因性膀胱，膀胱炎
前立腺	前立腺がん，前立腺肥大症，前立腺炎
尿 道	尿管狭窄，尿道結石，尿道外傷，尿道がん，尿道炎
神 経	脳・脊髄疾患，認知症，アルコール依存症
薬 物	抗コリン剤，向精神剤，抗パーキンソン剤，抗ヒスタミン剤
その他	精神疾患，骨盤内手術

ICI: International Consultation on Incontinence（国際失禁会議）
ICIQ-SF: International Consultation on Incontinence Questionnaire Short Form（国際失禁会議尿失禁質問票短縮版）
OAB: overactive bladder（過活動膀胱）
OABSS: overactive bladder symptom score（過活動膀胱症状質問票）

⑥ ストレスの有無とその内容，対処
⑦ 活動（仕事など）の状況
⑧ 喫煙，飲酒の習慣
3）健　康　歴
① 既往歴（手術歴，出産歴，閉経の有無を含む）
② 疾患とその治療
③ 使用している薬剤
4）排尿障害に対する患者の反応
① 排尿障害に対する受け止め
② 排尿障害が日常生活や社会的役割に及ぼす影響とその対処
③ 相談者の有無

b. 身体所見の観察

1）バイタルサイン：体温，脈拍
2）尿の観察：色・性状（混濁の有無，血液・膿の有無など）
3）下腹部の視診・聴診・触診
① 下腹部の膨隆・膨満および膨満感
② 腸蠕動音
③ 触診部位の疼痛，不快感の有無
④ 触診時の尿意の有無

c. 臨　床　検　査

1）尿検査
2）血液検査
3）排尿機能検査：尿流量，残尿量，膀胱内圧，尿道内圧など
4）X線造影検査：尿道造影，膀胱造影
5）腫瘍シンチグラフィー
6）CT検査
7）経尿道的内視鏡検査（膀胱鏡検査）
8）超音波検査

4・20・4　治療と看護のポイント

a. 治　療

1）薬物療法：痙縮性神経因性膀胱（⇨ コラム46）では膀胱を広げることを目的に**抗コリン剤**，弛緩性神経因性膀胱では排出路を閉める目的で**コリン作動剤**が用いられることが多い．
2）尿道拡張（ブジー）：尿道拡張用のバルーンカテーテル（図4・22）などを用いて狭窄した尿道を拡張

コラム46　神経因性膀胱

神経因性膀胱は，神経性の損傷を原因とする膀胱機能障害（頻尿や尿失禁）である．障害された神経の部位により，上位型〔上位ニューロン（仙髄より中枢の神経）の障害〕と下位型〔下位ニューロン（仙髄より末梢の神経）の障害〕の2つに大別される．

上位型を**痙縮性神経因性膀胱**といい，膀胱は過敏な状態（過活動膀胱）となり，不随意の収縮が起こる．症状としては頻尿や反射性・切迫性尿失禁がある（主として蓄尿障害）．

下位型を**弛緩性神経因性膀胱**といい，膀胱の収縮が弱くなり，残尿が多く膀胱容量が増大する（低活動膀胱）．症状としては，尿意がなく，尿閉や溢流性尿失禁が起こる（主として排尿障害）．

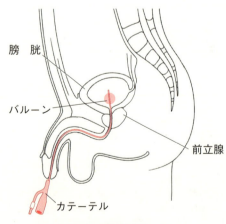

図4・22　膀胱カテーテル

させる.

3）外科的治療：尿閉は膀胱の尿を排出できない状態であり，前立腺肥大の高齢男性に多い．導尿や膀胱カテーテルで改善しない場合，経尿道的前立腺切除術などが行われる．

b．看　護

1）排尿リハビリテーション：骨盤底筋群の引締め運動，下肢の筋力トレーニングなど
2）感染防止：適切な水分の摂取と陰部の清潔
3）体位・環境の調整
4）不安・ストレスの緩和
5）残尿測定（必要に応じて行う）：排尿後に，無菌操作で一時的導尿を行い，排尿量と残尿量を記録する．

◆ **緊急対応を要する排尿障害** ◆

① **尿　閉**：尿閉により膀胱内圧および上部尿路の圧力が上昇するため，腎機能障害をひき起こす．また，尿の停滞は尿路感染の誘因となり，尿管逆流を伴う場合は重篤な感染をひき起こす恐れがあるため注意する．

　急に排尿できなくなる急性尿閉では患者が強い尿意と下腹痛を訴える．また，下腹部の膨隆，冷汗，頻脈，血圧上昇が認められる．

② **尿路感染症**：多くは尿道口から逆行性に菌が尿道・膀胱・尿管・腎臓に侵入することにより発生する．発熱，悪寒・戦慄，腹部の不快感，頻尿，残尿感などの症状に注意する．

4・21　皮疹（発疹）　eruption

4・21・1　皮疹とは

皮疹とは，皮膚・粘膜に現れる病変の総称をいう．**発疹**と同義語である．皮膚科などでは皮疹という．皮疹には**原発疹**と原発疹に続いて生じる**続発疹**がある（図4・23，表4・33）．

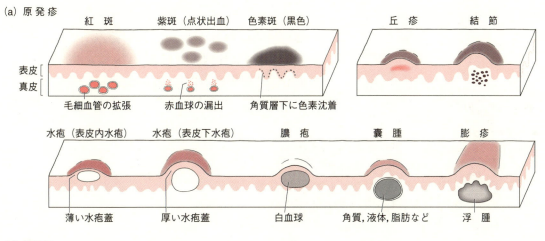

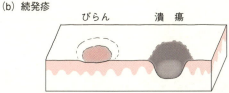

図 4・23　発疹（皮疹）の種類

表 4・33 おもな原発疹と続発疹

分類			特徴
原発疹	平らな病変	紅斑（発赤）	紅色の斑で真皮乳頭・真皮下層の血管拡張と充血により発生する．
		紫斑	鮮紅色・紫紅色の斑で，真皮乳頭から真皮下層までの血管からの赤血球漏出により発生する．
		色素斑	皮膚表面の色素の変化
	隆起病変	丘疹	直径が 5 mm 以下の隆起性病変．隆起の形状は，半円球，扁平，円形などさまざまである．
		結節	直径が 5 mm～3 cm までの増殖性・肉芽腫性病変
		腫瘤	通常 3 cm 以上の隆起性病変
	内容を伴う病変	水疱	表皮，表皮と真皮の間に透明な水様性の内容物をもつ病変．内容物の成分は血漿成分や細胞成分などが主である．
		膿疱	水疱の内容が膿性で，白色から黄色を呈するもの
		嚢腫	真皮から皮下組織に生じる上皮組織・結合組織の膜で囲まれた空洞をもつ病変．空洞内の内容物は，角質，液体，脂肪などさまざまである．
		膨疹	皮膚の限局性の浮腫で，短時間（数時間～24 時間以内）で消失するもの．通常は淡い紅斑を伴い，わずかに扁平に隆起する．多くは掻痒を伴い，消失後には痕跡を残さない．
続発疹	陥凹した病変	びらん	表皮の欠損．紅色を呈し，漿液により湿潤している．水疱・膿疱の後にできる．治療後には痕跡を残さず表皮が上皮化して治癒する．欠損が真皮乳頭まで至り点状出血が認められる表皮欠損を**表皮剝離**という．
		潰瘍	真皮ないし皮下組織に達する組織の欠損．肉芽組織により修復され瘢痕を残して治癒する．
	その他	痂皮	角質，滲出液，血液，膿もしくは壊死組織が乾燥して角質層表面に固まり付いたもの．びらん・潰瘍の上に生じる．通称"かさぶた"という．
		鱗屑	角質が異常に蓄積した状態で，これが剝がれる現象を**落屑**という．正常な皮膚では角化した角質細胞が一定の速さで持続的に剝がれているので肉眼的には観察できないが，病的な状態では，角質細胞が角化層としての機能を終えた後にも付着蓄積し，**鱗屑**として観察できる．

4・21・2 発生の仕組みと原因

a. 発生の仕組みと原因 皮疹をひき起こす要因には，外部要因と内部要因がある（表 4・34）．さまざまな要因によって刺激を受けた細胞は，ヒスタミンやプ

表 4・34 皮疹の要因

● 外部要因
機械的刺激：日光，温熱，寒冷，乾燥など
化学的刺激：化粧品，洗剤，薬物など
アレルゲン：金属，花粉，ハウスダスト，植物，昆虫など

● 内部要因
皮膚の異常：乾燥肌，皮脂分泌，発汗異常など
アレルギー体質：アトピー素因など
内臓疾患などの全身的異常

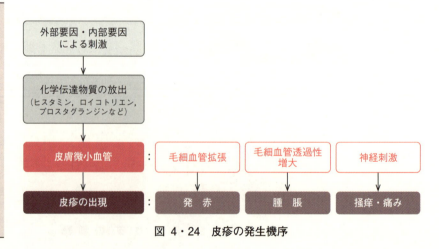

図 4・24 皮疹の発生機序

ロスタグランジンなどの化学伝達物質を放出し，これらが皮膚微小血管に作用すると，皮疹・皮膚炎などの症状として現れる．毛細血管が拡張すると皮膚が赤くなり（発赤），血管透過性が増大すると毛細血管から血漿成分が過剰に漏れ出し，腫れ（腫脹）が起こる（図4・24）．

b. 考えられる疾患　原発疹を生じるおもな疾患などを表4・35に示す．

4・21・3　アセスメント

情報収集のポイントは，皮膚病変を把握・表現するだけでなく，皮膚疾患以外の他臓器疾患や感染症の診断の手がかりとなる情報を得ることである．皮膚の観察は，訴えのある局所のみではなく，両上肢，顔面・頭部，胸腹部，背部，殿部，両下肢，外陰部の順で全身を観察する．また，緊急処置の必要なアナフィラキシーショック（⇨ コラム**48**）を疑わせる呼吸障害や意識障害などの情報を見逃さないようにする．

a. 問　　診

1) 皮膚症状の観察
　① 出現時の状況: いつから出現しているか，外的要因との関連はあるか，時間経過とともに変化しているか
　② 前駆症状の有無: 感冒様症状，発熱，頭痛，咽頭痛，関節痛，食欲不振，全身倦怠感，掻痒感など
2) 生活歴・職業歴
　① 生活上の誘因: 食物との関係，薬剤との関係，装飾品・着衣との関係，周囲の環境（気温，湿度，光線，植物，有機溶剤，化学薬品など）との関係，昆虫・鳥獣との接触
　② 生活歴: 睡眠状態，ストレスの有無と対処法
　③ 常用薬・嗜好品: 薬剤の服用の有無，飲酒との関連の有無
　④ 職業歴: 化学薬品・有機溶剤などと接触する環境下や仕事，仕事上の問題
3) 既往歴: 感染症罹患の有無，予防接種の状況，発疹の経験の有無，アレルギーの有無，悪性腫瘍・免疫不全・妊娠・糖尿病・甲状腺機能異常の有無

b. 身体所見の観察

1) 皮膚症状の観察

表 4・35　原発疹を生じるおもな疾患

原発疹	生じるおもな疾患
紅 斑	乾癬，薬疹，全身性エリテマトーデス（SLE），アトピー性皮膚炎（⇨ コラム**47**）
紫 斑	皮下出血斑，アナフィラクトイド紫斑
色素斑	扁平母斑，色素性母斑，悪性黒色腫
丘 疹	皮膚炎，痤瘡
結 節	サルコイドーシス，基底細胞がん
腫 瘤	有棘細胞がん，脂肪腫
水 疱	単純ヘルペス，帯状疱疹，天疱瘡
膿 疱	伝染性膿痂疹，癰，膿疱性乾癬
囊 腫	粉瘤，粘液囊腫
膨 疹	じんま疹，アナフィラキシー

コラム47　アトピー性皮膚炎

アトピー性皮膚炎とは，"増悪・寛解を繰返す，掻痒のある湿疹を主病変とする疾患であり，患者の多くは**アトピー素因**をもつ"とされている（日本皮膚科学会，"アトピー性皮膚炎診療ガイドライン2016年版"）．アトピー素因とは，① 家族歴・既往歴（気管支喘息，アレルギー性鼻炎・結膜炎，アトピー性皮膚炎のうちいずれか，あるいは複数の疾患）があること，また，② IgE 抗体を産生しやすい素因，をさす．

アトピー性皮膚炎の症状・診断基準は，① 掻痒，② 特徴的皮疹と分布，③ 慢性・反復性である．皮疹の分布は左右対称性で，前額，眼囲，口囲・口唇，耳介周囲，頸部，四肢関節部，体幹などに好発する．

原因としては，アトピー素因や皮膚のバリア機能が低下しているなどの体質的要因と，アレルギー症状を起こす抗原（アレルゲン）との接触や皮膚への外部刺激（乾燥，汗，掻爬痕など）などの環境的要因があるが，両者が重なったときに皮膚炎の症状が現れる．また，アトピー性皮膚炎の増悪要因や症状は多様で，体調や精神状態によっても影響を受ける．

治療としては，薬物療法，スキンケア，増悪因子への対策が重要である．

コラム48 アナフィラキシー

アレルギーはその機序によりⅠ～Ⅳ型に分類される．Ⅰ型はIgEを介する即時型過敏反応である．原因となる抗原によりすでに感作された状態にある場合に，その抗原に再び曝露されることで反応が起こる．**アナフィラキシー**は，Ⅰ型アレルギーのうち，特に激しい症状を示す反応をいう．症状は多様であるが，皮膚症状（じんま疹，発赤，掻痒），呼吸器症状（咳嗽，喘鳴，呼吸困難），粘膜症状（目の掻痒感・結膜浮腫，口唇の腫脹）が生じ，消化器症状（腹痛，嘔吐），循環器症状（血圧低下）もみられる．これらの症状は局所に限定されることもあるが（**局所性アナフィラキシー**），全身に生じることもあり（**全身性アナフィラキシー**），ショック状態をひき起こすこともある（**アナフィラキシーショック**）．

さらに，これらの反応はⅠ型アレルギー反応以外の機序でも発生し，**アナフィラキシー様反応**とよばれる．抗がん剤や造影剤などの薬剤による反応がその例で，初回の投与でも重篤な全身反応を起こすことがあるため，注意が必要である．

コラム49 ダーモスコピー検査

ダーモスコープ（光源の付いた10倍程度の拡大鏡）を用いて皮膚の状態を詳しく観察する検査．

コラム50 ガラス圧法

透明なガラス板で皮疹を圧迫する検査で，おもに紅斑と紫斑を識別するために行われる．圧迫により紅斑は赤い色調が退色するが，紫斑（出血斑）は退色しない．

① 発疹の部位：どの部位にできたか，発疹の配列はどうか（びまん性，散布性，両側性，対側性，孤立性，帯状，集族性など）

② 発疹の性状・種類：大きさ，形，隆起の有無，色調，表面の性状・硬さ，境界部の性状・種類（斑，丘疹，結節，腫瘤，水疱，膿疱，膨疹，囊腫など）

2）全身状態・随伴症状の観察

① バイタルサイン：発熱・悪寒戦慄・血圧低下の有無，頻脈，呼吸，意識状態

② 全身状態：全身倦怠感，リンパ節腫脹，肝機能障害，骨髄抑制，紫斑，出血傾向

③ 局所症状：掻痒感，疼痛

・頭頸部：頭痛，眼瞼・眼球結膜の色調，顔面の紅斑，視力障害

・口唇・口腔：感冒様症状出現後の口腔内の白斑（コプリック斑），咽頭痛，咽頭浮腫

・胸部：喘鳴を伴う急性上気道閉塞・気管支攣縮

・腹部：腹痛，下痢，肝腫大の有無

・手指：爪の変形・爪床部の色調

・下肢：紫色の出血斑，冷感，レイノー症状（寒冷刺激などにより手指が痛み，しびれ感とともに白または紫色に変色する現象），分枝状・樹枝状斑

・外陰部：陰嚢・陰茎および陰唇部の紅斑，びらん・潰瘍，肛門周囲の発疹

c. 臨床検査

1）皮膚症状の観察：ダーモスコピー検査（⇨ コラム49），ガラス圧法（⇨ コラム50）など

2）超音波検査

3）特殊検査：真菌検査，皮膚アレルギー検査など

4）血液検査：一般血液検査，アレルギー検査など

5）皮膚生検：皮膚の細胞を採取し病理組織学的（免疫組織学的検査を含む）に診断する．

4・21・4 治療と看護のポイント

a. 治療

1）皮疹の原因疾患に対する治療

① 感染症：抗菌剤・抗ウイルス剤の投与など

② 膠原病，重症の薬疹：副腎皮質ホルモン剤の全身投与など

③ 皮膚の腫瘍性疾患：腫瘍切除術など

2) 薬物療法（掻痒感を伴う場合）: 抗ヒスタミン剤など

b. 看　護

1) 皮膚症状への対応
   ① 経過観察
   ② 症状の緩和: 発疹に伴う掻痒感や疼痛などを訴える場合は，これらの症状が改善できるように援助する．
2) 皮膚の保護
   ① スキンケア
   ② 皮膚の洗浄・保湿
   ③ 皮膚の保護
3) 患者の精神的な支援
4) 薬物療法に対する援助
   ① 指示どおり服薬（タイミング，量）が継続できているか，効果はどうかを確認する．
   ② 服薬を継続するために必要な支援を行う．

◆ **緊急対応を要する皮疹** ◆
全身に急激に皮疹（紅斑など）が出現した場合
① アナフィラキシー
② 感染症
③ スティーブンス・ジョンソン症候群（皮疹を生じる薬物の副作用として比較的多発し，致死率が高い．）

4・22　褥　瘡
decubitus, pressure ulcers

4・22・1　褥瘡とは
　身体に加わった外力（圧力やずれ力）は，骨と皮膚組織との間の軟部組織の体液循環（血流，リンパの流れ）を低下，あるいは停止させる（図4・25）．褥瘡（床ずれ: bedsore）とは，このような状況が一定時間持続され，組織が不可逆的な阻血性障害に陥った状態である（図4・26）．

4・22・2　褥瘡発生の仕組みと要因
　a. 褥瘡発生の仕組み　褥瘡の主たる原因は，圧力の集中と圧迫時間の継続である．生体組織が圧迫されると，皮膚と筋肉，さらに血管は押しつぶされて変形する．短時間の圧迫であれば血流は回復するが，長時間にわたると皮膚組織や筋肉組織への酸素供給や栄養供給が遮断され，細胞は死滅する．
　褥瘡は，① **阻血性障害**，② **再灌流障害**，③ **リンパ系機能障害**，④ **細胞・組織の機械的変形**，の４つの機序が複合的に関与して発生すると考えられている（図4・27）．

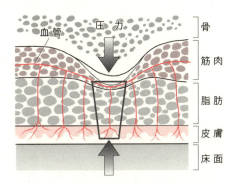

図4・25　骨突出部の組織に加わる圧力

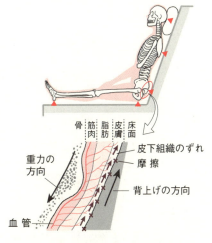

図4・26　ずれによる血流障害　骨・筋肉・皮下組織は下方向（重力の方向）に力が加わるが，皮膚表面は上方向に摩擦力が加わる．そのため毛細血管が引き伸ばされ，組織への血流が阻害される．

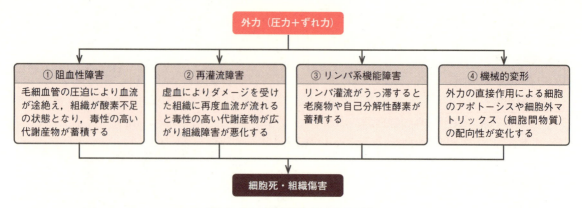

図 4・27 褥瘡発生のメカニズム

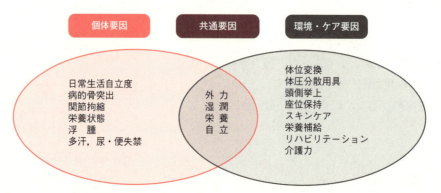

図 4・28 褥瘡発生の要因　日本褥瘡学会, 褥瘡会誌, 5, 139 (2003) より一部改変.

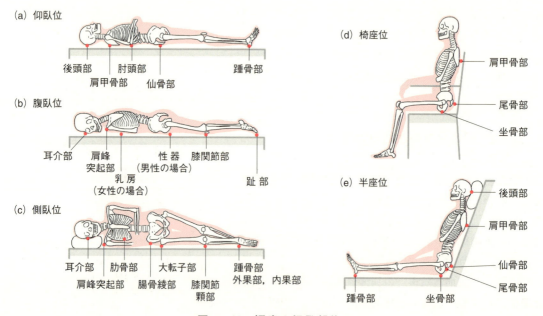

図 4・29 褥瘡の好発部位

b. 褥瘡の発生要因
褥瘡の発生要因を図4・28 に示す．褥瘡の発生には局所的な要因だけでなく，全身的な要因（栄養状態の低下，循環障害など）も関与している．特に高齢者は組織の弾力性の低下やアルブミンの低下などによって圧迫に対する抵抗力が低下し，褥瘡を起こしやすい．

c. 褥瘡の好発部位
骨が突出しており，体重がかかりやすい部位に好発しやすい（図4・29）．

d. 褥瘡の病期分類（NPUAP分類）
米国褥瘡諮問委員会（NPUAP）による褥瘡の深達度の分類では，ステージⅠ，ステージⅡ，ステージⅢ，ステージⅣ，判定不能，疑DTI（深部組織損傷の疑い，⇒コラム51）の6病期に区分されている（表4・36）．

> **コラム51　DTI（深部組織損傷）**
> DTI（deep tissue injury）は，圧力による負荷，虚血による代謝障害から，体表面の変化からは推察できない組織壊死（褥瘡）が起こっている状態である．疼痛の訴えから見つかることが多い．触診により硬結を認める．

> **コラム52　壊死組織**
> 壊死は不可逆的損傷による細胞または組織の死をさす．乾燥した硬い壊死組織は**エスカー**，水分を含んだ軟らかい黄色調の壊死組織は**スラフ**とよばれる．

NPUAP: National Pressure Ulcer Advisory Panel（米国褥瘡諮問委員会）

表4・36　NPUAPによる褥瘡の深達度分類[a]

ステージⅠ：消退しない発赤	ステージⅡ：部分欠損	ステージⅢ：全層皮膚欠損
・通常，骨突出部位に限局する消退しない発赤を伴う損傷のない皮膚 ・暗色部位は明白に消退せず，周囲の皮膚と色調が異なることがある．	・スラフ（黄色壊死組織，⇒コラム52）を伴わない薄赤色の創底をもつ浅い潰瘍として現れる真皮の部分欠損 ・破損していない，または開放した（破裂した）水疱（血清が充満している）として現れることがある．	・全層にわたる組織欠損 ・皮下脂肪は確認できるが，骨，腱，筋肉は露出していない． ・組織欠損の深達度が判別できないほどではないがスラフが存在することがある． ・ポケットや瘻孔を伴うことがある．

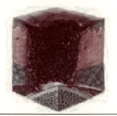 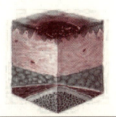 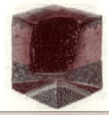

ステージⅣ：全層組織欠損	判定不能：皮膚または組織の全層欠損（深さ不明）	擬DTI（深部組織損傷疑い）（深さ不明）
・骨，腱，筋肉の露出を伴う全層組織欠損 ・スラフまたはエスカー（黒色壊死組織）が創底に付着していることがある． ・ポケットや瘻孔を伴うことが多い．	・潰瘍の底面がスラフ（黄色，黄褐色，灰色，緑色または茶色）やエスカー（黄褐色，茶色，または黒色）で覆われている全層組織欠損 ・スラフやエスカーを除去しなければ正確な深達度は判定できない．	・圧力や剪断力によって生じた皮下軟部組織の損傷による限局性の紫色または栗色の皮膚変色，または血疱

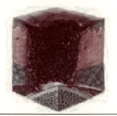 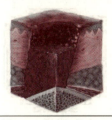 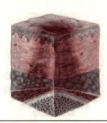

a）"Prevention and Treatment of Pressure Ulcers: Quick Reference Guide-2016 update"，NPUAP-EPUAP-PPPIA編，p.12-13（2016）より改変．

4・22・3 アセスメント

褥瘡ケアの基本は発生の予防であり，そのためには個々の褥瘡発生のリスクを予測することが必要となる．すでに発生している褥瘡については，その褥瘡の程度・重症度を的確にアセスメントし，褥瘡の状態に応じたケアにつなげることが重要である．

a. 問　診

1）褥瘡発生のリスク要因の聴取: 生活歴

① 活動性: 日中の活動はどうか．床上での生活時間はどのくらいか．臥床状態か，座位あるいは歩行が可能か．車椅子の利用時間はどのくらいか．

② 身体の可動性: 自力で身体・四肢を動かせるか．体位変換はできるか．同一体位の持続時間はどれくらいか．

③ 意識・知覚: 痛みや不快の感覚を伝えられるか．

④ 皮膚の湿潤状態: 皮膚の状態はどうか．排泄（尿・便・汗）の状態はどうか．おむつの使用はあるか．皮膚の清潔はどのように維持されているか．寝衣の素材と交換状況はどうか．

⑤ 摩擦やずれの発生: 移動時に介助が必要か．摩擦やずれが起こりやすい体位をとっているか．けいれん・拘縮・振戦により摩擦が生じていないか．

⑥ 栄養状態: 食事摂取量・水分摂取量・食欲はどうか．体重の変化はあるか．

⑦ 褥瘡発生に対する患者の反応: 褥瘡発生による心理的・社会的影響に対する患者の受け止め・解釈

褥瘡発生のリスクアセスメントには，リスクアセスメントツールが活用されており，**ブレーデンスケール**（表

表 4・37　ブレーデンスケール[a]

患者氏名:		評価者氏名:		評価日:
① 知覚の認知	1. まったく知覚なし	2. 重度の障害あり	3. 軽度の障害あり	4. 障害あり
② 湿　潤	1. 常に湿っている.	2. たいてい湿っている.	3. ときどき湿っている.	4. めったに湿っていない.
③ 活動性	1. 臥　床	2. 座位可能	3. ときどき歩行可能	4. 歩行可能
④ 可動性	1. まったく体動なし	2. 非常に限られている.	3. やや限られる	4. 自由に体動する.
⑤ 栄養状態	1. 不　良	2. やや不良	3. 良　好	4. 非常に良好
⑥ 摩擦とずれ	1. 問題あり	2. 潜在的に問題あり	3. 問題なし	

a) Braden and Bergstrom（1988）.

4・37）を用いることが奨励されている．同スケールは，看護師が観察・評価できる6項目（**知覚の認知，湿潤，活動性，可動性，栄養状態，摩擦とずれ**）について4段階（摩擦とずれは3段階）で点数化し，その合計点からリスクを判定する．評価結果は6〜23点の範囲に分布し，合計点数が低いほどリスクが高い．

2）既 往 歴

① 基礎疾患・病態：脳血管疾患，神経疾患（アルツハイマー型認知症，パーキンソン病），整形外科疾患（関節リウマチ，大腿骨折，脊髄損傷），悪性腫瘍，終末期など

② 治療歴・薬物の使用歴：手術歴・治療上の長期安静の有無，副腎皮質ステロイド剤の使用の有無

b. 身体所見の観察

1）褥瘡の状態の観察

① 発生部位：骨突出部，抑制帯・補助具などとの接触部など

② 発生の経過：いつから皮膚の変化が出現したか．皮膚変化の経過

③ 褥瘡の程度・重症度

褥瘡の程度と重症度の評価については，日本褥瘡学会が公表した **DESIGN-R**®（**褥瘡経過評価用**，表4・38）が用いられている．DESIGN-R は重症度を正確に判定するために採点に重み付けを取入れたアセスメントツールであり，深さ（D），滲出液（E），大きさ（S），炎症/感染（I），肉芽組織（G），壊死組織（N），ポケット（P）の7項目から構成されている．合計点数により，治癒日数を大まかに予測できる．

R： rating（評価・評点）	

・**深さ（D）**：創の最も深い部位

・**滲出液（E）**：ドレッシング材（§4・22・4 a 参照）に付着する滲出液の量

・**大きさ（S）**：創部の長径〔cm〕×長径と直交する最大の短径〔cm〕

・**炎症/感染（I）**：創部の炎症徴候・感染徴候の有無

・**肉芽組織（G）**：創面の良性肉芽組織の量

・**壊死組織（N）**：壊死組織の有無・性状

・**ポケット（P）**：褥瘡周辺のポケットのように広がる穴洞状の創の有無・大きさ

D： depth（深さ） **E**： exudate（滲出液） **S**： size（大きさ） **I**： inflammation/infection（炎症/感染） **G**： granulation tissue（肉芽組織） **N**： necrotic tissue（壊死組織） **P**： pocket（ポケット）	

④ 創部の状態：表面の状態（乾燥・湿潤），循環状態，

第4章 患者の症状から病気を推定する

表 4・38 褥瘡の評価〔日本褥瘡学会（2013年）〕

DESIGN-R® 褥瘡経過評価用

カルテ番号（　　　　）
患者氏名（　　　　　　　　　　）

	月日	/	/	/

Depth 深さ 創内の一番深い部分で評価し，改善に伴い創底が浅くなった場合，これと相応の深さとして評価する

d	0	皮膚損傷・発赤なし	D	3	皮下組織までの損傷				
	1	持続する発赤		4	皮下組織を越える損傷				
	2	真皮までの損傷		5	関節腔，体腔に至る損傷				
				U	深さ判定が不能の場合				

Exudate 滲出液

e	0	なし	E	6	多量：1日2回以上のドレッシング交換を要する．				
	1	少量：毎日のドレッシング交換を要しない．							
	3	中等量：1日1回のドレッシング交換を要する．							

Size 大きさ 皮膚損傷範囲を測定：［長径〔cm〕×直径と直交する最大径〔cm〕］[†1]

s	0	皮膚損傷なし	S	15	100 以上				
	3	4 未満							
	6	4 以上 16 未満							
	8	16 以上 36 未満							
	9	36 以上 64 未満							
	12	64 以上 100 未満							

Inflammation/Infection 炎症/感染

i	0	局所の炎症徴候なし	I	3	局所の明らかな感染徴候あり（炎症徴候，膿，悪臭など）				
	1	局所の炎症徴候あり（創周囲の発赤，腫脹，熱感，疼痛）		9	全身的影響あり（発熱など）				

Granulation tissue 肉芽組織

g	0	治癒あるいは創が浅いため肉芽形成の評価ができない．	G	4	良性肉芽が，創面の10％以上50％未満を占める．				
	1	良性肉芽が創面の90％を占める．		5	良性肉芽が，創面の10％未満を占める．				
	3	良性肉芽が創面の50％以上90％未満を占める．		6	良性肉芽がまったく形成されていない．				

Necrotic tissue 壊死組織 混在している場合は全体的に多い病態をもって評価する．

n	0	壊死組織なし	N	3	柔らかい壊死組織あり				
				6	硬く厚い密着した壊死組織あり				

Pocket ポケット 毎日同じ体位で，ポケット全周（潰瘍面も含め）［長径〔cm〕×短径[†2]〔cm〕］から潰瘍の大きさを差し引いたもの

p	0	ポケットなし	P	6	4 未満				
				9	4 以上 16 未満				
				12	16 以上 36 未満				
				24	36 以上				

部位［仙骨部，坐骨部，大転子部，踵骨部，その他（　　　　）］

	合　計[†3]			

†1 持続する発赤の場合も皮膚損傷に準じて評価する．
†2 "短径" とは "長径と直交する最大径" である．
†3 深さ（Depth：d,D）の得点は合計には加えない．

上皮化の状態

　⑤ 創部の随伴症状: 痛み, 掻痒感, 熱感, 不快感

2) 全身状態・随伴症状

　① バイタルサイン: 発熱 (感染徴候), 血圧, 末梢循環の状態 (四肢冷感, 色調),

　② 意識・知覚: 意識レベル, 知覚障害の有無, 認知症の有無

　③ 体格・体型: 肥満・やせ, 骨突出部 (仙骨部, 尾骨部, 腸骨稜部など) の状態

　④ 活動状況: 筋力低下・麻痺・関節拘縮などの有無, 関節可動域, 自力での活動範囲

　⑤ 栄養状態: 皮膚の状態 (乾燥, 弾力, 色・つやなど), 皮下脂肪厚, BMI

　　　栄養状態については, 患者・家族への問診と身体状況の観察によって評価するツールとして, 主観的包括的栄養評価 (SGA) が用いられる.

　⑥ 排泄状態: 失禁状態の有無, おむつの使用状況 (種類, 交換頻度)

　⑦ 皮膚の状態: 局所の圧迫所見 (圧迫しても白くならない紅斑)・発赤・腫脹・硬結の有無, 性状 (乾燥・湿潤), 浮腫の有無, 発疹・掻痒感の有無

> **SGA**: subjective global assessment
> （主観的包括的評価）

c. 臨 床 検 査

1) 血液検査: 血液一般検査 (赤血球, ヘモグロビン), 血液生化学検査 〔血清総タンパク質, 血清アルブミン, 炎症反応 (CRP), 血糖 (HbA1c)〕 など

2) 褥瘡部の細菌培養

3) 超音波検査: 疑 DTI の診断など

4) MRI, CT: 深部腫瘍の有無の診断など

4・22・4　治療と看護のポイント

a. 治　　療

1) 創部のドレッシング: 褥瘡の病期・重症度に応じたドレッシング材を貼付し (⇨ コラム53), 再生治癒を促す.

2) 外科的療法: 切開・排膿, デブリードマン (⇨ コラム54), 再建術 (縫縮術, 植皮術, 皮弁形成など)

3) 薬物療法: 外用剤

4) 食事療法: 高カロリー, 高タンパク質, ビタミン, 微量元素 (亜鉛・銅など) の補給

> **コラム53　ドレッシング材**
> 　創部を覆うことで湿潤環境を維持し, 創傷の治癒を促進する創傷被膜材.

> **コラム54　デブリードマン**
> 　感染や壊死を起こしている組織を除去し, 創を清浄化する外科的治療法.

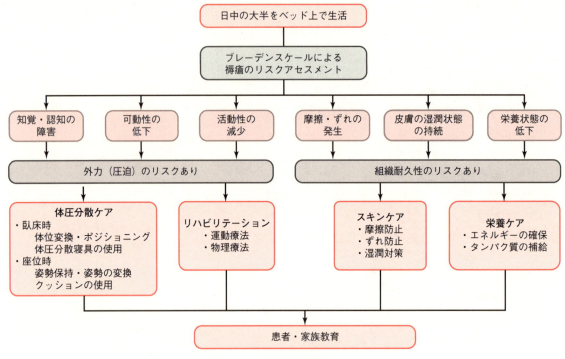

図 4・30　褥瘡の予防ケア

b. 看　護

1) 褥瘡の予防ケア（図 4・30）
   ① 褥瘡発生のリスクをアセスメントし，褥瘡を誘発する局所的・全身的な要因をできる限り取除いて皮膚の正常な機能を維持する．
   ② **体圧分散ケア**（体位変換・ポジショニング，体圧分散寝具など），スキンケア，栄養状態の管理，および患者・家族教育を行う．
2) 褥瘡の増悪防止と回復促進
   ① 褥瘡がすでに発生している場合は，圧迫とずれの排除が優先される．
   ② 適切な体圧分散マットレスの選択，ベッドアップ・ダウンした後のずれの除去（**背抜き**，⇨ コラム 55），定期的な体位変換が重要となる．
   ③ 高齢者や長期臥床患者など，難治性の褥瘡を抱える患者への援助については，NST（栄養サポートチーム）などの協力を得て，心身を含めた全身的な管理が必要である．

コラム 55　背抜き
ベッドや車椅子などの接触面から身体を一時的に離すことにより身体の移動に伴って生じる身体各部位の"ずれ"を開放する手技をいう．

◆ 緊急対応を要する褥瘡 ◆
① 全身状態が増悪した場合（低栄養・脱水）
② 褥瘡部からの持続的な出血が認められる場合

4・23 四肢のしびれ（感覚障害）
numbness

4・23・1 しびれとは

しびれは，**感覚障害**を表す訴えのひとつである（図4・31）．感覚障害とは，感覚受容器から入る種々の刺激を正常に知覚できない状態をいい，**感覚過敏**，**感覚鈍磨**・**感覚脱失**，**異常感覚**・**錯感覚**，**灼熱感**などの症状を含んでいる．

感覚過敏は，触覚・痛覚・温度覚などを正常以上に強く知覚することであり，程度がひどくなると痛みとして知覚する．感覚鈍麻・感覚脱失は，感覚が低下したり，なくなったりすることを示す．異常感覚・錯感覚は自発的に感じる不快な感覚をさし，しびれとして訴えられることが多い．具体的な表現としては，"ジンジンする"，"ビリビリする"，"ピリピリする"，"チクチクする"，

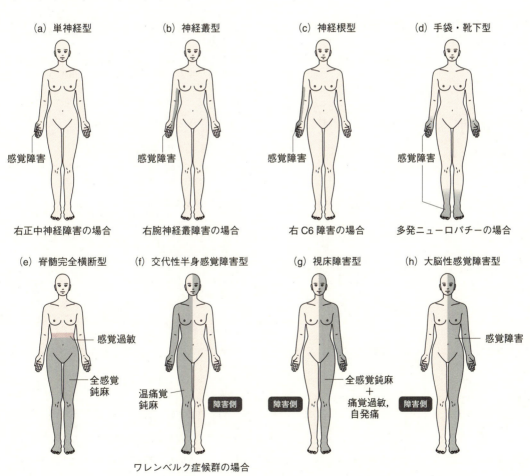

図 4・31 感覚障害によるしびれの発生部位（灰色部分）のパターン例

"ムズムズする"，"1枚皮を被ったような感じ"などである．異常感覚・錯感覚も刺激が一定以上に強い場合は，痛みとして知覚される．灼熱感は焼けつくような感覚をもった痛みである．

4・23・2　発生の仕組みと原因

感覚障害は，感覚受容器からの刺激が末梢神経，脊

表 4・39　感覚障害の分類と原因・誘因および特徴

感覚障害の分類		おもな原因・誘因	特　徴
末梢神経の障害	単神経型	外傷，圧迫，絞扼性神経障害，多発性単神経炎 など	・単一の末梢神経の障害により，単一の神経支配領域に障害が起こる（図4・31 a）．
	神経叢型	神経叢炎，腫瘍，圧迫，血行障害，放射線障害など	・神経叢の障害により起こる．通常は一肢に限局する（図4・31 b）．
	神経根型	変形性脊椎症，椎間板ヘルニア，脊髄腫瘍 など	・脊髄後根の障害により，各神経根の支配領域と一致して起こる．根痛がある（図4・31 c）．
	手袋・靴下型	多発ニューロパチー，ギランバレー症候群，糖尿病 など	・末梢神経の軸索の多発性障害により起こる．四肢遠位部から始まり，両側性・対称性に進行し，境界線は不明確となる（図4・31 d）．
脊髄の障害	脊髄完全横断型	脊髄損傷，脊髄腫瘍など	・脊髄の前索，側索，後索にわたる完全横断性の障害となる．障害部位以下の全感覚が障害される（対麻痺，図4・31 e）． ・障害部位上部の後根が刺激され，感覚過敏を呈する．
	脊髄半側障害型	脊髄腫瘍，脊髄出血など	・脊髄の半側の障害により，障害部位以下の深部感覚障害（同側）や温痛覚低下・鈍麻（反対側），障害部位の全感覚障害（同側）を起こす．
	宙づり型	脊髄空洞症，脊髄腫瘍など	・灰白質の中心部病変により，そこで交叉する温痛覚のみが障害（解離性感覚障害）される．
	仙髄回避型	頸髄・胸髄の髄内腫瘍	・脊髄内の伝導路の配列により，内側からの腫瘍では肛門・会陰部の感覚は最後まで残る．
	サドル型	第1腰椎以下の腫瘍・骨折	・第2腰椎～第4仙髄（馬尾部）の障害では，肛門・会陰部の全感覚障害が起こる．
脳の障害	交代性半身感覚障害型	脳幹の腫瘍・出血・梗塞，脱髄疾患など	・脳幹で三叉神経・三叉神経核が脊髄視床路とともに障害されると障害側顔面・反対側四肢・体幹の感覚が障害される．
		ワレンベルク症候群	・後下小脳動脈の閉塞により障害側顔面と反対側半身に解離性感覚障害が起こる（図4・31 f）．
	視床障害型	脳血管障害，脳腫瘍，梗塞の後遺症など	・視床の障害により，障害の反対側半身の全感覚が障害（片麻痺）される． ・あらゆる刺激に過敏に反応するジンジンした自発痛（視床痛）を障害の反対側に伴う（図4・31 g）．
	大脳性感覚障害型	脳血管障害，脳腫瘍など	・大脳皮質感覚野の病変では，反対側の半身性感覚鈍麻，立体感覚や二点識別覚などの障害が起こる（図4・31 h）．障害は感覚野の障害部位に対応する．
その他	転換性感覚障害型	転換性障害，精神的ショック，ストレス	・脊椎分節性や末梢神経分布に一致せず，さまざまなパターンを示す．検査結果も一定しない．運動障害を訴えることが多い．

髄，視床を経て，大脳皮質感覚野（感覚中枢）に至る感覚伝導路のいずれかの部位が障害されることによって発症する．したがって，しびれは，その障害部位により，

① 末梢神経の障害によるもの
② 脊髄の障害によるもの
③ 脳の障害によるもの
④ 解離性障害（ヒステリー性感覚障害；感覚障害の残存がある）

に分類され，なかでも多いのは末梢神経障害である．感覚障害の分類とおもな原因を表4・39に示す．

4・23・3 アセスメント

　情報収集のポイントは，患者が"しびれ"として表現している症状を注意深く聴き，感覚障害の原因疾患の特定につなげることである．

a. 問　診

1）しびれ（感覚障害）の自覚症状
　①しびれの部位：手足指の一部，手掌の一部，上腕，上肢，下肢，左右半身など
　②しびれの性質：感覚過敏，感覚鈍麻，異常感覚（ジンジン・ピリピリ，ピリピリ・チクチク，ムズムズなど）・錯感覚，灼熱感
　③発生形態：いつから，どのくらい続いているか
　④時間経過：急性発症か．徐々に進行か．一時的か
　⑤誘因の有無：飲酒との関係，金属・物質との関係，服薬との関係，周囲の環境との関係
　⑥随伴症状の有無：意識障害，悪心，嘔吐，めまい，頭痛，脱力感，麻痺，筋肉の弛緩，不明瞭な話し方，視覚の部分的な喪失や複視，疼痛，イライラ感
　⑦しびれに対する患者の反応：しびれやそれによる心理社会的影響に対する患者の受け止め・解釈
2）生活歴・職業歴
　①生活歴：食事の内容・摂取量，睡眠状態，排尿・排便の回数・量，ストレスの有無
　②職業歴：化学薬品・有機溶剤などと接触する作業環境下での仕事，仕事における心身への負担の有無
　③常用薬・嗜好品：薬物の服用の有無，飲酒との関連の有無
3）既往歴：高血圧・動脈硬化・脳血管障害・外傷・糖尿病・膠原病・腫瘍・感染症・精神疾患などの既往，

コラム56　抗がん剤使用後のしびれ

　抗がん剤使用後のしびれは治りにくい．出現時期や強さには個人差があり，抗がん剤投与の約2～3週間後から手指や足底に感じることが多い．しびれの持続期間は個人差があり，抗がん剤治療終了後，症状が改善するまでに数カ月から長いときは1年以上かかる場合もある．抗がん剤によるしびれ出現のメカニズムについては，はっきりとわかっていないが，しびれを起こしやすい抗がん剤として知られているものもあり，神経細胞の障害が原因だと考えられている．

手術歴，がん化学療法（⇨コラム56）などの治療歴

b. 身体所見の観察

1) バイタルサイン
2) 全身状態：顔貌・表情，精神状態，姿勢・歩行状態，転倒・転落の有無，外傷・熱傷・凍傷・褥瘡の有無
3) 感覚の障害
　① 腱反射：低下（末梢神経障害）か亢進（中枢神経障害）か．
　② 感覚障害の種類・部位と皮膚分節（デルマトーム，図4・32）との照合による神経損傷部位の特定
　・表在感覚：触覚，痛覚，温度覚
　・深部感覚：関節覚，振動覚，深部圧痛
　・複合感覚：二点識別覚，文字識別覚，立体感覚，二点同時刺激識別覚，重量認知覚，手触り認知覚

c. 臨床検査

1) 感覚検査
　① 表在感覚機能検査：触覚検査，痛覚検査，温度覚検査，二点識別覚検査
　② 深部感覚機能検査：位置感覚検査，振動覚検査
　③ 複合感覚機能検査：二点識別覚検査，文字識別覚検査
2) 電気生理学的検査：末梢神経伝導速度，体性感覚誘

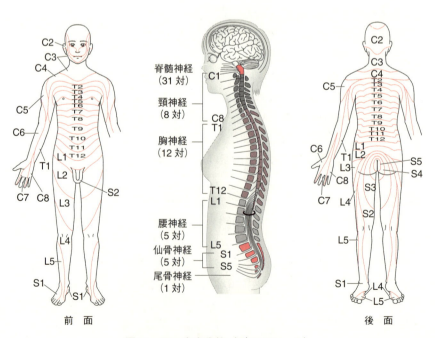

図4・32　皮膚分節（デルマトーム）

発反応，ニューロメーター（電流知覚計測装置），筋電図

3）X線検査（単純X-p，CT），MRI，脊髄造影

4）脳脊髄液検査

5）感覚神経生検

4・23・4 治療と看護のポイント

a. 治 療　しびれの原因疾患に対する治療を行う．

1）薬物療法：ビタミンB$_{12}$製剤，三環系抗うつ剤，抗てんかん剤（適応外使用）などによる対症療法

2）安静療法

3）物理療法：低周波，赤外線，温熱・寒冷療法

4）認知運動療法

5）神経ブロック療法

6）手術療法

7）特殊療法：血液浄化療法

b. 看 護

1）苦痛（感覚過敏，異常感覚など）の緩和

①　心身への刺激を極力避け，静かな環境を提供する．

②　柔らかく圧迫しない寝具・寝衣を選択し，安楽や休息を図る．

③　患者の状況に応じ，温罨法・冷罨法，マッサージなどを行う．

2）二次的障害の予防：危険の防止・身体の保護

①　熱傷・凍傷を予防する．

②　褥瘡の発生を予防する．スキンケアや体位変換を行う．

③　外傷，転倒・転落を予防する．

④　関節拘縮・筋力低下を予防する．

3）薬物療法に対する援助：反応や効果を確認する．

4）精神的な支援：障害を受容できるように，精神心理的変化の段階に応じた支援を行う．

> **◆ 緊急対応を要するしびれ（感覚障害）◆**
> ① 脳血管障害（**脳出血**，**脳梗塞**，**くも膜下出血**）が疑われる場合
> ② **一過性脳虚血発作**（TIA：transient ischemic attacks）が疑われる場合

4・24 めまい dizziness

4・24・1 めまいとは

　めまい（**眩暈**）とは，自身の身体と周囲の物との位置関係が乱れていると感じる異常感覚であり，自分や周囲の物が回る（動き回る）ように感じられる．

表 4・40 患者の訴えから見ためまいの分類

訴えからみた分類	具体的な訴えの内容
回転性めまい	身体がグルグル回る． 周囲がグルグル回る．
非回転性めまい	**浮動感** フワフワする． 頭がふわっとする． しっかり立っていられない． 身体がふらつく．
	立ちくらみ 立ち上がったときにふらつく． 目の前が暗くなる． 気が遠くなる． 血の気が引く．

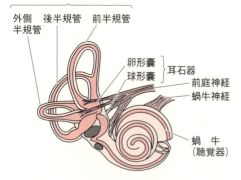

図 4・33 平衡感覚に関係する内耳の器官

コラム57 メニエール病

メニエール病は内耳の障害により起こる疾患であり，繰返すめまいに難聴や耳鳴りを伴う．一般に片側の内耳障害だが，両側が障害されることもある．

突然，回転性めまいが起こり，めまいとほぼ同時に，片側に耳鳴りや耳閉感，難聴が起こる．

めまいを繰返す間隔には個人差があり，数日，数週間，数カ月，年1回などさまざまである．

めまいは，患者の訴えから，**回転性めまい**，**非回転性めまい**に大別され，非回転性めまいは，さらに**浮動感**と**立ちくらみ**に分類される（表 4・40）．

4・24・2 発生の仕組みと原因

身体の平衡は，内耳，前庭神経（図 4・33），脳幹，小脳，大脳皮質の働きによって保たれている．めまいはこれらの平衡をつかさどる器官のいずれかが障害されることによって生じる．**末梢性のめまい**と**中枢性のめまい**がある．また，平衡感覚とその障害以外で発生するその他のめまいがある．

a. 末梢性のめまい 末梢性のめまいは内耳の前庭迷路（三半規管と耳石器）から前庭神経までの前庭神経核より末梢の部位が障害されることにより起こる．三半規管に障害が起こると身体が回転するように感じ，"グルグル回っている"めまいの症状を訴える．耳石が三半規管に入り込んだために起こる場合は"フワフワする"めまいの症状を訴える．

b. 中枢性のめまい 中枢性のめまいは前庭神経核から小脳，脳幹，脳神経が障害されることによって起こる．前庭神経の障害があると，身体の位置の認識や動きの調整ができなくなり，強い回転性のめまいが起こる．また，脳幹からの情報は大脳皮質へ伝えられるため，ここの障害では"フワフワする"ようなめまいを感じることが多い．

c. その他のめまい その他のめまいは，自律神経機能の障害や脳の循環血液量の不足などによって起こる．具体的には血圧異常や不整脈，自律神経失調，心因性の疾患や症状に伴うめまいである．また，内耳障害をひき起こす薬剤によっても生じることがある．

d. 考えられる疾患（図 4・34） めまいの種類が回転性か非回転性かを判別する．

回転性めまいの場合は，障害部位が末梢性か中枢性かを考える．末梢性のめまいの場合は，内耳の障害や前庭神経の障害による疾患を考える．内耳の障害としては**メニエール病**（⇨ **コラム57**）や**特発性難聴**などであり，前庭神経の障害としては**前庭性神経炎**などである．

非回転性めまいは眼振がないのが特徴であり，脳幹や小脳，脳幹網様体の虚血が考えられる．

めまいの訴えに加え，意識や頭痛・嘔吐などの症状に

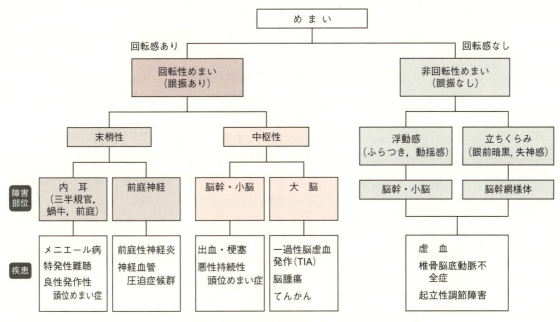

図 4・34 めまいの分類と障害部位および考えられる疾患

ついてもアセスメントすることが重要である．また，その他のめまいとして，起立性低血圧（p.215，コラム⓫参照）や不整脈，高血圧，更年期障害，自律神経失調症でもめまいが生じることがあり，バイタルサインや既往歴などと併せてアセスメントする．

4・24・3 アセスメント

a. 問 診
1) めまいに関する質問: めまいの種類，発生時間，持続時間・頻度，発生形態・誘因，随伴症状（① 耳鳴，難聴，耳閉感の有無，② 悪心，嘔吐とめまいとの関連）などを確認する．
2) 生 活 歴
   ① 睡眠状況
   ② 食生活
   ③ 活動（仕事など）の状況
   ④ ストレスの有無とその内容，対処方法
   ⑤ 喫煙，飲酒の習慣
3) 健 康 歴
   ① 既往歴
   ② 現在罹患している疾患と受けている治療
   ③ 現在服用している薬剤
4) めまいに対する患者の反応

190   第4章　患者の症状から病気を推定する

① めまいに対する受け止め

② めまいが日常生活や社会的役割に及ぼす影響とその対処

b. 身体所見の観察

1）バイタルサイン

2）平衡感覚の観察

3）神経系の観察

① 歩行状態〔失調性歩行（⇨ コラム58）の有無〕

② 神経症状，運動機能障害・言語障害・意識障害の有無

c. 臨 床 検 査

1）平衡感覚検査（表4・41）

2）眼振検査（表4・41）

3）内耳機能検査（誘発時音響放射など）

4）聴力検査（§3・13 参照）

5）前庭誘発筋電図検査

6）CT，MRI

> **コラム58　失調性歩行**
> 小脳性および脊髄性失調症にみられる跛行で，泥酔した場合に起こる "千鳥足" と形容されるような不安定な歩行をいう.

表 4・41　平衡感覚検査

検査の種類			方　　法
平衡感覚検査	下肢	ロンベルグ検査	患者に両側の足尖および踵をつけた開脚の立位になってもらい，はじめは開眼，ついで閉眼の状態で，身体の動揺の有無・程度，転倒傾向，開眼時と閉眼時の差などを観察する.
		マン(Mann)検査	一側の足先を他側の足の踵に接するようにして一直線上を歩いてもらう. 開眼，閉眼で行い，身体の動揺の有無・程度および転倒傾向，開眼時と閉眼時の差などを観察する.
		単脚直立検査	片足で起立し，他方の下肢をほぼ直角になるまで上げる. 開眼，閉眼で行い，身体の動揺の有無，程度および転倒傾向，開眼時と閉眼時の差などを観察する.
		重心動揺検査	重心動揺計に乗り，2〜3 m 前の視標を見るように説明し，開眼，閉眼での身体の動揺をコンピューター解析する.
	上肢	遮眼書字検査	机に触れない座位で，用紙上に縦書きで東西南北などの文字を書いてもらう. 開眼，閉眼で行い，まっすぐ書くことができるかと傾いた場合はその角度，開眼時と閉眼時の差を確認する.
		指示検査	座位で第2指を伸ばし上肢をいったん上方に挙げ，そのまま水平前方の高さまでゆっくり下ろし，前方に示した看護師の指を指してもらう. 看護師の指と患者の指のずれ，企図振戦[†1] の有無を観察する.
眼振検査		注視眼振検査	患者の 50 cm 前に看護師の指先を示し，水平および垂直方向にゆっくり指を移動し，患者の追跡眼球運動，各方向の急速眼球運動を観察する.
		頭位眼振検査	フレンツェル眼鏡[†2] をかけ，座位になり体幹と一緒に頭位をゆっくりと，背屈，前屈，右下，左下に動かし，眼振の時間，方向，数，めまい感の有無などを観察する. 仰臥位でも行う.
		頭位変換眼振検査	フレンツェル眼鏡をかけ，頭位を急速に動かしたときに起こる眼振を観察する. 眼振の時間，方向，数，めまい感の有無などを観察する.

†1　**企図振戦**：安静時は出現せず，目的的な動作に伴い生じる振戦（ふるえ）をいう.
†2　**フレンツェル眼鏡**：眼球を拡大し眼振が容易に観察できるようにした検査用の眼鏡.

4・24・4 治療と看護のポイント
a. 治　療
1) 安静療法
2) 薬物療法
3) 理学療法（急性の末梢性前庭性めまい）：内耳にある平衡感覚器官である三半規管や蝸牛の障害で起こるめまいに対しては，いわゆる"めまいリハビリ体操"が有効である．目を動かして行う方法と頭を動かして耳石を正常な位置に戻す運動が中心である．
   - 眼球運動（図4・35）：① 早く横に動かす，② ゆっくり横に動かす．③ 頭を動かして振返る．
   - 頭運動：① 仰向けに寝る，② 顔を右横に向け10数える．③ 顔をもとに戻し10数える．④ 左横に顔を向け10数える．⑤ 顔をもとに戻す．①～⑤を10セット続ける．
4) 心理療法

b. 看　護
1) 体位の調整
2) 転倒・転落の防止
3) 不安の軽減
4) 発作の予防
5) 薬物療法の援助

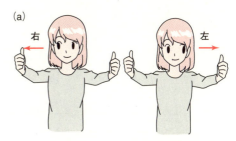
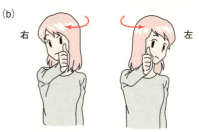

図4・35　めまいリハビリ体操（眼球運動）

◆ 注意および緊急対応を要するめまい ◆

① 悪性発作性頭位めまい症（ブルンス症候群）：脳に病変があり，頭や身体の位置を変化させると激しい回転性めまいが起こるものを中枢性頭位めまい症（悪性発作性頭位めまい症）という．このめまいは，脳幹や小脳の出血・梗塞・腫瘍が原因であるため悪性であり，生命の危険性を伴うため精密検査などが必要となる．

② めまい以外の脳血管障害の症状を伴う場合：めまい以外に激しい頭痛，顔や手足のしびれや麻痺，意識障害などを伴う場合は，脳血管障害を疑い早急な対応が必要である．

4・25　聴覚障害（難聴）
hearing loss

4・25・1 聴覚障害とは
聴覚障害（難聴）とは，外耳から入った音刺激が大脳側頭葉にある聴覚中枢に到達するまでの経路に異常が生じ，音や声が聞こえにくくなることである．

4・25・2 発生の仕組みと原因
音刺激が大脳で音として認識される経路は図4・36のとおりである．音刺激は，外耳道を通り，鼓膜を振動させる．鼓膜の振動は，中耳にある耳小骨（つち骨，きぬた骨，あぶみ骨）を伝導し，さらに中耳の奥の内耳にある蝸牛に伝わる．蝸牛の中にあるリンパ液が揺れ動くことで蝸牛神経が興奮し，音刺激が神経に伝達される．蝸牛神経は前庭神経と合わさって内耳神経（第Ⅷ脳神

経)となり,最終的に大脳皮質側頭葉にある聴覚中枢に達する.聴覚障害(難聴)は,この経路のどこが障害されるかにより,4つに分類される(図4・36).

① **伝音性難聴**: 外耳から中耳までの間で生じた障害による難聴

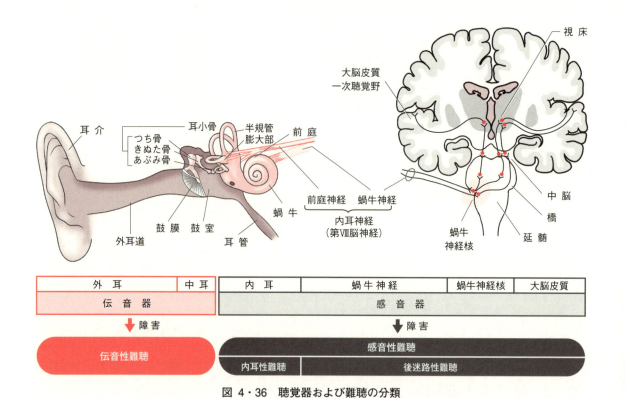

図 4・36 聴覚器および難聴の分類

表 4・42 聴覚障害(難聴)の分類と原因となるおもな疾患

聴覚障害の分類		原因となるおもな疾患
伝音性難聴		外耳疾患: 耳垢栓塞,外耳道炎,外耳の腫瘍,外耳の外傷 中耳疾患: 鼓膜穿孔,中耳炎,耳管狭窄症,滲出性中耳炎,耳硬化症,中耳の腫瘍,中耳奇形,中耳の外傷
感音性難聴	内耳性難聴 (迷路性難聴)	老人性難聴: 加齢に伴って生じる難聴 音響外傷: 突発的に大音響に曝露することによる難聴 騒音性難聴: 慢性的に騒音に曝露することによる難聴 突発性難聴: 突然発症する難聴で原因不明なものの総称 感染症: 流行性耳下腺炎,麻疹など 　　　　　先天性風疹症候群,梅毒,サイトメガロウイルス感染症など 薬物性難聴: 薬物の副作用により生じる難聴
	後迷路性難聴	聴神経腫瘍,頭部外傷,髄膜炎
混合性難聴		伝音性難聴と感音性難聴の両方が混在した難聴
機能性難聴		心因性難聴

② **感音性難聴**：内耳から聴覚中枢までの間で生じた障害による難聴．内耳の障害により生じる難聴を**内耳性難聴**，蝸牛神経から大脳の聴覚中枢までの神経の障害により生じる難聴を**後迷路性難聴**という．

③ **混合性難聴**：伝音性難聴と感音性難聴の両方が混在した難聴

④ **機能性難聴**：聴覚器官に器質的な障害がないにも関わらず難聴を自覚する場合．**非器質性難聴**ともいわれ，**心因性難聴**などが含まれる．

聴覚障害は，聴覚器の炎症，腫瘍，感染，加齢，外傷などさまざまな原因で生じる．原因となる代表的な疾患を表 4・42 に示す．また，聴覚障害は先天性のものも多く，遺伝子の異常や妊娠中の母体の感染（風疹，サイトメガロウイルス感染症，梅毒）などにより生じる．先天性の聴覚障害は言語発達にも影響を与えるので，早期からの訓練や支援が必要である．

4・25・3　アセスメント

a. 問　診

1）難聴の有無，左右差，程度（日常の会話がどの程度障害されているか）：**メニエール病**や**突発性難聴**（⇨ コラム59）は片側のみに難聴が生じる．老人性難聴は両側性である．

2）難聴の発症時期

3）耳痛の有無，程度

4）補聴器や人工内耳の使用経験

5）家族からの聴取：難聴の初期では本人が自覚していないことがあり，"最近テレビの音が大きくなった"，"聞き間違いが増えた"などの異変に身近な家族が気づいている場合がある．

b. 身 体 所 見

1）耳の視診（耳漏や耳垢）：突然の伝音性難聴で耳痛や耳漏を伴う場合は，**中耳炎**が考えられる．耳痛や耳漏などの合併症のない軽度の伝音性難聴は，**耳垢栓塞**による場合があり，耳垢を除去するだけで回復する．

2）めまいの有無・種類：難聴とともに回転性めまいを生じる疾患としてメニエール病や突発性難聴がある．

3）顔面の感覚麻痺や運動麻痺，小脳症状（歩行障害や立位でのバランスの障害など）など第Ⅷ脳神経（内耳神経）以外の神経学的所見がある場合には，脳血管

コラム59　突発性難聴

ある日突然，片側の耳の聴こえが悪くなるのが特徴である．40〜60歳代に多い．ステロイド剤，血管拡張剤，ビタミン剤，抗凝固剤などが投与される．早期治療が重要で，1/3 は完治，1/3 は症状軽快，1/3 は治らないとされている．

障害や腫瘍が考えられるため，専門医の診察が必要である．

c. 聴力検査　聴覚障害の判断の基本は聴力検査（§3・13 参照）である．聴覚障害の程度や種類（伝音性難聴か感音性難聴か）をアセスメントする．

聴力の程度は**デシベル〔dB〕**で表現される．**オージオメーター**を用いてどれだけの大きさの音が聴こえにくくなるかにより重症度を判定する（表 3・30 参照）．また，**気導聴力**と**骨導聴力**の障害の程度から伝音性難聴か感音性難聴かを判定する．聴力の測定は，異なる複数の周波数（音の高さ〔Hz〕）で行い，音の高さごとの聴力の程度を評価する．すべての周波数の聴力が一度に低下することはまれであり，低下する周波数は限定される．一般に老人性難聴では高周波の音（金属音や高い電子音）が聴こえにくくなる．

4・25・4　治療と看護のポイント
a. 治　療

1) 原疾患に対する治療: 外耳や中耳の障害による伝音性難聴の場合，手術などにより聴力の回復が期待できるものが多い．しかし，感音性難聴の場合，障害が不可逆的で，治療を行っても聴力が回復しないものが多い．

2) 対症療法
　① 補聴器，人工内耳: 40〜45 dB 程度以上の聴力の低下に対し，**補聴器**や**人工内耳**（⇨ コラム60）を用いることがある．補聴器は音を増幅させ，中耳から内耳に音を伝える装置である．人工内耳は音を電気信号に変え，蝸牛の中に入れた電極で直接神経を刺激し，音を感じられるようにする装置である．高度の感音性難聴で適応となり，手術が必要である．

　② 機能訓練（⇨ コラム61）: 難聴に対する機能訓練も行われている．特に，言葉を覚える前に生じた乳幼児期の難聴では，言語の発達が遅延し，コミュニケーション障害をもたらすことがあるため，早期に機能訓練を開始する必要がある．

b. 看　護

● **コミュニケーションの工夫**: 難聴は一見しただけではその障害がわからないため，周囲から気づかれないことが多い．また，難聴の種類や程度だけでなく，コ

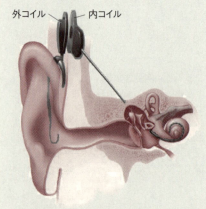

コラム60　人工内耳
　聴覚障害者の内耳の蝸牛に電極を接触させ聴覚を補助する器具．インプラントの電極が蝸牛の聴神経を刺激し，この刺激が脳に伝えられる．成人のときに手術を受け（人工）聴覚を初めて得る場合より，子供のときの方が脳の人工内耳からの信号に対する対応が早い．

人工内耳（National Institutes of Health, Wikimedia より）

コラム61　言語聴覚士（言語療法士）
　言語聴覚士の名称を用いて，音声機能，言語機能または聴覚に障害のある者についてその機能の維持向上を図るため，言語訓練その他の訓練，これに必要な検査および助言，指導などを行う国家資格である．脳血管障害による失語症や構音障害，嚥下障害，先天性難聴の乳幼児の言語発達の遅れ，喉頭がんの手術による声帯の喪失などに対し，コミュニケーションや食べることを支援する．

ミュニケーション方法も一人ひとり異なる．難聴のある患者に関わる際には，まず患者のおかれている状況を理解し，その患者のやりやすい方法でコミュニケーションをとるよう心がける．

一般的には，
① ゆっくりと簡潔な言葉で伝える
② 相手の顔や目をしっかり見て話す
③ ジェスチャーや筆談など視覚的な情報も併用する
などの工夫が必要である．

また，耳鳴りやめまいなど随伴症状がある場合には，できるだけ安静にし，ストレスを生じさせないようにすることも重要である．

4・26 視力障害
vision impairment

4・26・1 視力障害とは

眼に入った光は角膜と水晶体を通り，網膜に像として映し出される（図4・37）．その際，毛様体によって水晶体の厚さを調節してピントを合わせ，虹彩が光の量を加減している．眼から外界の光刺激を感受し，物体の形状・色彩，周囲の明暗を識別する機能を**視力**といい，その機能に異常がみられる状態を**視力障害**という．

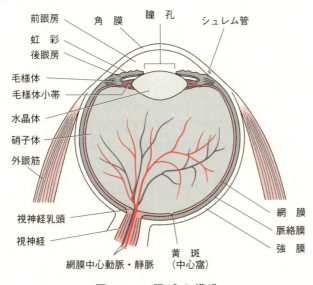

図4・37 眼球の構造

4・26・2 発生の仕組みと原因
a. 屈折機能の異常による視力障害（図4・38）

1) **近　視**：毛様体筋が収縮することによって，網膜の前方に焦点が集まり，物体がぼやけて見える．多くは凹レンズで矯正できる．
2) **遠　視**：毛様体筋が弛緩することによって，網膜の後方に焦点が集まり，物体がぼやけて見える．多くは凸レンズで矯正できる．両眼の遠視の強さに差があると，視力が低下しやすい．
3) **乱　視**：角膜や水晶体の屈折異常によって光刺激を網膜に結像できず，物体がぼやけて見える．角膜や水晶体の歪みによるものを**正乱視**といい，円柱レンズの眼鏡やハードコンタクトレンズで矯正できる．一方，角膜の表面が凹凸であることが原因のものを**不正乱視**といい，円柱レンズでは矯正できない．

b. 水晶体の器質的異常による視力障害

1) **老　視**：加齢とともに水晶体の弾力性が弱まり，調節力が低下した結果，近いところが見えにくくなる．正常視力の成人の多くに，45歳ごろから発生する．近くを見やすくするためには，凸レンズである程度矯正できる．
2) **白内障**：水晶体が混濁することにより，視力が低下した状態をいう．明らかな原因がなく加齢とともに生じる**老人性白内障**，先天性風疹症候群などの先天的な原因による**先天性白内障**，外部の物理的な原因による**外傷性白内障**などがある．また，糖尿病，副甲状腺機能低下症，筋緊張性ジストロフィーなどの全身疾患に合併して発症する白内障がある．

c. 網膜の器質的異常による視力障害

1) **糖尿病性網膜症**：糖尿病の合併症のひとつとして出現する．わが国における成人の中途失明原因の上位にある．進行の程度によって3段階に分類される．第1段階の**糖尿病性単純網膜症**では，網膜に血管瘤が形成され，小出血や小白斑が散在するが，自覚症状はほとんどない．第2段階の**糖尿病性前増殖網膜症**では，閉塞した網膜血管を補うために新生血管が形成され始める．無症状または，軽度の視力低下や眼のかすみが生じる．第3段階の**糖尿病性増殖網膜症**では，新生血管が破れ，網膜剥離を生じる．視力低下が進行し，失明に至る場合がある．

(a) 正常
焦点が網膜上にある

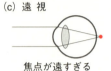
(b) 近視
焦点が近すぎる　　凹レンズによる矯正

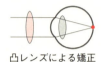

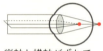
(c) 遠視
焦点が遠すぎる　　凸レンズによる矯正

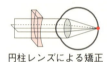

(d) 正乱視
縦軸と横軸がずれて2箇所で焦点を結ぶ（物がぼやけて見える）　　円柱レンズによる矯正

図 4・38　屈折機能の異常とレンズによる矯正

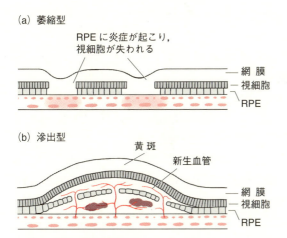

図 4・39 加齢黄斑変性 (a) 萎縮型, (b) 滲出型

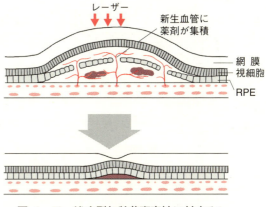

図 4・40 滲出型加齢黄斑変性に対するレーザー治療

2) **高血圧性網膜症, 網膜動脈硬化症**: 高血圧や動脈硬化などの全身性の循環障害によって, 眼底の網膜への血液供給が障害されて生じる. 初期には無症状だが, 進行して網膜浮腫が生じると, 視力が低下する.

3) **加齢黄斑変性**: 網膜色素上皮細胞 (RPE) の下に老廃物が蓄積することによって, 黄斑部が障害されて視力障害を生じる. 欧米では, 成人の中途失明原因の上位である. わが国では比較的少ないと考えられていたが, 高齢化と生活の欧米化により近年増加している.

萎縮型と**滲出型**に分類される (図 4・39). 萎縮型の加齢黄斑変性に対しては, 現在のところ有効な治療方法はなく, 対症療法が中心となる. 滲出型の加齢黄斑変性に対しては, 脈絡膜新生血管の拡大を抑制して視力を維持あるいは改善させる. 薬物療法としては, 脈絡膜新生血管の発生に関与すると考えられている**血管内皮増殖因子 (VEGF)** を阻害する薬剤を投与し, 脈絡膜新生血管を退縮させる.

また, 光感受性物質を点滴し, その後に非常に弱い出力の専用レーザーを照射する**光線力学的治療法** (図 4・40) や, 脈絡膜新生血管が黄斑中心から離れた場所にある場合には強い出力レーザーで病変部位を照射破壊する**レーザー凝固療法**を行う.

d. 眼圧の異常による視力障害 (緑内障) 房水の還流が障害され, 眼圧が上昇し, 視神経が圧迫されることで視野の欠損や視力低下が生じる (図 4・41, 図 4・42). 正常眼圧でも, 隅角の狭い人や, 長時間近くを見

RPE: retinal pigment epithelium (網膜色素上皮細胞)
VEGF: vascular endothelial growth factor (血管内皮細胞増殖因子)

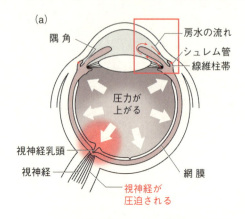

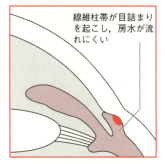

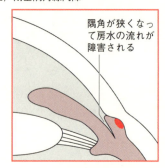

図4・41 眼圧の異常と緑内障

続けるような作業,心身の疲労などによっても起こる.

4・26・3 アセスメント

a. 問　診

1) 現病歴（視力障害が発生した時期と経過）
2) 既往歴：特に,糖尿病,高血圧,高脂血症,遺伝性疾患の既往歴がないか確認する.
3) 日常生活への影響の程度
4) 視力矯正用具（眼鏡,コンタクトレンズ,老眼鏡など）の使用状況
5) 眼球の状態
   ① 眼痛の有無・程度：急性緑内障発作では,急激な視力低下,激しい眼痛とともに,頭痛,悪心,嘔吐などの全身症状を伴う.
   ② 掻痒感の有無
   ③ 羞明の有無：角膜炎,光彩炎などの角膜疾患では,眼痛とともに強い羞明により開眼しにくくなる.治療や検査のために散瞳薬を点眼している場合も,一時的に羞明が生じる.
   ④ 異物感の有無
6) 視力障害以外の自覚症状

b. 身体所見の観察

1) 眼球の状態
   ① 充血の有無・部位・範囲：結膜充血は**結膜炎**,毛様体充血は**角膜炎**,**強膜炎**,**ぶどう膜炎**でみられる.充血が眼球全体に及ぶ全充血は,急性閉塞隅角緑内障の急性発作（**急性緑内障発作**）,**全眼球炎**,**眼窩蜂巣炎**などの重篤な疾患も考えられる.両眼性か片眼性かも確認する.
   ② 眼脂の有無,性状
   ③ 流涙の有無

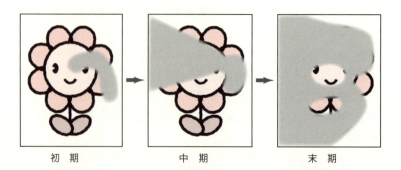

図4・42 緑内障の見え方の変化（右眼のみ）

2）全身状態

　　① バイタルサイン，② 視力障害以外の自覚症状

　c. 臨 床 検 査

1）視力検査，2）屈折検査，3）眼底検査，

4）眼圧検査，5）細隙灯顕微鏡検査，6）色覚検査，

7）暗順応検査，8）涙液分泌検査，

9）頭部 X 線撮影，CT，MRI 検査

4・26・4　治療と看護のポイント

　a. 治 　 療

1）原因となる疾患に対する治療

2）対症療法

　b. 看 　 護

1）眼を清潔に保つ：眼帯やガーゼは適切に交換する．また，洗顔後に使用するタオル，枕カバーなどは清潔なものを用意する．流涙，眼脂，掻痒感が続くと，分泌物や擦過刺激によって眼の周囲にも皮膚炎を合併しやすい．特に睡眠中は，無意識のうちに眼をこすってしまいやすいため注意する．

2）眼の安静を確保する：長時間の読書，テレビ，パソコン操作など，眼の疲労につながる行動を避けるよう説明する（⇨ **コラム62**）．

3）光刺激を調整する：羞明が強い場合，室内の照明を控えめにしたり，カーテンで遮光するなどして，照度を低くするように調整する．屋外への外出時はサングラスの使用を推奨する．

4）排便コントロールをする：眼圧異常による視力障害の場合，排便時の努責（排便時に下腹部に力を入れること）による眼圧の上昇を避ける必要がある．便秘になりやすい場合は，緩下剤を投与するなどして排便習慣を整える．

5）点眼指導：点眼剤は，治療や検査のために眼科医療で用いられる頻度が高く，患者が自己管理によって行うことが多い（⇨ **コラム63**）．

6）ADL の支援：視力障害による ADL への支障を軽減するよう支援する．また，日常生活における注意点（自動車や自転車の運転は避けるなど）を説明する．

7）環境整備：事故（転倒や転落，外出時の交通事故など）のリスクが高いため，生活空間に危険な物がないように整理する必要がある．歩行する空間にある不必

コラム62　眼精疲労

　長時間の眼を酷使する作業によって，毛様体筋に負担がかかり，視力低下，眼痛，眼のかすみ，充血などの眼症状や，頭痛，肩こり，悪心などの全身症状が出現した状態をいう．原因として，眼の疾患（近視，乱視，老視，白内障，緑内障，ドライアイなど），長時間の近くを見続ける作業（パソコン操作，読書など），加齢，ストレス，眼鏡やコンタクトレンズの度数が合っていないことなどがあげられる．

コラム63　正しい点眼のポイント

① 手洗いをしてから行う．

② 成人の結膜囊の容量は，一般的な点眼薬の 1 滴以下であるため，1 滴を確実に点眼するようにする．

③ 容器の先が眼や睫毛に触れると，涙，細菌，眼脂などが容器に付着したり，容器内に逆流して感染の原因となる．

④ 複数の種類の薬剤を点眼するときは，5分以上間隔を空けてから次の薬剤を点眼する．

⑤ 点眼直後はしばらく瞼を閉じるか，清潔なガーゼなどで目頭を軽く押さえる．瞬きをすると，薬剤が涙点から流出してしまう．

要な物品を撤去し，階段やベッドなどには手すりを設置する．また，生活に必要な物品はできるだけ手の届くところに整理して置き，どこにあるのかを手を取って説明するなどする．

8）視力障害に対する不安・ストレスの緩和：視力が障害された状態では，外界からの情報を取得しにくくなる．安全に生活できないことへの不安によって行動を制限するようになったり，他者の表情を知覚できないことによるコミュニケーション上のストレスのために孤立感を抱くこともある．

　文字情報を音読したり，物に触れたりなど，必要な情報を視覚以外から得られるように工夫する必要がある．また，温かく明瞭な言葉掛けを心掛けるとともに，タッチングなどの非言語的コミュニケーションによって，不安・ストレスの緩和に努める．

◆ 緊急対応を要する視力障害 ◆

急性緑内障発作を疑う症状（急激な視力低下，激しい眼痛，頭痛，悪心・嘔吐）がみられる場合は，眼圧を下げる処置が遅れると失明の恐れがある．

4・27　幻覚，妄想
hallucination, delusion

4・27・1　幻覚，妄想とは

a. 幻　覚　　**幻覚**は実際には存在しない対象を存在するように感じる状態をさす感覚や知覚の異常である．代表的な幻覚には，① **幻聴**，② **幻視**，③ **幻臭**，④ **幻**

表 4・43　おもな幻覚の種類

幻覚の種類	特　　徴
① 幻　聴	実際には発生していない人の声や物音，音楽などが聞こえる幻覚．声は，名前など単純な言葉から，長い対話など複雑なものまでいろいろあり，声の主にも自分の知っている人，知らない人などがある．"飛び降りろ"，"○○の首を絞めろ"などと幻聴が命令する場合があり，幻聴によって患者は自傷行為や他害行為をとることがある．
② 幻　視	実際には存在しないものが見える幻覚．虫や小動物，人などが多い．"あそこにいる"と指を差したり，虫を潰す動作をすることがある．
③ 幻　臭	実際には存在しない腐敗臭，ガスのにおい，便のにおいなどの不快なにおいを感じる幻覚．自己臭恐怖のある患者は，自分の身体のにおい（口臭や体臭など）で周囲の者を不快にさせているのではないかと感じ，脅迫的に清潔にしようとする行動をとることがある．
④ 幻　味	食物が変な味がするといった味覚の幻覚．被害妄想のひとつである被毒妄想のある患者は，食物に毒を入れられたと思い込み，幻味が出現する．
⑤ 幻　触	皮膚を虫が這うような感じや口の中に髪の毛がある感じなどの触覚の幻覚
⑥ 体感幻覚	脳が動いている，腸が腐って流れ出るなど，体の深部や臓器に違和感を感じる幻覚
⑦ 幻　肢	四肢を切断したあとに，切断した部分の肢が存在するように感じる幻覚．存在しない部分に痛みを感じることがある（幻肢痛）．

4・27 幻覚, 妄想　201

表 4・44　妄想の内容による分類

妄想の分類	特徴
被害妄想	自分が他者から害を加えられるという内容の妄想で, 以下のようなものがある. ・関係妄想: 隣の人の咳ばらいを, 自分に対する嫌がらせと思い込むなど関係のない周囲の出来事を自分に関係があると解釈する妄想 ・注察妄想: 自分が他人に監視されているという妄想 ・迫害妄想: 個人や組織から危害を加えられるという妄想 ・被毒妄想: 飲食物に毒を入れられた, 毒殺されるなどという妄想. 幻味を伴うことがある. ・嫉妬妄想: 自分の配偶者が他の異性と浮気しているなどという妄想
微小妄想	自己を過小に評価する妄想で, 以下のようなものがある. ・貧困妄想: 財産を失ってしまい貧乏になったという妄想 ・罪業妄想: 自分を罪深い存在とみなす妄想 ・心気妄想: 治る見込みのない病気になったという妄想
誇大妄想	自己の能力, 血統, 経済力などに対して過大に評価をする妄想で, 以下のようなものがある. ・血統妄想: 高貴な家柄の出自であるという妄想 ・発明妄想: 画期的な発明により大成功を収めたなどの妄想 ・宗教妄想: 自分を神様の生まれ変わりと信じるような妄想

味, ⑤ **幻触**, ⑥ **体感幻覚**, ⑦ **幻肢**などがある (表4・43).

　なお, "錯覚" とは実際に存在する対象を間違って別のものとして知覚することを意味し, "幻覚" とは異なる.

　b. 妄想　妄想は思考の異常であり, 思考内容は現実から遊離している. 本人はその思考を強く確信し, 訂正不能で妄想であるとは認識していない (病識が乏しい). 妄想の内容により, **被害妄想, 微小妄想, 誇大妄想**に分類される (表4・44).

4・27・2　発生の仕組みと原因

　a. 幻覚　幻覚は精神疾患に限らず, 多くの身体疾患でも生じる (表4・45). また, 健康な人でも, 長時間車の運転をするなど感覚が遮断された状況で起こることがある. 精神疾患のなかでは**統合失調症**の患者でよくみられ, 約7割が幻覚を体験する. 統合失調症では幻聴や体感幻覚が多い. また, 薬物の乱用, 多量の飲酒やレビー小体型認知症では幻視が多い.

　b. 妄想　妄想も多くの疾患で生じる (表4・46). 特に**統合失調症**は, 妄想をひき起こす代表的な疾患であり, ほとんどのタイプの妄想を生じる. うつ病では微小妄想が多く, 躁病では誇大妄想が多い. また, 精神疾患だけでなく, 一般的な身体疾患による器質的要因や物質乱用により妄想を生じる場合がある.

表 4・45　幻覚をひき起こす疾患

分類	疾患
精神疾患	統合失調症, 気分障害 (うつ病, 双極性障害), 一部のパーソナリティー障害, 認知症, 心的外傷後ストレス障害 (PTSD[†]) など
脳の器質的疾患	脳血管障害, 脳炎, 脳腫瘍, てんかんなど
全身性疾患	電解質異常, 低酸素血症, 高二酸化炭素血症, 腎疾患, 肝疾患, 低血糖, 高熱など
物質乱用	覚せい剤の乱用, 多量の飲酒など

　†　**PTSD**: post-traumatic stress disorder (心的外傷後ストレス障害)

表 4・46　妄想をひき起こす疾患

分類	疾患
精神疾患	統合失調症, 気分障害 (うつ病, 双極性障害), 一部のパーソナリティー障害, 認知症, 妄想性障害など
脳の器質的疾患	脳血管障害, 脳腫瘍, てんかんなど
全身性疾患	電解質異常, 低酸素血症, 高二酸化炭素血症, 腎疾患, 肝疾患, 低血糖など
物質乱用	覚せい剤の乱用, 多量の飲酒など

4・27・3 幻覚のアセスメント

a. 面接による言動の観察　幻覚症状は，人によって大きく異なる．基本的に他者には感じることができないため，面接による情報収集が中心となる．患者自身のみならず，家族などの身近な人からも普段の患者の言動について聴取する．また，幻聴のある患者は，幻聴の声に反応して怒ったり，ブツブツ独り言を言ったりすることがあるため，患者の様子を観察することも重要である．

1）幻覚の有無・内容: "他の人には聞こえないのに自分にだけ聞こえることはありますか" など，患者が体験している幻覚について尋ねる．

2）幻覚による日常生活への影響: 幻覚のある患者は，しばしば幻覚によって行動に影響を受け，日常生活に支障をきたすことがある．たとえば，幻聴が聞こえるために，引きこもる，特定の食事を食べない，入浴しなくなる，などがある．

3）幻覚による自傷行為や他害行為の危険性: 幻覚による自傷行為や他害行為の意図がないか，行動化されていないかをアセスメントする．

4）病識の有無・理解度

5）既往歴・服薬歴

6）生活歴

7）家族の理解度や支援

b. 臨床検査　幻覚そのものを検出できる検査はない．原因となる疾患の診断に必要な検査を行う．

4・27・4 妄想のアセスメント

a. 面接による言動の観察　妄想の内容だけでなく，妄想により生じる日常生活への影響やつらさをアセスメントする．妄想そのものを深く尋ねることにより，患者の関心が妄想に向く機会を増やし，妄想をより強化してしまう恐れがあるため，注意が必要である．そのため，妄想の内容のアセスメントは，患者の発言の聴取だけでなく，表情や行動の観察や家族への聴取などから多角的に行う．

1）妄想の有無・内容

2）妄想による日常生活への影響

3）妄想による苦痛

4）妄想による自傷行為や他害行為の危険性

5）病識の有無・理解度

6）既往歴・服薬歴

7）生活歴

8）家族の理解度や支援

b. 臨床検査　妄想そのものを検出できる検査はない．原因となる疾患の診断に必要な検査を行う．

4・27・5　治療と看護のポイント

a. 治療　幻覚，妄想に対しては**抗精神病剤**などの薬物療法が行われることが多い．特に，統合失調症では，抗精神病剤は疾患の治療上欠かせない薬剤である．妄想の原因が精神疾患以外の疾患にある場合には，その疾患の治療に伴い，幻覚，妄想が消失することがある（たとえば，電解質異常による幻覚であれば，電解質異常を改善すれば幻覚は消失する）．また，精神疾患をもつ患者には，疾患の治療に薬物療法だけでなく**精神療法**や**認知療法**が用いられることがある．

b. 看護　看護師は，幻覚，妄想のある患者との間に信頼関係を築くことが最も重要である．幻覚，妄想は患者にとって不快な場合が多いので，看護師は患者のつらさを理解することに努め，受容的・共感的態度で接する．看護師による論理的な説得や否定的な言動は，患者から不信感を抱かれ，患者は一人の世界に引きこもってしまう危険がある．幻覚や妄想そのものよりも幻覚や妄想から生じるつらさに焦点を当てて関わるのがよい．

◆ 緊急対応を要する幻覚・妄想 ◆

被毒妄想によって食事を摂らなくなる，"電車に飛び込め"という幻聴により自傷行為をとるなど，幻覚や妄想によって生命の危機的状況に陥ることがある．このような場合は，危険物を預かったり，必要時に隔離などの強制的な介入を行う．

また，幻覚，妄想により他者に対する攻撃性が高まり，周囲の人に危害を加えることもある．複数の医療者で関わる，静かな環境をつくる，必要時には隔離や拘束を行うなどの危険を回避できるような対応をとる．

4・28　更年期障害（女性）
menopause

4・28・1　更年期障害とは

卵巣ホルモンの一種である**エストロゲン**（**卵胞ホルモン**，⇨コラム**64**）は，卵巣機能の低下に伴い40歳半ばから徐々に減少し，**閉経**（月経停止）を迎える50歳前後に急激に減少する．**更年期障害**（**閉経症候群**）は，エストロゲン欠乏，生活環境などが複雑に関連し合って出現する**自律神経失調症状**（頭痛，のぼせ，肩こり，めまい，発汗，寒気，冷え症，不眠，情緒不安定，不安，抑うつ気分，疲労感など）を主訴とする症候群である．

日本人女性の自然閉経の平均年齢は50.5歳（すべて

コラム64　エストロゲンの働き

エストロゲンは，① 周期的な月経を起こす，② 女性器を発育させる，③ 膣内の細菌の繁殖を防ぐ，④ 胎児の発育に好都合なように子宮内膜を増殖させる，⑤ 骨を強くすることで骨粗鬆症を防ぐ，⑥ 皮膚の角質層にあるコラーゲンの新陳代謝を促進し肌を美しく保つ，など"女性らしさ"を保つ働きをもつ．

> **コラム65　男性の更年期障害**
>
> 加齢に伴いテストステロンが低下することによって生じる症候を **LOH 症候群**（late onset hypogonadism, 加齢性腺機能低下症）といい，男性の更年期障害の症候とされている．LOH 症候群の判断に際しては，AMS（aging male's symptoms）スコアなどが用いられる．精神症状として，うつ，イライラ，不眠，集中力の低下，健康感の減少など，身体症状として，疲労感，頭痛，めまい，筋力低下，性機能低下，頻尿などが認められる．日本人男性の場合は，うつをはじめとした精神症状がおもな症状とされている．テストステロン補充療法により症状の改善がみられる．

の女性が閉経になる年齢は59歳）とされており，その前後5年間，すなわち45〜55歳を**更年期**とよび，更年期障害に関する症状が出現する確率が高まる．

更年期にある女性の10〜15％に更年期障害の症状が認められるといわれている（⇨コラム65）が，個人の性格要因も症状の出現に関係する．

4・28・2　発生の仕組みと原因

閉経に伴うホルモン分泌の変化が原因となる．女性ホルモンの量は，図4・43 に示すように，視床下部によりコントロールされている．女性ホルモンの量が減少した場合には，性腺刺激ホルモン放出ホルモンを分泌し，脳下垂体を刺激し，脳下垂体からの指令を受けた卵巣は女性ホルモンであるエストロゲン（卵胞ホルモン），プロゲステロン（黄体ホルモン）を分泌する．エストロゲンは，月経終了直後から排卵期にかけて分泌量が増加し，子宮内膜を増殖させ，受精卵の着床，妊娠に備える．プロゲステロンは，排卵後から次の月経までの間の分泌量が増加し，子宮内膜を整え，妊娠できる状態を持続させるホルモンである．このように視床下部が中枢となり，脳下垂体からのホルモン分泌量と卵巣からの女性ホルモンの分泌量を調整している．

加齢に伴い卵巣機能が低下し，更年期を迎えるとともに月経周期が不規則になり，エストロゲンの分泌が急激に減少し（図4・44），さまざまな症状が出現する．このなかで他の疾患と関係しない症状を更年期障害（更年期症状）という．更年期障害のおもな原因はエストロゲンの低下で，これに伴う体の変化と精神・心理的な要

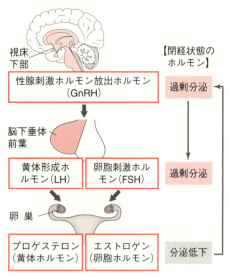

図4・43　女性ホルモンの分泌経路と閉経状態のホルモン分泌

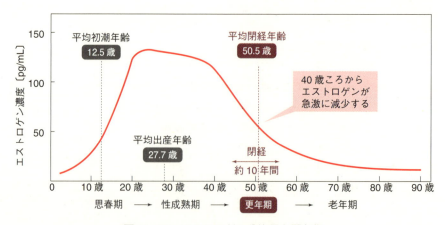

図4・44　エストロゲン分泌量と更年期

因，社会文化的な環境因子が複合的に影響することで症状が出現する．

更年期障害の症状は大きく3つに分類される．

① 自律神経失調症状：頭痛，のぼせ，肩こり，めまい，発汗，寒気，冷え性，動悸，胸痛，息苦しさ，疲労感

② 精神症状：イライラや怒りっぽいなどの情緒不安定，抑うつ気分

③ その他の症状：腰痛や関節痛，悪心や食欲不振，皮膚の乾燥感や痒み，頻尿，外陰部の不快感

脳下垂体前葉から分泌される黄体形成ホルモンは思春期前は低く，思春期後に徐々に増加して20歳代前半でピークに達し，さらに更年期になり卵巣の機能低下に伴い急激に上昇する．

視床下部から分泌される卵胞刺激ホルモン（FSH）は，年齢を重ねるごとに数値が上がっていく．FSH値が高い場合は，卵巣が十分なエストロゲンを分泌できていないことを意味し，更年期の可能性が疑われる．

末梢血中エストロゲン値が20 pg/mL 未満，FSH値が60 mgIU/mL 以上を示せば，閉経とみなされる．

閉経により，エストロゲン（血管拡張作用をもつ）が減少することにより，更年期の女性に，心筋内の血管の狭窄および攣縮による虚血が生じ，**微小血管狭窄症**が多くみられる（§5・5・1a 参照）．

4・28・3 アセスメント

a. 問　診

1）月経に関する問診

2）自律神経失調に伴う不定愁訴に関する問診：頭痛，のぼせ，肩こり，発汗，不眠，情緒不安定，不安，抑うつ気分，疲労感，倦怠感など．

3）自覚症状を評価するために，**クッパーマンの更年期指数**（⇨ コラム66），**簡易更年期指数**（⇨ コラム67）などがある．

b. 身体所見の観察
① 月経異常，② 泌尿器症状（萎縮性腺炎，尿失禁，性交痛など），③ 乳房の萎縮，④ 皮膚萎縮・色素沈着，⑤ 骨粗鬆症，など．

更年期を過ぎると，更年期障害に伴う症状が消失または軽減する場合が多い．

コラム66　クッパーマンの更年期指数

11の更年期障害の症状に加重点を設け，その点数によって更年期障害かどうかを判断，更年期障害の重症度を測る．

クッパーマン更年期指数は1950年代につくられたもので，11項目が現状に即していないことなどが問題とされ，欧米諸国では使用されなくなっている．

コラム67　簡易更年期指数

① 顔のほてり，② 発汗，③ 冷え，④ 息切れ・動悸，⑤ 寝付きが悪い，⑥ 怒りやすい，⑦ 憂うつ，⑧ 頭痛・めまい，⑨ 疲れやすい，⑩ 肩こり・腰痛，の10項目ごとに"強，中，弱，なし"で点数化する．エストロゲンの低下との適合性がよいとされている．

c. 臨 床 検 査

1）臓器の器質的異常がないことを確認するための検査
2）動脈硬化の程度を判断するための検査
3）脂質代謝障害（コレステロール，中性脂肪の増加など）に関する検査

4・28・4 治療と看護のポイント

a. 治 療　更年期症状が重篤な場合には，治療（薬物療法）が行われる．

1）**ホルモン補充療法（HRT）**: 減少したエストロゲン（卵胞ホルモン）を補充する．
2）漢方療法
3）精神安定剤など

b. 看 護　規則正しい生活習慣を確保するよう指導する．① 全身運動，② 肥満の防止，③ 十分な睡眠，④ 水分補給，など．

HRT: hormone replacement therapy
（ホルモン補充療法）

5 看護師が知っておきたい疾病

数多くある疾病のなかから，本章において看護師として知っておきたい"疾病"として，何を取上げるかについてはかなり難しい判断であった．

看護師にとって，疾病名を理解しておく必要がある場合として，眼の前の看護を提供している患者の症状をみて，出現している症状の背景にある疾患を推定して症状マネジメントのための方策を判断しなければならない場合と，すでに医師の診断を通して"疾患"名がはっきりしている患者への対応の場合とがある．

本章では，上記のいずれの場合であっても，日常の臨床現場で看護師が頻度多く遭遇する疾病を取上げ，それぞれの疾病の病態・症状および判断基準の概要と，とるべき看護を含む医療的処置について記述することとした．取上げた疾病ごとの記述は，最小限知っておいてほしい知識にとどめることとした．

"症状"，"疾病"への対応としての薬物療法に関しては，本シリーズ"4. くすりの基礎を知る"で取上げることとし，本書では"服薬療法"と項目の記述にとどめることとした．

日本人の約50％が罹患し，死亡割合の30％近くを占める"がん"に関しては，§1・2 腫瘍で基本的事項について取上げるにとどめ，本章では，個々の臓器の"がん"については取上げないことにした．

5・1 糖尿病 diabetes

5・1・1 病 態

糖尿病は，血液中の血糖値が持続的に上昇した疾患で
① **インスリン分泌の低下**（膵臓のランゲルハンス島 β 細胞から分泌される）
② **インスリン作用の低下**（**インスリン抵抗性**，⇨ コラム**1**）
により生じる．インスリンは，膵臓のランゲルハンス島 β 細胞から分泌されるホルモンで，次の機能をもってい

コラム1 インスリン抵抗性

分泌されたインスリンが機能しない，あるいは機能が低下した状態を**インスリン抵抗性**という．過食，運動不足，肥満などにより肝臓や筋肉のインスリンに対する反応が悪くなり，グルコースが細胞に取込まれなくなった状態である．インスリン抵抗性の発症メカニズムは明らかにされていない．

脂肪細胞は**アディポサイトカイン**〔腫瘍壊死因子（TNF-α）など〕を生産・分泌する．内臓脂肪型肥満になるとアディポサイトカインの分泌が増加してインスリン抵抗性が高まり，糖尿病のリスクが高くなると考えられている．

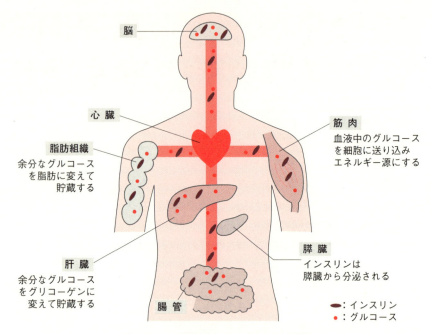

図 5・1 糖代謝とインスリンの関係

る（図 5・1）.
① 臓器・組織の細胞にグルコース（ブドウ糖）を取込ませる.
② 肝臓や筋肉でグルコースからグリコーゲン（貯蔵糖）の合成を促進する.
③ グリコーゲンからグルコースへの分解を抑制する.
④ 脂肪合成の促進，脂肪分解の抑制，タンパク質合成の促進など糖以外の物質の代謝作用

グルコースは，生命の維持，身体活動にとって重要なエネルギー源であり，状況が変わっても血液中のグルコースの量（**血糖値**）はインスリンの作用により一定のレベルに保たれている．これは，一定量を超えた余分なグルコースは肝臓や脂肪組織にグリコーゲンや脂肪として蓄えられ，エネルギー源が不足したときにエネルギー源として利用される仕組みがあるからである．

糖尿病は，血液中のグルコースのレベルを一定に調節する機能が崩れたことにより生じる．1 型糖尿病と 2 型糖尿病に分類される．
① **1 型糖尿病**: 自己免疫（抗 GAD 抗体，抗 IA-2 抗体などの自己抗体）が関与し，膵臓のランゲルハンス島の β 細胞が破壊され，インスリンの分泌が消失した結果起こる．

GAD: glutamic acid decarboxylase（グルタミンデカルボキシラーゼ）

② 2型糖尿病: インスリン抵抗性とインスリン分泌低下によるもので, 遺伝性素因 (家系内血縁者に糖尿病患者が多い) と環境要因 (生活習慣など) が関与して発症する.

5・1・2 おもな症状

高血糖の病態が進行すると, **口渇, 多飲, 多尿, 体重減少**などの症状が出現する. さらに, 赤血球の変形能が低くなり血液粘性が高くなり, **倦怠感**の症状が出現する.

糖尿病が重症になると**脂質代謝障害**もみられ, 脂肪の代謝産物であるケトン体が尿中に出てくるために尿が甘酸っぱい果物のにおいがする.

急激な高血糖により意識障害 (**糖尿病性昏睡**) が生じる場合がある. 糖尿病ケトアシドーシスや高浸透圧性高血糖症候群により生じる (⇨ **コラム2**).

高血糖の状態が長い期間にわたって続くと, 全身の広範にわたる**動脈硬化**の原因となる. 特に, 細い血管が障害 (**細小血管障害**) されて血流が悪くなり, 細い血管が集中している部位 (眼の網膜, 腎臓, 神経系) に合併症が起こりやすい (⇨ **コラム3**). 合併症の代表的なものとして, ① **糖尿病性神経障害** (多発性神経炎など), ② **糖尿病性網膜症** (§4・26・2c 参照), ③ **糖尿病性腎症**がある.

5・1・3 判断の基準

a. 臨床検査

① 血糖測定 (空腹時血糖, 75 g 糖負荷試験)

コラム2 糖尿病性昏睡

糖尿病性昏睡は, 糖尿病ケトアシドーシスや高浸透圧性高血糖症候群により生じる.

● 糖尿病ケトアシドーシス

インスリンの絶対的不足に伴い細胞内のグルコースが欠乏し, 脂肪酸からエネルギーを産出した結果生じたケトンが代謝性ケトアシドーシスをひき起こして発症する. 1型糖尿病で起こりやすい. ただちに, 生理的食塩液の補充と即効性インスリンの投与が必要とされる.

● 高浸透圧性高血糖症候群

血糖値が上昇し, 尿糖による浸透圧利尿が促進し, 脱水が進行し発生する. 高齢者は脱水状態になりやすいので高浸透圧性高血糖症候群病態にもなりやすい. 2型糖尿病患者に多い.

糖尿病患者に治療の目的で高カロリー輸液が行われる場合には, 高浸透圧性高血糖症候群が発生しやすいので, 血糖値の測定を頻回に行う必要がある.

治療は輸液による水分補給, インスリン投与により血中のグルコースの利用を促す.

コラム3 糖尿病の合併症

● 糖尿病性神経障害

合併症のなかで, 網膜症や腎障害よりも早くみられる. 手足のしびれや, 痛みに続き, 進行するにつれ, 自律神経系の障害を伴う. 立ちくらみ, 便秘, 発汗障害, 膀胱障害などを生じる. 重症化すると, 足の壊疽を起こす. 症状は多様で, 最も高頻度に出現する合併症である. 発症機序として, 血糖値が高すぎるために, 赤血球の変形能が障害を受け, 末梢の毛細血管の血流が悪くなり, 神経が侵されること, およびグルコースが還元されてできたアルドースが神経細胞に溜まりポリオール代謝異常をひき起こすことによる.

● 糖尿病性腎症

腎臓の糸球体の細小血管が硬化して腎機能が低下し, 老廃物を濾過することができなくなる. 腎症の病状は段階的に進行する. 最初は, ごく微量のタンパク質 (微量アルブミン) が漏出する段階で**早期腎症**とよばれる. 腎症が進むと多量のタンパク質が尿中に漏出する (**タンパク尿**). この段階になると, 血圧をコントロールするホルモン (レニン) を調節できなくなり血圧も上昇する.

血圧上昇により, 腎臓の状態がさらに悪化し, 悪循環が生じる. 病態が進行するとほとんどの糸球体が崩壊してしまい**腎不全**の状態になる.

早期に発見し, 適切な治療をすることが重要である. 全透析患者のうちの約 40 % が, 糖尿病性腎症が原因であるといわれている.

第 5 章　看護師が知っておきたい疾病

表 5・1　糖尿病の診断基準（日本糖尿病学会，2010 年）

1) 下記 4 項目の 1 項目以上を満たし（糖尿病型），再検査で糖尿病型が再確認される場合[†1, †2]
　① 早朝空腹時血糖値 126 mg/dL 以上　（基準値 110 mg/dL）
　② 75 g 経口糖負荷試験（OGTT[†3]）2 時間値 200 mg/dL 以上　（基準値 140 mg/dL）
　③ 随時血糖値 200 mg/dL 以上
　④ HbA1c（NGSP[†4] 値）6.5 % 以上　（基準範囲 4.7〜6.2 %）

2) 血糖値が上記の糖尿病型を示し，下記の 2 項目のいずれかひとつを満たす場合
　① 口渇，多飲，多尿，体重減少などの糖尿病の典型的症状がある場合
　② 確実な糖尿病性網膜症がある場合

1)，2) のいずれかの場合，糖尿病型と診断する.

†1　初回検査と再検査の少なくとも一方で血糖値の基準を満たしていることが必要である.（HbA1c のみの
　　反復検査は不可.）
†2　初回検査で血糖値と HbA1c 値を同時測定し，ともに糖尿病型の基準を満たせば，初回検査のみで糖尿
　　病と診断する.
†3　**OGTT**: oral glucose tolerance test（経口糖負荷試験）
†4　**NGSP**: National Glycohemoglobin Standardization Program

　② 持続した血糖値を把握するためのヘモグロビン
　　A1c（HbA1c），グリコアルブミンの測定
　③ 尿糖検査
　④ 1 型糖尿病の診断には，抗 GAD 抗体などの自己抗
　　体の検査が行われる.
b. 判 断 基 準　　診断基準を表 5・1 に示す.

5・1・4　疾 病 へ の 対 応

　① 生活習慣の改善（食事療法および運動療法）の支
　　援: 肥満の解消，摂取カロリーの制限などの生活習
　　慣の改善に向けた支援を行う（⇨ コラム 4）
　② 糖尿病の合併症の予防

コラム 4　糖尿病における看護ケア

● **食事指導（エネルギー摂取量など）**
　肥満はインスリン抵抗性に関係し，糖尿病の危険因
子のひとつである. 糖尿病患者に対する食事指導は不
可欠である.
　① 1 日の推定エネルギー必要量〔kcal/日〕
　　＝ 基礎代謝基準値〔kcal/(kg 体重・日)〕
　　　　×参照体重〔kg〕×身体活動レベル
　② バランスのとれた食事は，必要なエネルギーの
50〜70 % を炭水化物，タンパク質は 50〜60 g/日，
残りを脂質で構成する. さらに，ビタミン，ミネラル
を過不足なく摂取する.
　③ GI（glycemic index; 血糖上昇反応指数）: 糖尿
病を予防するために開発された概念で，グルコースに
よる血糖値の上昇合いを 100 としたときに，各食

品の上昇度合い（炭水化物が消化されて血液中に取込
まれる速度）を相対的に表した指数である. GI の高
い食品は白米，うどん，ハチミツなどで，低い食品は
玄米，サツマイモ，カボチャ，リンゴなどである.

● **薬物療法と低血糖**
　薬物療法を行っている糖尿病患者に，低血糖状態が
出現することがあるので，即座に糖分を補給できるも
の（ハチミツなど）を常時，持参するように指導する
必要がある.
　血糖値が 70 mg/dL 以下になると空腹感，あくび
などの症状，50 mg/dL 以下になると無気力，発汗，
冷汗，動悸，手指の振戦，顔面蒼白などの症状が出現
する. 重篤な場合には異常行動，意識障害に陥る.

5・2 脂質異常症 dyslipidemia

5・2・1 病態

脂質異常症とは，血液中の**中性脂肪（トリグリセリド；TG）**，**LDL コレステロール（LDL-C）** が基準より高い，または **HDL コレステロール（HDL-C）** が基準より低い状態のことをいう（図5・2）．血液中の脂質〔トリグリセリド（⇨ コラム5），コレステロール（⇨ コラム6）〕が，基準値よりも高い状態を**高脂血症**とよんでいたが，HDL-C は高いことが望ましい状態であり，HDL-C が基準値以下の場合には低 HDL-C 血症と診断されることから，"高脂血症"は"脂質異常症"に変更された（2007年）．

> **コラム5 中性脂肪**
> 中性脂肪（トリグリセリド）は，グリセロールと脂肪酸が結合したもので，貯蔵脂肪として脂肪組織に蓄えられる．

> **コラム6 コレステロール**
> コレステロールは，細胞膜，ミエリン鞘などの構成要素であり，ステロイドホルモン，胆汁酸，ビタミン D などの前駆体でもある．肝臓，小腸でアセチル CoA から生合成される．食事からも摂取される．血液中の過剰なコレステロール，特に VLDL（超低密度リポタンパク質），LDL（低密度リポタンパク質）は，動脈の粥状硬化の原因となる．

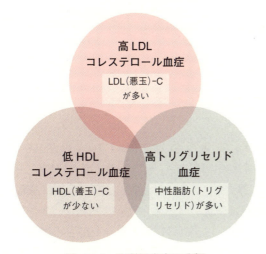

図 5・2　脂質異常症の分類

過剰なエネルギー摂取などの生活習慣の乱れや遺伝的な要因で発症する脂質異常症（**原発性脂質異常症**）と，甲状腺機能低下症や副腎皮質ホルモン分泌異常などのホルモンの分泌異常，糖尿病や腎臓病などの疾患，長期間にわたるステロイド剤や避妊薬の服用などによって生じる脂質異常症（**続発性脂質異常症**）がある．

5・2・2 おもな症状

自覚症状が出現することはなく，健康診断や人間ドックで指摘されることがほとんどである．自覚症状がないので放置してしまっている場合も多い．

高 LDL-C，低 HDL-C の状態が持続することが動脈硬化の危険因子となり（⇨ コラム7），脳梗塞，冠状動

> **コラム7 動脈硬化指数**
> 脂質異常症は，動脈硬化の危険因子のひとつである．動脈硬化のリスクを判断するために，次の**動脈硬化指数**が用いられる．基準値以上だと動脈硬化のリスクが高いと判定される．
>
> ① $\dfrac{TC 値 －（HDL\text{-}C 値）}{HDL\text{-}C 値}$ （基準値: 4.0）
>
> ② $\dfrac{LDL\text{-}C 値}{HDL\text{-}C 値}$ （基準値: 2.0）

> **コラム⑧　家族性高コレステロール血症**
>
> 　細胞の LDL-C 受容体が先天的に欠損している常染色体優性の遺伝形式をとる遺伝性疾患である．日本人のヘテロ接合体患者は約 500 人に 1 人おり，頻度の高い疾患で推定患者数は 25 万人以上とされている．
> 　① LDL-C が 180 mg/dL 以上
> 　② 皮膚結節性黄色腫または腱黄色腫（アキレス腱肥厚）
> 　③ 家族歴
> のうち 2 つを満たすと**家族性高コレステロール血症**と診断される．

脈疾患（心筋梗塞など）などを発症する．
　トリグリセリド値が高いと急性膵炎を起こすこともある．家族性高コレステロール血症（⇨ **コラム⑧**）では皮膚やアキレス腱などに黄色腫が発現することもある．

5・2・3　判断の基準（血液生化学検査）

　血液中の LDL-C，HDL-C，TG，総コレステロール（TC）の測定結果から判断する．脂質異常症の診断基準を表 5・2 に示す．
　なお，TC が 220 mg/dL 以上の場合は**高脂質血症**と判断される．

表 5・2　脂質異常症の診断基準
（日本動脈硬化学会）

分　類	診断基準（空腹時採血）	
高 TG 血症	TG	150 mg/dL 以上
高 LDL-C 血症	LDL-C	140 mg/dL 以上
低 HDL-C 血症	HDL-C	40 mg/dL 未満

5・2・4　疾病への対応

1）肥満対策：高コレステロール血症の患者は，狭心症や心筋梗塞などの心疾患や脳梗塞のリスクが高い．脂肪組織は多量のコレステロールを含んでいるので，肥満の場合には，高コレステロール血症発症のリスクが高い．各個人にとって理想的な体重（⇨ **コラム⑨**）を維持するために，生活習慣の改善を支援する．
　① 摂取エネルギー（食事）の指導：1 日に摂取するエネルギー（カロリー）をコントロールするように支援する．

> **コラム⑨　BMI**
>
> 　体重〔kg〕/（身長〔m〕）^{2} で求められる．BMI 22 が生活習慣病などの発症のリスクが小さいとされている．BMI が 25 を超えると**肥満傾向**，30 を超えると**肥満症**とされる．

　　● 食事指導にあたっての摂取エネルギーの目安
　　　理想的な体重〔kg〕× 30〔kcal/kg〕

　　飽和脂肪酸の多い食品（肉の脂身やバターなど）やコレステロールの多い食品（レバー，魚卵，イカ，エビなど）の過剰摂取を避ける．
　② 適切な運動：1 日 300 kcal を消費する運動（たとえば，ウォーキングで 1 万歩）を継続するように支援する．
2）薬物療法

5・3 高血圧症
hypertension/high blood pressure

5・3・1 病　態

持続的に血圧の高い状態を**高血圧症**という．血圧は，心拍出量と末梢血管の抵抗性を左右する因子によって影響を受ける．末梢血管の抵抗性に関連する要因としては，腎臓から分泌される**レニン**，**副腎皮質ホルモン**〔アルドステロン，カテコールアミン（アドレナリン，ノルアドレナリン）〕，血管平滑筋に作用する血管収縮（弛緩）因子〔血管弛緩に関係する**一酸化窒素**（NO）など〕などがある．高血圧症は，

① 原因のわからない**本態性高血圧症**

② 原因のはっきりした**二次性（症候性）高血圧症**

に分類される．

a. 本態性高血圧症　　高血圧症の大部分は，原因のわからない本態性高血圧症である．遺伝性素因と，過剰な塩分摂取（血液中の塩分濃度が高くなり過ぎると，細胞内の水分が血液中に移動し，血流量が増加し血圧が上昇），運動不足，喫煙，過度の飲酒，過度のストレスなどの生活習慣などが関係して発症する代表的な生活習慣病のひとつとされる．

高血圧症と肥満，脂質異常症，糖尿病が合併した状態を**メタボリックシンドローム**という（⇨ **コラム❿**）．

b. 二次性高血圧症　　二次性高血圧症の原因疾患を**表5・3**に示す．

5・3・2 おもな症状

① 自覚症状として，頭痛，頭重感，耳鳴り，肩こり，めまい，動悸，浮腫，鼻出血，発汗などが出現する場合がある．

② 血管雑音（腹部血管雑音の聴取を行い血管狭窄の有無を判断）の聴診

5・3・3 判断の基準

a. 血圧測定と判断基準　　上腕にマンシェットを巻き上腕動脈を圧迫して血圧を測定する（§2・3・4参照）．最高血圧（**収縮期血圧**），最低血圧（**拡張期血圧**）と，両者の差の**脈圧**を測定する．経時的な変化，血圧の上下肢差にも着目する．

高血圧の程度は，3つに分類（Ⅰ度，Ⅱ度，Ⅲ度）

コラム❿ メタボリックシンドローム

メタボリックシンドローム（メタボリック症候群）は，インスリン抵抗性，リポタンパク質異常，高血圧などの心血管系の障害発症のリスクをもった状態であり，内臓脂肪蓄積が存在する．

メタボリックシンドロームの診断基準は下表の必須項目（腹囲）と追加項目①〜③のうち2つ以上を満たすこととされている．

**表　メタボリックシンドロームの
診断基準[a]**

1) 必須項目
　腹囲：男性85 cm 以上
　　　　女性90 cm 以上
2) 追加項目
① 脂質代謝異常
　中性脂肪 ≧ 150 mg/dL
　　かつ/または
　HDL コレステロール ＜ 40 mg/dL
② 高血圧
　収縮期血圧 ≧ 130 mmHg
　　かつ/または
　拡張期血圧 ≧ 85 mmHg
③ 耐糖能異常
　空腹時血糖値 ≧ 110 mg/dL

a) 日本内科学会，日本動脈硬化学会など8学会による合同基準（2005年4月）

表 5・3　二次性高血圧症の原因疾患

	原因疾患の例
腎　性	腎血管性高血圧症，糸球体腎炎，ウィルムス腫瘍
内分泌性	原発性アルドステロン症，クッシング症候群，甲状腺機能亢進症，褐色脂肪腫
血管性	動脈硬化症
神経性	脳炎，脳腫瘍，脳圧亢進
その他	妊娠高血圧症候群

される（日本高血圧学会，図5・3）．収縮期血圧と拡張期血圧が異なる分類に属する場合は高い方に分類する．

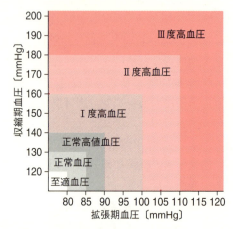

図 5・3 血圧（診察室血圧）の分類　日本高血圧学会，"高血圧治療ガイドライン2014"より．

b. 注目する臨床検査結果
① 低カリウム血症
② 腎ホルモン（レニン），副腎皮質ホルモン（アドレナリン，ノルアドレナリン）
③ 動脈硬化指数（脂質異常症）

5・3・4 疾病への対応

a. 生活習慣の改善　① 食塩の摂取量の制限（6 g/日以下），② 禁煙，③ 理想的な体重（BMI = 22）の維持，④ 適切な運動，⑤ 飲酒量の制限

b. 降圧剤の服用　日本高血圧学会の"高血圧治療ガイドライン2014"に示されている降圧目標を表5・4に示す．処方された降圧剤の服用状況，降圧剤の副作用などに対する指導も必要である．

c. 予後など　高血圧症を放置すると，高血圧性血管障害（動脈硬化，大動脈瘤，大動脈解離など），高血圧性心疾患（心房細動，冠動脈硬化症など），高血圧性腎障害（腎硬化症など），脳血管障害（脳梗塞，脳出血など）などの循環器障害の発症のリスクが高くなる．

血圧の高度な上昇（200/130〜140 mmHg以上）により，脳，心臓，腎臓，大血管などに急激な障害が生じた場合には，頭痛，頭重感，顔面紅潮，胸痛，動悸，悪心，嘔吐，意識障害，けいれんなどの症状が出現し，降圧の処置が必要となる．

表 5・4 降圧目標[†1, a]

患者の分類[†2]	診察室血圧〔mmHg〕	家庭血圧〔mmHg〕
若年，中年，前期高齢者患者	140/90 未満	135/85 未満
後期高齢者患者	150/90 未満	145/85 未満
糖尿病患者	135/85 未満	125/75 未満
CKD患者（タンパク尿陽性）	130/80 未満	125/75 未満
脳血管障害患者 冠動脈疾患患者	140/90 未満	135/85 未満

†1 "140/90 未満"は収縮期血圧140 mmHg未満かつ拡張期血圧90 mmHg未満であることを示す．
†2 前期高齢者: 65歳以上の人，後期高齢者: 75歳以上の人．
a) 日本高血圧学会，"高血圧治療ガイドライン2014"より．

5・4 低血圧
hypotension/low blood pressure

5・4・1 病　態

　低血圧は，心拍出量の低下，循環血液量の低下，末梢血管抵抗の異常などにより体循環の動脈圧（血圧）が正常値よりも低く，血液循環や臓器機能が低下した状態をいう．原因がはっきりしない**本態性低血圧**と原因疾患（心疾患，神経疾患，内分泌疾患，感染症，中毒，薬物など）の随伴症状として発症する**二次性（症候性）低血圧**がある．低血圧の分類を表5・5に示す．

5・4・2 おもな症状

　低血圧に伴う特徴的な自覚症状はない．

　一般的にやせ型で無力症的体質の人に多く，疲労感，倦怠感，肩こり，頭重感，集中力の低下，めまい・立ちくらみ，動悸・息切れ，食欲不振，便秘，手足の冷え，不眠・朝起きられないなどの症状を伴う場合がある．これらの症状は，血圧の程度とは必ずしも関係しておらず，患者の心理的状態の関与も大きいとされている．

　低血圧は，10歳代〜20歳代の若年女性，小・中学生に多いとされている．

5・4・3 判断の基準

　正確に定義されていないが，収縮期血圧が100 mmHg以下とする場合が多い．WHOの基準では，最高血圧が100 mmHg以下，最低血圧が60 mmHgを低血圧としている．

5・4・4 疾病への対応

① 低血圧そのものが身体に器質的な悪影響を与えることは少ないので，自覚症状がなければ，治療の対象にはならない．二次性低血圧の場合は，原因疾患に対する治療が必要とされる．
② 低血圧に伴う症状は，起床時から午前中に出現する場合が多いので，起立動作をゆっくりすることなどを指導する（⇨ コラム**11**）．
③ 高タンパク食，高カロリー食の摂取（⇨ コラム**12**）
④ 適度な運動
⑤ 弾性ストッキングの着用

表 5・5　低血圧の分類

分　類	原　因
本態性低血圧	原因が明確ではない．
二次性低血圧（症候性低血圧）	① 内分泌疾患: 副腎不全，下垂体不全，甲状腺機能低下など ② 心疾患: 大動脈弁狭窄症，僧帽弁狭窄症，心膜炎，慢性肺性心 ③ 神経疾患: 糖尿病性神経障害 ④ ショック，感染症，中毒，栄養障害，薬剤の服用

コラム11　低血圧と起立性低血圧症

　起立時に"起立性低血圧"が発症する場合がある（日本自律神経学会では，起立時の収縮期血圧の下降が30 mmHg以上，拡張期血圧の下降が15 mmHg以上の場合を起立性低血圧としている）．臥床位から立ち上がったときに重力により血液が下半身に溜まって静脈還流が減少し，心拍出量が減少して血圧が低下し，脳虚血により立ちくらみや失神などが起こる．

　正常では，起立時に血管などに分布している圧受容体反射が作動して交感神経が活性化し，末梢血管の抵抗性が増大，心拍出量を増加させて血圧が維持されるが，この機能が十分に働かない場合に発生する．自律神経疾患，心疾患，筋疾患などの場合に起立性低血圧が発症しやすい．循環調節機能が低下した高齢者は発症しやすい．

コラム12　食後低血圧（食事性低血圧）

　飽食の後，反射性の交感神経の機能低下によって生じる．失神を伴うことがある．降圧剤，血管拡張剤，抗不整脈剤を服用している高齢者に発症しやすい．

5・5 狭心症 angina pectoris

5・5・1 病　態

虚血性心疾患とは，心筋に酸素を供給している冠（状）動脈（図5・4）に障害があり，心筋に必要とされる血流が供給されない（冠循環障害）ために，心筋細胞への酸素供給が不足した状態（心筋虚血）で胸痛発作を主徴とする症候が出現する．虚血性心疾患には，**狭心症**と**心筋梗塞**（§5・6参照）がある．

心筋の虚血状態が一過性で，程度が軽く，心筋に器質的な障害を残さずにもとに戻る病態を呈するものを狭心症という．狭心症は，冠動脈の硬化症による狭窄，血管攣縮（スパスムス），粥腫の破綻による血管内腔の血栓形成などにより，動脈内腔が狭くなり冠血液量が減少，または，血流が一時的に途絶える．

狭心症は，① 発症の機序，あるいは，② 発症の誘因に着目して分類される．

a. 発症の機序による分類

1）**器質性狭心症**: 冠動脈の狭窄による虚血
2）**微小血管狭心症**: 心筋内の血管の狭窄および攣縮による虚血．更年期の女性に多くみられる．（閉経により血管拡張作用をもつエストロゲンが減少することによりひき起こされる．）
3）**冠攣縮性狭心症**: 冠動脈の攣縮が原因の虚血
4）**異型狭心症**: 冠攣縮性狭心症のうち心電図でST波の上昇が認められる狭心症

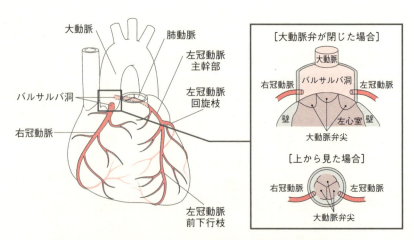

図 5・4　冠動脈（左）および冠動脈と大動脈の結合部位（右）

狭心症と心筋梗塞の冠動脈の縦断面（概念図）を図5・5に示す．冠動脈硬化の危険因子としては，① 高血圧，② 糖尿病，③ 脂質異常症，④ 肥満，⑤ 喫煙，⑥ 運動不足，⑦ ストレスなどがある．

b. 発症の誘因による分類

1) **労作性狭心症**：排便時の息み，寒冷刺激，激しい運動などの労作時や精神的興奮に起因する胸痛発作．ニトログリセリンの舌下錠で症状が消失する．
2) **安静時狭心症**：労作やストレスに関係なく安静時に起こる狭心症

5・5・2 おもな症状

心筋の酸素不足に伴う症状として，**胸痛**が出現する．胸骨裏面や左前胸部に圧迫感，違和感を伴った胸痛が発作的に現れ，数分間持続し，再び平穏な状態に戻る．狭心症の胸痛発作が30分以上持続することはない．悪心を伴う場合がある．

狭心症の胸痛は，虚血状態になった心筋から遊離したアデノシン，ヒスタミン，セロトニンなどが，心臓内の交感神経知覚終末を刺激して起こると考えられている．

5・5・3 判断の基準

1) 心電図（図5・6）
   ① 負荷心電図（トレッドミル，エルゴメーターで負荷をかけた際の心電図），ホルター心電図（携帯用の小型心電計による長時間の心電図）
   ② 労作性狭心症では，発作後の心電図にST低下が認められる．冠攣縮性狭心症（異型狭心症）の場合は，ST上昇が認められる．

(a) 狭心症の血管断面

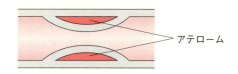

(b) 心筋梗塞の血管断面

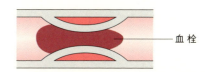

図 5・5 狭心症と心筋梗塞の冠動脈縦断面（概念図）

(a) 正常

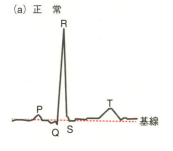

(b) 労作性狭心症発作時

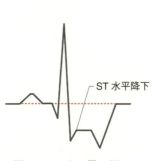

(c) 急性心筋梗塞または冠攣縮性狭心症

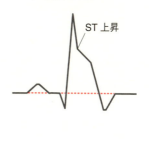

図 5・6 心 電 図

CPK: creatine phosphokinase（クレアチンホスホキナーゼ）
AST: aspartate transaminase（アスパラギン酸アミノトランスフェラーゼ）
LDH: lactate dehydrogenase（乳酸デヒドロゲナーゼ）
CAG: coronary arteriography（冠動脈造影）

2）血液検査：心筋壊死の所見（CPK，AST，LDH，赤沈値の上昇）が否定される．
3）心筋シンチグラフィー（タリウム心筋シンチグラフィー）
4）心臓カテーテル検査：冠動脈造影検査（CAG）や左心室造影により，狭窄の部位，病変の程度などを検査する（図5・7）．

5・5・4 看護の視点
a．服薬管理
1）発作時：硝酸塩（**ニトログリセリン錠**）の舌下投与
2）発作予防：労作性狭心症に対してはカルシウム拮抗剤，冠攣縮性による狭心症に対してはβ遮断剤．
狭心症発作を経験した患者には常にニトログリセリン舌下錠を所持するように指導する（ニトログリセリンは揮発性であるので，密封容器に入れて所持するように指導する）．
ニトログリセリン錠の副作用である血圧低下を防ぐために服用後は楽な姿勢を確保する．

b．生活指導
1）狭心症発作を繰返し，心筋梗塞に進展すると予後が悪くなるので，心筋梗塞に進まないように生活指導（危険因子の回避：禁煙，塩分・糖分・脂肪分を取過ぎない，バランスのよい食事，適度な運動，ストレスの回避など）を行う．
2）心臓への負担を軽減する．

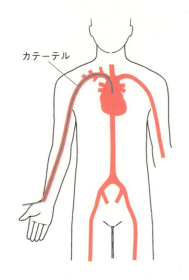

図 5・7 心臓カテーテル検査 肘の血管からカテーテルを挿入して冠動脈の走行を検査する．

5・6 心筋梗塞
myocardial infarction

5・6・1 心筋梗塞とは
心筋に必要とされる血流が供給されない（冠循環障害）ために酸素不足を起こした状態を心筋虚血といい，それに伴う疾患を虚血性心疾患という．
心筋の虚血が一過性でその程度が軽く，心筋に器質的な障害を残さずにもとに戻った状態を狭心症（§5・5参照），心筋の酸素不足が重篤で心筋の一部に壊死を起こした状態を**心筋梗塞**という．

心筋梗塞では，冠動脈の粥状硬化病変（アテローム）が破綻して血栓が形成され，冠動脈が閉塞し，閉塞部位よりも末端の心筋に壊死が生じる．壊死した心筋の範囲により，**非 ST 上昇型心筋梗塞**（**NSTEMI**：ノンステミ／エヌステミという）と **ST 上昇型心筋梗塞**（**STEMI**：ステミという）に分類される．

NSTEM: non-ST elevation myocardial infarction（非 ST 上昇型心筋梗塞）
STEMI: ST elevation myocardial infarction（ST 上昇型心筋梗塞）

NSTEMI は心内膜下の壊死にとどまり，STEMI は心筋全層の壊死をきたした状態であり，STEMI の方が重症度が高く緊急性も高い．

心筋梗塞の危険因子として，① 喫煙，② 塩分・糖分・脂肪の過剰摂取，③ 運動不足，④ 高血圧，糖尿病，脂質異常症（高脂血症）がある．

発症すると致死率は高い（20％）．発症後 48 時間以内の致死率が特に高く，それを乗り切れば救命確率は高くなる．

5・6・2 おもな症状

急性心筋梗塞の症状として，胸痛，背部痛，腹痛，血圧の低下，脈拍上昇，めまい，呼吸困難感，倦怠感，顎・咽喉の痛み，顔面蒼白，冷汗，食欲不振，悪心，嘔吐，動悸，肩の痛み，失神などがある．

胸痛は，恐怖を伴うほどの激しい痛みで，狭心症と異なり持続時間も長い．

5・6・3 判断の基準

1) 心電図：心筋梗塞が疑われた場合には，直ちに 12 誘導心電図検査を実施する．

　心筋梗塞の心電図の波形（図 5・8）は，ST 上昇，異常 Q 波の出現が特徴的である．

① ST 上昇（狭心症の場合は一般的に ST 低下）
② 発症 2〜6 時間以降には心筋の壊死を示す異常 Q 波〔（幅が広く（0.04 秒以上）深い Q 波〕が出現

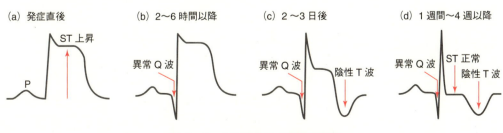

図 5・8　心筋梗塞の心電図の特徴

220 第5章 看護師が知っておきたい疾病

表 5・6 キリップ分類（急性心筋梗塞による心不全の重症度）

クラス	理 学 所 見	発現率	死亡率
Ⅰ 心不全なし	肺野にラ音なし	30～40％	5％
Ⅱ 心不全	肺野の50％以下にラ音聴取，Ⅲ音あり，静脈うっ滞などの所見あり	30～50％	17％
Ⅲ 重症心不全	肺野の50％以上にラ音聴取，肺水腫	5～10％	38％
Ⅳ 心原性ショック	低血圧，乏尿，チアノーゼ，意識混濁などの所見	10～20％	81％

CK: creatine kinase（クレアチンキナーゼ）
ALT: alanine aminotransferase（アラニンアミノトランスフェラーゼ）
CRP: C-reactive protein（C反応性タンパク質）
ESR: erythrocyte sedimentation rate（赤血球沈降速度）
H-FABP: heart-type fatty acid-binding protein（心臓由来脂肪酸結合タンパク質）

する.
③ 2～3日後には下向きのT波（陰性T波）が出現する.
2）血液検査: 白血球数は発症後2～3時間，CK 2～4時間，AST・ALT 6～12時間，LDH 12～24時間，CRP 1～3日，ESR 2～3日後に上昇がみられ，それぞれの値が上昇し始めた時期は発症時間の予測に役立つ.
　心筋内に存在するタンパク質CK-MB，トロポニンT，ミオグロビン，H-FABP（心臓型脂肪酸結合タンパク質）の血中濃度が増加する.
　心筋が壊死に陥ると細胞内の酵素が血液内に逸脱してくる. そこで，血漿中のCK-MB（酵素）を測定することによって心筋梗塞の範囲，程度の判断をすることができる. CKには，心筋型（CK-MB），筋肉型（CK-MM），脳型（CK-BB）の3つのアイソザイムがあり，心筋梗塞のときに限ってCK-MBの値が上昇する.
3）胸部X線検査: 心拡大，肺うっ血，肺水腫，胸水の貯留
4）心臓超音波検査: 壁運動異常や左室駆出率，虚血範囲の評価を行う.
5）心筋症の重症度: 心筋梗塞の急性期における心機能障害の重症度分類〔**キリップ**（Killip）**分類**〕を表5・6に示す.

5・6・4 疾病への対応

a. 心筋梗塞の応急処置: MONA（モナー）　心筋に対する相対的・絶対的酸素供給不足に対して，安静にして酸素吸入を行い，病巣（梗塞部）の拡大を防ぐ. "モルヒネ

（Morphine）"，"酸素吸入（Oxygen）"，"硝酸薬（Nitrate；狭心症との鑑別，前負荷・後負荷の軽減を目的に使用されるが，血管拡張により低血圧をひき起こすため，普段の血圧より40〜50 mmHg 以下，収縮期血圧90 mmHg 以下の場合には使用禁忌）"，"アスピリン内服（Aspirin；血小板凝集の抑止のため）"が行われる．

b. 治療・予後

1）**再灌流療法**：**カテーテル的治療（PTCA, PCI）**を行う場合と，**血栓溶解療法（PTCR）**がある．

　ステントには，特別な薬剤が塗布されたもの（薬剤溶出型ステント）と，金属でできた薬剤が塗布されていないもの（ベアメタルステント）がある．ステント留置術に重大な合併症が起こることはまれであるが，バルーン血管形成術と同じリスクを伴う．カテーテル挿入部位に感染や大量の出血が生じる可能性もある．

2）薬物療法
　①β遮断剤〔β受容体（⇨**コラム⑬**）の働きを遮断し，心筋の酸素消費量を減らす．〕
　②硝酸薬（冠動脈と末梢の血管を拡張させ，前負荷・後負荷ともに軽減する．）
　③カルシウム拮抗剤
　④抗血小板剤

3）予　後：発症から2時間を経過すると急速に壊死が進行する．6時間以内に閉塞した冠動脈の再灌流療法を積極的に行うことで，心筋の壊死範囲の縮小が可能である．

c. 看　護

1）急性期のケア
　①着衣を緩め，上半身を斜めに寄りかからせた体位をとる．
　②飲水や，トイレは厳禁である．

2）安定期のケア：急性期の処置が成功すると，比較的予後は保たれることが多い．安静，薬物療法が中心となる．
　①リハビリテーション（運動訓練）
　②食事療法：高血圧，糖尿病，脂質異常症，肥満などの改善に向けて支援する．
　③再発予防のために，毎日の運動および危険因子の排除に向けて支援する．

PTCA: percutaneous transluminal coronary angioplasty（経皮的冠動脈形成術）
PCI: percutaneous coronary Intervention（経皮的冠動脈形成術）
PTCR: percutaneous translumonal coronary recanalization（経皮経冠動脈血栓溶解療法）

コラム⑬　β受容体

　交感神経の活動は，カテコールアミン（アドレナリン，ノルアドレナリンなど）が神経末端に存在している受容体に結合することでひき起こされる．この受容体をアドレナリン受容体といい，α受容体（α_1, α_2）とβ受容体（β_1, β_2, β_3）に分類される．β受容体のおもな作用と存在部位を下表に示す．交感神経β受容体遮断剤（β遮断剤，βブロッカー）とは，アドレナリン受容体のうち，β受容体のみに遮断作用を示す薬剤のことである．

表　β受容体のおもな作用と存在部位

おもな作用	存在部位
● β_1 受容体	
心拍数増加（頻脈） 心収縮力増加 血圧上昇 脂肪分解増加 レニン分泌増加	心　臓
● β_2 受容体	
血管拡張 末梢抵抗減少 気管支拡張 肝臓のグリコーゲン 　分解促進 グルカゴン分泌増加	気管支，消化管，血管平滑筋
● β_3 受容体	
基礎代謝に影響を与えている．	脂肪細胞，消化管，肝臓，骨格筋

5・7 脳梗塞 cerebral infarction

5・7・1 病　態

　脳梗塞は，脳動脈の狭窄，閉塞により血流が途絶え，閉塞した部位から先の脳組織の限局した部分が**壊死**（脳軟化）に陥った状態である．

　脳梗塞は，① 心原性脳塞栓，② アテローム血栓性脳梗塞，③ ラクナ梗塞の３つに大別される．それぞれの脳梗塞の特徴などを表5・7に示す．

① **心原性脳梗塞**：心房細動，急性心筋梗塞などにより心臓にできた血栓が血流にのって脳に運ばれ，脳の太い血管を詰まらせた結果，発症する．

② **アテローム血栓性脳梗塞**：動脈の内壁にコレステロールなどが沈着して粥状の瘤ができる．この状態を**アテローム硬化（粥状硬化）**という．アテローム硬化が進行すると血管の内壁が傷つき，それを修復するために血小板が集まって血栓をつくる．この血栓が血管を詰まらせ，血流障害をひき起こした結果発症する．

　アテローム硬化を生じさせる危険因子としては，喫煙，高血圧，脂質異常症，糖尿病などがある．

③ **ラクナ梗塞**：枝分かれした脳の細い血管が高血圧や糖尿病が原因で詰まったことにより発症する．

　上記以外に，臨床的な病態に着目した分類としては

表 5・7　脳梗塞の特徴

	心原性脳梗塞	アテローム血栓性脳梗塞	ラクナ梗塞
発症割合[†]	27%	33.9%	31.9%
発症・症状	突発的，重症	段階的に進行	徐々に，軽症
既往症，危険因子	心疾患（心房細動，急性心筋梗塞など）	高血圧，脂質異常症，糖尿病などの生活習慣病	高血圧，糖尿病
合併症	心不全	虚血性心疾患	
治　療	抗凝固剤	抗血小板剤，ステント，内膜剥離術など	降圧剤
血管の状態	太い血管　赤血球とフィブリン（凝固タンパク質）　血液	太い血管　アテローム　血栓（主体は血小板）　破れ込んだアテローム	細い血管　厚くなった血管壁

†　"脳卒中データバンク 2009" より．

NINDS-III, TOAST 分類, オックスフォード分類がある.

> NINDS: National Institute of Neurological Disorders and Stroke
> （米国国立神経疾患・脳卒中研究所）

5・7・2 おもな症状

脳梗塞により壊死に陥った脳幹，大脳などの部位がどこかによって，出現する症状は異なる．大脳の構造と皮質の機能を図 5・9 に示す．

表 5・8 に脳の各部位の機能を示す．梗塞を起こした部位の機能が失われ，症状などとして出現する．

a. 心原性脳梗塞　突発的に起こり，症状も急激に現れ，重篤である．身体の片側に麻痺や知覚障害がみられるほか，失語・失行などの症状や，意識障害を伴う場合もある．血流が滞っていた部位は脆弱であり，出血が生じやすく（**出血性脳梗塞**），症状を悪化させることもある．

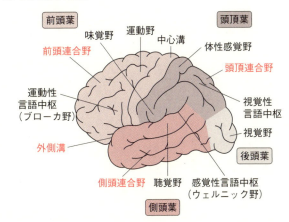

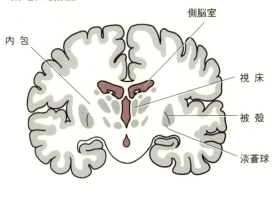

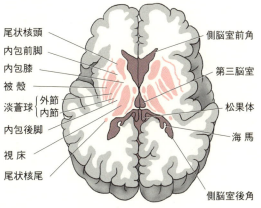

図 5・9　大脳の構造と機能

表 5・8 脳の各部位の機能

脳の部位	機　能
前頭葉	前面部にある前頭連合野は思考，意思決定，創造などを，後方にある運動野は運動指令を，両者の中間にある運動性言語中枢（ブローカ野）は言葉を話すときに咽頭や口の筋肉に指令を出す．
頭頂葉	痛み，温度，圧力などの皮膚感覚をつかさどり，これらの情報を頭頂連合野で統合し体性感覚として認識する．
側頭葉	聴覚野で音の大小・高低を判別，側頭連合野で物の形や色の識別と記憶をつかさどる．感覚性言語中枢（ウェルニッケ野）で言葉を理解する．
後頭葉	視覚連合野で眼からの情報を処理し，形・色・大きさなどを分析する．
視　床	嗅覚を除くすべての感覚情報を大脳に中継する．
視床下部	新陳代謝，体温調節，呼吸など生命活動を担う自律神経の中枢である．さらに，内分泌系の神経伝達の中枢でもある．
大脳基底核 （尾状核，被殻，淡蒼球，視床下核，黒質）	運動調節（姿勢保持，必要な運動を適切なタイミングでひき起こすとともに，不必要な運動を抑制する），認知機能，感情，動機づけや学習などの機能を担っている．
大脳辺縁系 （帯状回，脳弓，灰白層，扁桃体，乳頭体，中隔野，海馬体）	生命維持や本能行動（食欲，性欲，睡眠欲など），情動（喜怒哀楽，情緒）の表出，記憶や自律神経活動に関与している．
小　脳	筋，腱，関節からの情報，内耳からの平衡感覚の情報などを受け，運動の強さやバランスなどを調整する．

身体に本来備わっている血栓を溶解する働きにより，発作から数日の間に血栓が溶けて，一気に血流が再開されることもある．

b. アテローム血栓性脳梗塞　　梗塞を起こした部位によって症状は異なる．麻痺，運動障害，しびれ，感覚障害，意識障害，失語，失行，失認（左右の区別がつかない，体の部分の名前がわからないなど）などの症状が現れる．血管が徐々に詰まっていくタイプでは，症状が数時間から数日にわたって段階的に進む．

c. ラクナ梗塞　　細い血管に支配されている狭い領域にできる病巣であり，症状は軽い．顔面や手足のしびれ，軽い麻痺などですみ，言語障害や視覚障害，重篤な意識障害が生じることはない．きわめて小さな梗塞の場合には，自覚症状がない（**無症候性脳梗塞**）．

5・7・3 判断の基準

a. 臨床検査

1）心臓の検査：心疾患，血栓の有無など（心原性脳梗塞）

① 心電図検査（モニター心電図，12誘導心電図，ホルター心電図）

② 心臓超音波検査

2）脳血管系の検査: 血管病変の有無（アテローム血栓性脳梗塞）をみる.

　① 血管超音波検査

　② 血管造影（アンギオグラフィー）

3）血液検査: 血小板機能, 凝固・線溶系の異常の有無

4）脳血流検査（① 脳 SPECT, ② CT 画像, ③ MR 画像）

b. 既往疾患に関する情報　　心疾患, 脂質代謝異常, 糖代謝異常, 高血圧など

SPECT: single photon emission computed tomography（単一光子放射断層撮影）

5・7・4 疾病への対応

a. 治　療　　時間の経過とともに梗塞部分は拡大していくので, 一刻も早く治療を開始して血流をよくすることが重要である.

　治療は, ① 血栓に対する治療, ② 脳浮腫を抑制するための治療, ③ 血圧のコントロールのための治療を行う. 血栓に対する治療は, **血栓溶解療法, 抗凝固療法, 抗血小板療法**がある. 浮腫を抑制するためには高浸透圧利尿剤や副腎皮質ステロイド剤が投与される.

　脳梗塞に対する治療を表5・9に示す. 慢性期は, 再発を予防するために, 抗凝固剤や抗血小板剤が使用される, 自立に向けてリハビリテーションが行われる.

b. 看　護　　慢性期には, 梗塞により生じた機能障害に対して, 残存機能を生かした日常生活援助を行う.

表 5・9　脳梗塞の治療

分　類	治　療　法
心原性脳梗塞	・発作後 3 時間以内であれば**血栓溶解剤**を点滴注射. ただし, 出血性脳梗塞の危険があるため, 一定の条件を満たしている場合のみ行われる（⇨ コラム14）. ・抗凝固剤や抗血小板剤 ・脳浮腫抑制のための与剤
アテローム血栓性脳梗塞	・抗凝固剤 ・脳浮腫抑制のための与薬 ・症状が安定した後は再発防止のため抗血小板剤を投与 ・血栓除去手術や血管拡張手術, 血管吻合手術
ラクナ梗塞	・抗血小板剤

コラム14　t−PA 静注による超急性期血栓溶解療法

　発症 4.5 時間以内に t−PA（アルテプラーゼ）静注が行われると, 血栓を溶解させ, 途絶した脳血流を再開させることが可能で脳梗塞が劇的によくなる可能性があるとされている. しかし, 合併症（脳出血, 出血性梗塞）が出現することもある.

　日本脳卒中学会は, 適正治療指針を発表し, 適用条件として, ① 発症から 3 時間以内に治療開始が可能なこと, ② 観察中に症状の急速な改善のないこと, ③ 軽症でないことをあげている. 症状の改善の可能性のある場合や軽症の場合には, 合併症として脳出血を伴う可能性の高いこの療法を選択しなくても症状が改善する可能性がある.

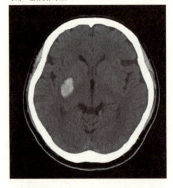

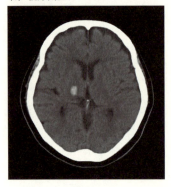

図 5・10 被殻出血 (a) と視床出血 (b) の CT 画像　白い部分が出血部位である.
[写真提供: 東京医療センター 神経内科 安富大祐氏]

5・8 脳出血 cerebral hemorrhage

5・8・1 病　態

脳出血は，動脈硬化などにより脆弱になった脳の血管が破れ，脳内に出血した状態である．止血した後に，出血した血液は**血腫**となり，脳を圧迫・破壊し，出血部位の脳の機能に障害を生じ，さまざまな神経症状が出現する．

出血の原因に着目して**高血圧性脳出血**と**非高血圧性脳出血**に分類される．

高血圧性脳出血は，寒冷などの自然環境の変化や，ストレスなどの社会的・精神的要因，喫煙，塩分の過剰摂取，高血圧，運動不足などが発症要因となる．

非高血圧性脳出血は，アミロイド血管症（アミロイドアンギオパチー），脳動静脈奇形，海綿状血管腫，脳動脈瘤，もやもや病，静脈洞血栓症，脳腫瘍，頭部外傷などに併発した出血である．アミロイドアンギオパチーに伴う脳出血（皮質下出血が多い）は高齢者に多く，再発を繰返すことが多い．

出血部位により，**被殻出血**（⇨ コラム15），**視床出血**，**皮質下出血**（⇨ コラム16），**脳幹出血**，**小脳出血**に分類され，それぞれ出現する症状は異なる．

脳出血の好発部位と出現する症状を表 5・10 に示す（脳内の解剖図は p.223，図 5・9 参照）．被殻出血および視床出血の CT 画像を図 5・10 に示す．

5・8・2 おもな症状

出血部位によって症状は異なるが，悪心，頭痛，めまい，嘔吐などが脳出血の共通症状として出現する．けいれんを伴うこともある．片麻痺，感覚障害を伴うことも多い．

表 5・10　脳出血の好発部位と症状

好発部位	症　状	割　合
被殻出血	片麻痺，感覚障害，失語症，半盲，失認・失行	40～50 %
視床出血	片麻痺，感覚障害，失語症，眼瞼下垂，視床痛	30 %
大脳皮質下出血	片麻痺，感覚障害，失語症，半盲，失認・失行	10～15 %
小脳出血	運動失調，回転性のめまい，嘔吐	10～15 %
脳幹出血	四肢麻痺，意識障害，呼吸障害（死亡率が高い）	

5・8・3 判断の基準（画像診断）

頭部 CT（高吸収域を示す），頭部 MRI の画像から血腫量を推定できる．

血腫量〔mL〕
= 最大長径〔cm〕× 最大短径〔cm〕
　　× スライス厚〔cm〕× スライス数 × $\frac{1}{2}$

5・8・4 疾病への対応

a. 治　療　視床は脳の深いところにあり，手術により健全な脳を傷つけることになるため，開頭による手術は行わないのが原則とされている．症状や障害に応じて薬物療法やリハビリテーションを行う．

b. 予　後　出血部位，血腫の大きさ，脳室への影響の程度で異なる．

軽症であれば，後遺症を残さずに回復する．重症の場合は，発作時から意識状態が悪く，回復しても運動障害や感覚障害が強く残る．

なお，脳梗塞，脳出血，くも膜下出血による脳の急激な血液循環の障害を**脳卒中**という（⇨ コラム**17**）

5・9 くも膜下出血
subarachnoid hemorrhage (SAH)

5・9・1 病　態

くも膜下出血とは，脳を覆う3層の髄膜（図5・11）のうち，2層目のくも膜と3層目の軟膜の間の空間であ

コラム15　被殻出血

被殻は，大脳基底核（大脳皮質と視床，脳幹を結びつけている神経核の集まりで，運動調節，認知機能，感情，動機づけや学習などの機能を担っている）の一部でレンズ核の最外部にある．被殻の内側には，運動や感覚をつかさどる神経が通る内包があり，被殻に出血が起こると，内包を圧迫するため，顔面や手足の麻痺などの症状が現れる．被殻の外側は，言語，行動，理解，認識などの高次機能をつかさどる神経細胞と連絡路でつながっている．

コラム16　皮質下出血

大脳皮質は，前頭葉，頭頂葉，側頭葉，後頭葉に区分される．**皮質下出血**では，出血部位それぞれの機能に対応した症状が出現する．

コラム17　脳 卒 中

脳卒中は，脳の血管が破れる脳出血（約24%），くも膜下出血（約12%）と，脳の血管の狭窄や閉塞による脳梗塞（約64%）に分けられる．脳梗塞の発生頻度が高い．

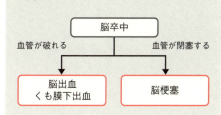

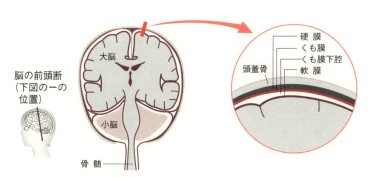

図 5・11　脳 の 髄 膜

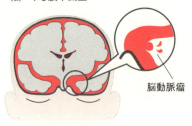
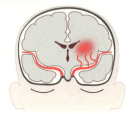

図 5・12 くも膜下出血 (a) と脳内出血 (b) 赤色の部分は出血を示す.

るくも膜下腔に出血が生じ，脳脊髄液中に血液が混入した状態をいう（図5・12）．

出血の原因としては，① **脳動脈瘤**の破裂と，② **脳動静脈奇形**の破裂，③ **外傷**がある．

脳動脈瘤は，動脈の一部が瘤状となり血管壁が脆弱となったものである．運動，怒責，興奮などによって血圧が上昇すると，動脈瘤の一部が破れて出血を起こす．出血した血液は，急速にくも膜下腔全体に浸透し，頭蓋内圧亢進症状や髄膜刺激症状を起こす．脳を栄養する血液が出血により失われるために，一過性の脳虚血を起こす．

脳動静脈奇形は脳の動脈と静脈が先天的にシャントを形成している奇形で，脆弱な静脈壁に大きな血圧がかかることから出血を起こしやすい．若年性のくも膜下出血では最も多い原因である．

外傷による出血は，頭部に強い衝撃を受けたことにより脳と硬膜を結ぶ静脈が切れて出血する．

くも膜下出血の危険因子として，喫煙，高血圧，アルコール多飲歴などがあげられる．隔世遺伝性の疾患であり，祖父母の代で発症した人がいる場合は発症する確率が上がると報告されている．

くも膜下出血は，脳血管障害の8％，突然死の6％を占めている．50〜60歳で好発し，男性より女性に多い（約2倍）とされる．

5・9・2 おもな症状

突然起こる強い持続性の頭痛がおもな症状である．嘔吐を伴うこともある．頭痛は，今までに経験したことがないほどの激痛である．少量の出血（マイナーリーク）の場合は，頭痛はそれほど強くない．頭痛は数日間持続する．

脳内血腫を伴わなければ，片麻痺，失語などの脳局所症状はみられない．出血が高度であれば，意識障害をきたす．

神経症状として，**髄膜刺激症状**〔項部硬直（首の硬直），ケルニッヒ徴候，ブルジンスキー徴候（§4・4・3b参照）〕が認められることが多い．

くも膜下出血の場合，血管破裂を起こした部位によって表5・11に示す代表的な神経症状が出現する．

表 5・11 血管の破裂部位と代表的な神経症状

破裂部位	神経症状
内頚動脈−後交通動脈分岐部	一側の動眼神経麻痺
前交通動脈	一側または両側下肢の一過性麻痺，精神症状，無動性無言，無為
中大脳動脈	片麻痺，失語
眼動脈起始部の内頚動脈瘤	一側の失明や視力障害
海綿静脈洞部の内頚動脈瘤	眼の奥の痛み
眼底および椎骨動脈瘤	動眼，外転，滑車，三叉神経障害，下部脳神経障害

5・9・3 判断の基準

CT，MRI，腰椎穿刺，脳血管撮影などを行う．重症度の分類として**ハントとヘスの重症度分類**が用いられる（表5・12）．

5・9・4 予　後

最初の出血で1/3が死亡する．さらに血管攣縮や再出血の影響が加わり，4週間以内では約半数が死亡すると報告されている．また，救命できても後遺症が残る例が多く，完全に治癒する確率はくも膜下出血の発症者の約2割と低い．

表 5・12　ハントとヘスの重症度分類[a]

グレード	神経症状
グレード0	非破裂動脈瘤
グレード1	無症状，または軽度の頭痛と項部硬直
グレード1a	急性の髄膜刺激症状はないが神経脱落症状が固定
グレード2	中等度以上の頭痛，項部硬直はあるが脳神経麻痺以外の神経脱落症状はない．
グレード3	傾眠，錯乱，または軽度の神経脱落症状，意識障害
グレード4	昏迷，中等度の片麻痺，除脳硬直の始まり，自律神経障害
グレード5	深昏睡，除脳硬直，瀕死状態

a) Hunt and Hess (1974).

5・10　下肢静脈瘤
varicose veins of lower extremity

5・10・1 病　態

下肢の静脈は，**表在静脈**，**深部静脈**，**交通枝**（表在静脈と深部静脈をつなぐ径3mm以下の静脈で，血流は，正常では表在から深部への一方通行である）に分けられる（図5・13）．下肢静脈には，血液の逆流防止のために多くの静脈弁があり，下肢の筋ポンプ作用（図5・14）により，重力に逆らって還流している．表在静脈の弁が壊れた結果，血流が逆流し，足先に向かって血液が下行し，静脈の負担が増加し，血管の脆弱な部位が蛇

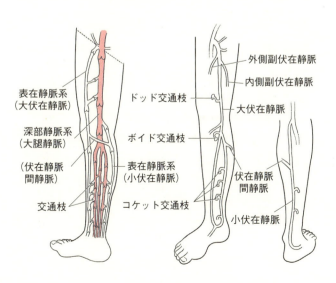

図 5・13　下肢の静脈

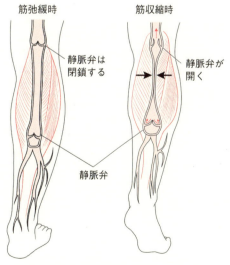

図 5・14　静脈弁と筋ポンプ作用による下肢の血流

行，拡張した病態である．"瘤"とよばれるが，必ずしも瘤（こぶ）状でない場合もある．

下肢静脈瘤は，**一次性下肢静脈瘤**と**二次性下肢静脈瘤**に大別される．

一次性下肢静脈瘤は，拡張・蛇行している下肢表在静脈そのものに原因がある場合で，多くの下肢静脈瘤は一次性静脈瘤である．

二次性下肢静脈瘤は，深部静脈血栓症（DVT）や血栓後遺症，妊娠，骨盤内腫瘍，動静脈瘻，血管性腫瘍などに伴って下肢静脈が拡張・蛇行したものである．

形態的特徴から，① 伏在型，② 側枝型，③ 網目状，④ クモの巣状の4つのタイプに分類される．複数のタイプが混在している場合が多い．

① **伏在型静脈瘤**：最も多いタイプ．大伏在静脈瘤，小伏在静脈瘤の2つに大別される．大伏在静脈瘤は，大腿から下腿の内側の静脈拡張や蛇行がみられる．小伏在静脈瘤は，下腿後面の小伏在静脈の拡張や分枝静脈の拡張が認められる．

② **側枝型静脈瘤**：伏在静脈以外の表在静脈が，拡張・蛇行している．おもに太ももや膝の裏側などに多くみられる．

③ **網目状静脈瘤**：直径2～3 mmの皮下小静脈の拡張で，青色の網目状に見える．

④ **クモの巣状静脈瘤**：皮内細静脈（直径1 mm以下）の拡張で赤紫色の細い血管が皮膚に浮かび上がり，クモの巣のように見える．

下肢静脈瘤は，

① 女性は男性に比べ発生頻度が高い
② 血縁者に静脈瘤のある場合には，発症率が高くなり，重症化しやすい
③ 妊娠中は子宮容積が増加するため内腸骨静脈が圧迫される．そのため，静脈内圧が高く，静脈径が太くなり，静脈弁が逆流防止の機能を果たせなくなる．その結果，静脈瘤ができやすくなる
④ 長時間立ち仕事を行う人に多く，症状の増悪が認められる
⑤ 加齢とともに静脈瘤の発生頻度は高くなる

などの特徴がある．

DVT: deep vein thrombosis（深部静脈血栓症）

5・10・2 おもな症状

脚がむくみやすい，だるい，重い，痒い，ジンジンする灼熱感，冷感，こむら返りなどの症状が出現する．これらの症状は夕方に増悪し，朝にはよくなっていることが多い．

5・10・3 判断の基準

下肢の静脈性疾患の分類にはCEAP分類が用いられる．これは，臨床徴候（C: clinical condition），病因（E: etiology），解剖学的部位（A: anatomic location），病態生理学的機能（P: pathophysiology）に着目して分類されたものである（表5・13）．

ドップラー超音波検査により，表在静脈（大伏在静脈，小伏在静脈とその分枝）の逆流の有無が確認される（図5・15）．

5・10・4 疾病への対応

保存的療法として，弾性ストッキング（圧迫力を備えた医療用ストッキング）の着用，下肢挙上位での就寝などがある．

表 5・13　CEAPによる下肢静脈瘤の症状分類

分類	症　状
C0	静脈瘤なし
C1	網目状の静脈瘤があるが，血管の凹凸はない．
C2	凹凸のある血管があるが，その他の症状はあまりない．
C3	凹凸のある血管とむくみがある．
C4	足に凹凸のある血管と皮膚病変（湿疹や色素沈着など）がある．
C5	足の皮膚に凹凸のある血管と治ってしまった潰瘍瘢痕がある．
C6	足に凹凸のある血管と皮膚潰瘍がある．

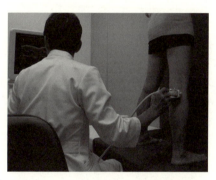

図 5・15　ドップラー超音波検査による膝窩静脈逆流の確認 [写真提供：たかの橋中央病院血管外科　春田直樹氏]

5・11　インフルエンザ　infulenzae

5・11・1 病　態

インフルエンザウイルス（A型，B型，C型）の感染によってひき起こされる急性の気道炎である．インフルエンザウイルスは，呼吸とともに体内に侵入し，咽喉頭，気管支，肺で急激に増殖する．A型ウイルスは，ウイルス表面の赤血球凝集抗原（HA）とノイラミニダーゼ抗原（NA）によってさらに細分化されている．

A型ウイルスは，ヒトウイルスとトリウイルスの遺伝子組換えにより新たなHA，NAをもつ新型ウイルスが出現し，強い伝播性をもち世界的な流行（インフルエンザパンデミック）をひき起こす（⇨ コラム18）．

毎年流行を繰返しているインフルエンザは，A/H1N1型（ソ連型）とA/H3N2型（香港型），B型ウイルスによるものである．

コラム18　インフルエンザワクチンの接種

13歳未満では2回接種を行う．ワクチン接種による予防効果は100％ではないが，発症した場合には，重症化を抑える効果がある．

副作用として，注射部位の発赤，腫脹，疼痛などが出現する場合がある．軽度の発熱や倦怠感などが出現する場合もあるが，2～3日で治る．まれに，ショックやじん麻疹，呼吸困難などのアナフィラキシー症状が出現することもある．

> **コラム⑲　"学校保健安全法"による出席停止期間**
>
> インフルエンザに罹患した場合の出席停止期間の基準は，"発症した後5日を経過し，かつ，解熱した後2日（幼児にあっては3日）を経過するまで"とされている．発症した日から数えると，6日間の出席停止が必要である．

表5・14　風邪とインフルエンザの違い

症　状	風　邪	インフルエンザ
発　熱	ときどき	頻　出 （38〜39℃）
頭　痛	まれ	頻　出
疼　痛	わずか	頻　出， 重度となりえる．
疲労・脱力	ときどき	頻　出， 2〜3週続く．
極度の疲労	なし	頻　出
鼻　汁	頻　出	ときどき
くしゃみ	頻　出	ときどき
咽喉の痛み	頻　出	ときどき

5・11・2　おもな症状

インフルエンザウイルスに感染後，数日間（24〜48時間）の潜伏期間を経て，38℃以上の突然の発熱，筋肉痛，関節痛，食欲不振，脱力感，頭痛，倦怠感などの全身症状が，やや遅れて咳嗽，痰，咽喉の痛みなどの呼吸器症状が出現する．腰痛や悪心などの消化器症状が出現することもある．通常は10日前後で症状は消失し，治癒する（⇨ コラム⑲）．

潜伏期間が短いために次々と感染（飛沫感染：ウイルスの粒径80〜120 nm）が拡大し，大流行を起こす可能性が高い．

成人の場合，合併症がなければ5〜7日で回復する．合併症としては，肺炎の頻度が高い．

インフルエンザと風邪（感冒）との臨床症状の違いを表5・14に示す．

5・11・3　判断の基準

鼻汁，痰などを採取し，インフルエンザ迅速診断キット（5分以内で，陰性，A型，B型の判断が可能）を用いてインフルエンザウイルスを同定し，診断する．

5・11・4　疾病への対応

① 保温，臥床し安静を保つ．
② 体温の上昇（発熱），痰の排出は生体の防御作用であるので，苦痛が強くないときには服薬を控える．
③ 感染は飛沫で起こるので，マスク着用により予防効果がある（p.240，コラム㉗ 参照）．

5・12　慢性閉塞性肺疾患（COPD）
chronic obstructive pulmonary disease

5・12・1　病　態

従来，慢性気管支炎や肺気腫とよばれてきた呼吸障害を呈する疾患を総称したものである．気管支から末梢気道に至る気道に**慢性炎症**（好中球，マクロファージが主体）が生じ，その結果，**非可逆性の閉塞性の気流障害を**起こした疾患である．同じように閉塞性の気流障害を主症状とする喘息の気流障害は可逆性で，炎症の主体は好

表 5・15 　閉塞性換気障害と拘束性換気障害

	閉塞性換気障害	拘束性換気障害
呼吸の障害	呼気の障害	吸気の障害
肺胞の状態		
病　態	気道の炎症により，気道が閉塞することによる気流障害	間質の炎症により，肺が拘束され，拡大が制限されることによる肺の容量の減少に伴う気流障害
症　状	呼吸困難（呼気障害）	呼吸困難（吸気障害）
肺活量	肺活量比は低下	肺活量比の低下
1 秒率	1 秒率（$FEV_1\%$）の低下	1 秒率は正常
代表的な疾患	COPD（慢性気管支炎, 肺気腫），気管支喘息	間質性肺炎（肺線維症）
発症の原因	喫　煙	インターフェロン・分子標的薬などの薬剤の副作用，塵肺症，放射線照射の副作用など

酸球である．閉塞性換気障害の特徴を拘束性換気障害と比較して表 5・15 に示す．

閉塞性の気流障害は，① 炎症による気道壁の肥厚（**気道閉塞**），② **肺気腫**（⇨ コラム20）などによって生じる．

COPD では，肺胞壁も破壊され，末梢気道が終末細気管支よりも拡大し，肺の含気区域が異常に拡大し肺の弾性が失われ，収縮しなくなる．息を吐き切る前に気道が閉塞し，肺内に空気が溜め込まれる**気腫型**と，おもに中枢気道に炎症を起こす**非気腫型**に分類される．

COPD の原因は，たばこの煙である．たばこの煙などにより気道炎症が生じ，肺が過膨張をひき起こす．COPD 患者の 90 % は喫煙者であり，喫煙者の約 10〜15 % が COPD を発症すると報告されている（⇨ コラム21）．

5・12・2 　おもな症状

初期段階では無症状であるが，病態の進行に伴い**喘鳴**（呼吸のたびにゼーゼー，ヒューヒューの副雑音がある）や労作時（階段の上り下りなど）の**息切れ**がみられるようになる．**咳嗽**（特に起床時から午前中に多い），**粘性の喀痰**がみられることも多い．

コラム20 　肺気腫

COPD の肺実質の病変である．肺胞壁の破裂（線維化は伴わない）により終末細気管支より末梢の気腔が異常にかつ恒常的に拡張した状態．肺の支持組織が消失し，呼出時に気道が虚脱，閉塞して気流を減少させる（閉塞性障害）．呼吸細気管支の炎症（慢性気管支炎）に伴い集まった好中球から放出されるエラスターゼが，肺胞壁を破壊すると考えられている．

コラム21 　ブリンクマン指数

たばこの煙には，200 種類以上の有害物質，50 種類以上の発がん性物質が含まれている．**ブリンクマン指数**は，喫煙とがんのリスクを示す場合にも用いられる．数値が高ければがんの発生率（リスク）が高くなるとされている．

ブリンクマン指数
＝ 1 日当たりの喫煙本数 × 喫煙年数

ブリンクマン指数が 400 を超えると，肺がん発生率が非喫煙者と比較して約 5 倍高いとされている．また，600 を超えると COPD のリスクが高まるとされている．

重症化すると，**呼吸不全**，**慢性高二酸化炭素血症**となり予後不良となる．特に気腫型では，呼吸効率の低下によるエネルギー消費の亢進や，食欲不振などによるエネルギー摂取量の低下により**栄養障害**を起こしやすい．

5・12・3 判断の基準

1）呼吸状態の観察

　① **口すぼめ呼吸**：呼気時の末梢気道の早期の閉塞を患者自らが防ぐために，気道内の圧を高める対処法として口すぼめ呼吸を行う．

　② **鼻翼呼吸**：吸気時に，小鼻が開くような息づかい

　③ **補助呼吸筋**を使用した呼吸：斜角筋や胸鎖乳突筋などの呼吸補助筋を利用した呼吸

　など，特徴的な呼吸がみられる．

2）呼吸音の聴診

　① 呼吸音の減弱と喘鳴・雑音："ヒューヒュー"という笛音と，"ゼーゼー"，"グーグー"といういびき音が混じって聴こえる．呼気時に認められる雑音は，吸気時には認められない．

　② 呼気時間の延長：息が吐きにくくなり，吐ききるまでに時間がかかる．

3）動脈血ガス分析：血中の酸素濃度が低下し，二酸化炭素濃度が上昇する．

4）スパイロメーターによる呼吸機能検査：**1秒率**〔FEV_1％：1秒量（FEV_1）を努力肺活量（FVC）で割ったもの〕の値が70％未満の場合，COPDと診断される．1秒率が70％未満であることは，呼気開始後の1秒間で肺活量の70％を吐ききれない状態であること，すなわち，呼気時の気流制限があることを示している．

　病状の進行に伴い，**対標準1秒量**（％FEV_1，年齢，性別，身長が同じ日本人の標準的な1秒量の値に対する割合）の値が低くなっていく．

　日本呼吸器学会は，スパイロメトリーによる対標準1秒量で，COPDの重症度を表5・16に0期（COPD予備群）を加えて0〜Ⅳ期の5期に分類している．

5）胸部X線検査：肺野の透過性亢進，横隔膜の平坦化，肺野の低吸収領域の増加・気道内腔の狭小化を認める．閉塞性気流障害を伴う疾患である気管支喘息とCOPDの特徴を表5・17に示す．

表 5・16 COPD の重症度の分類 †
（日本呼吸器学会）

	病　期	対標準 1 秒量
Ⅰ 期	軽度の気道閉塞	% FEV$_1$ ≧ 80 %
Ⅱ 期	中等度の気道閉塞	50 % ≦ % FEV$_1$ < 80 %
Ⅲ 期	高度の気道閉塞	30 % ≦ % FEV$_1$ < 50 %
Ⅳ 期	きわめて高度の気道閉塞	% FEV$_1$ < 30 %

† 　気管支拡張剤投与後の 1 秒率（FEV$_1$/FVC）70 %未満が必須条件.
1 秒量（FEV$_1$）: 最初の 1 秒間で吐き出せる息の量
努力肺活量（FVC）: 思い切り息を吸ってから強く吐き出したときの息の量
対標準 1 秒量（% FEV$_1$）: 年齢，性別，身長から求めた FEV$_1$ の標準値に対する割合

表 5・17 気管支喘息と COPD の特徴

	気管支喘息	COPD
症　状	可逆的	固定的（禁煙しない限り，症状は進行する）
喀痰の細胞診	多数の好酸球	好酸球は認められない.
換気障害のメカニズム	気道炎症 ・分泌亢進 ・過敏性	末梢気道，肺胞の炎症 ・気道壁の肥厚 ・肺虚脱
胸部 X 線像	正　常	高度の過膨張
1 秒率	基準値	70 % 未満
肺拡散能（DL_{CO}）	正　常	肺気腫を伴う場合は低下

5・12・4　疾病への対応

1) 患者に対する説明・支援: COPD の治療の基本は，気道炎症をひき起こす，または，増悪させるたばこの煙を避けること（禁煙，受動喫煙の防止）である.
　① 禁煙指導: COPD の根治的な治療法はないこと
　② 疾病の理解: 喫煙を続ける限り，病態の進行を止めることはできないこと
　③ 感染予防に関する行動の重要性: 感染症により COPD が重症化しやすいこと
などを患者に説明し，禁煙することが不可欠であることを理解してもらう.
2) 呼吸リハビリテーション
3) 薬物療法
　① 気管支拡張剤
　② 喀痰調整剤
　③ 感染症を防ぐ抗菌剤: 感染は COPD の増悪原因となる. COPD の気道炎にはステロイド剤は効果がない.（ステロイド剤は好中球炎症には効果がない.）
4) 気道の清浄化・痰の吸引・体位ドレナージ: 自力で喀痰できない場合，あるいは排痰による疲労が著しい場合は**痰の吸引**を行い，気管および気管支の清浄化を図る.
　　痰の排出を促すために，**体位ドレナージ**（頭を下げた体位，胸壁にバイブレーションを与える）を行う.

コラム22 在宅酸素療法（HOT）

低酸素血症の際に行われる酸素療法は医療施設だけではなく自宅でも行われている．在宅酸素療法は，慢性閉塞性肺疾患（COPD）や心不全などの患者で，病状が安定しているが身体内に酸素を十分に取込めない患者に対して，患者のQOLを高めるために長期にわたり自宅で酸素吸入をする治療法である．

在宅酸素療法のための酸素供給装置には，① 酸素濃縮装置（部屋の空気を取込んで窒素を取除き，酸素を濃縮して供給するシステム．外出・停電時はポータブル型やトランスポータブル型の酸素濃縮器か，携帯用酸素ボンベを併用）と，② 液体酸素装置（液体酸素を少しずつ気化させることで気体の酸素を供給するシステム．携帯用には子器を使用）の2つがある．

痰が気道に溜ると，痰が培地となって感染が起こりやすくなるので，痰の排出が重要である．

5) 環境整備: 気管支刺激物質，および，刺激となる因子（花粉やほこり）を除去するため，病室環境を整える．

6) 酸素療法: 肺機能の低下が進行すると，通常の呼吸では十分に酸素を取込めなくなり，低酸素血症を起こし，呼吸不全に陥る．**在宅酸素療法**（HOT）を行うことで，QOLが向上し，生存率が高まる（⇨ コラム22）．

● 在宅酸素療法の適用: 薬物療法などを行っても1カ月以上低酸素血症が持続している患者で，動脈血の酸素分圧が55 mmHg以下の場合，あるいは動脈血の酸素分圧が60 mmHg以下で運動時や睡眠時に顕著な低酸素血症を起こす場合

7) 合併症の予防: 合併症としては，喘息，骨粗鬆症，心・血管疾患，消化器疾患，抑うつなどがある．

5・13 肺結核
pulmonary tuberculosis

5・13・1 病　態

結核菌（*Mycobacterium tuberculosis*，1882年にロベルト・コッホによって発見された）により肺にひき

コラム23 "感染症法"に基づく結核対策の仕組み

わが国では，2007年3月31日をもって"結核予防法"が廃止され，結核については"感染症の予防及び感染症の患者に対する医療に関する法律"（感染症法）の適用を受けることになった．結核は，感染症法で二類感染症に指定されており，届出，病原体の取扱い，感染防止・隔離などが規定されている．患者登録，医療費公費負担，健康診断などの施策が別途規定されている．

隔離は排菌患者（塗抹陽性）を対象とし，保健所が入院を勧告する．勧告による入院は感染性の評価に基づきながら30日ごとに継続される．

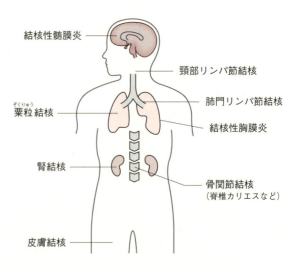

図 5・16　肺以外の結核

起こされる感染症である（⇨ **コラム23**）．感染形式は結核菌を含む飛沫核の吸入による**空気感染**で，結核患者からの咳嗽，くしゃみ，唾液により感染する．好発部位は**肺**であるが全身の臓器・器官に感染（**肺外結核**）し，それぞれ特有の症状を呈する（**図5・16**）．

結核菌感染者の発病確率は，**BCGワクチン**の接種を受けた人で5〜10％とされている（⇨ **コラム24**）．身体内に潜伏していた結核菌が増殖するメカニズムは明らかでないが，免疫機能が低下し抵抗力が落ちる（高齢者，過労，栄養不良，疾病に伴う体力低下など）と，潜在していた結核菌が増殖し発病する（⇨ **コラム25**）．

1950年までわが国の死亡原因の第1位であったが，治療法が開発されてからは，患者数は減少している．しかし，現在でも，年間17,000人以上の新しい患者が発生し，年間で約1800人以上が結核により死亡している（厚生労働省，2016年結核登録者情報調査年報より）．世界では，毎年180万人（HIV陽性者含む）が結核で死亡している〔WHO，"Global Tubercurosis Report"（2016）より〕．

わが国での発生数は減少しているが，肺炎などの診断で集中治療室に入院した患者で，結核と診断されることがときどきあるので，高齢患者の場合は結核への注意が特に必要である．

多剤耐性結核（MDR-TB）や**超多剤耐性結核**（XDR-TB）が問題となっている．

5・13・2　おもな症状

結核の初期の症状は，長期間にわたり続く**全身倦怠感，咳嗽，痰，発熱**（37℃前後の微熱），**食欲不振，体重減少**，就寝中の大量の**発汗**などである．悪化すると，**だるさ・息切れ，血痰，喀血，呼吸困難**などの症状が出現する．

5・13・3　判断の基準

a. 結核の診断手順　結核の診断までの検査の流れを以下に示す（**図5・17**）．

1）X線検査（X-p，CT）：肺浸潤影と結節の存在，空洞形成，肺門リンパ節腫大，胸水など．

2）インターフェロンγ（INF-γ）遊離試験（IGRA：QFT，T-SPOT）：採血した血液を結核菌特異的なタ

コラム24　BCGワクチン

子どもの結核予防策としてBCGワクチンの接種が行われている．かつては，最初にツベルクリン反応検査を行い，陰性反応が出た者のみにBCGワクチンを接種していたが，2005年4月1日に"結核予防法"が改定され，ツベルクリン反応検査を行わずに全員に接種することとなった．乳幼児期にBCGワクチンを接種することにより，結核の発症を52〜74％程度，重篤な髄膜炎や全身性の結核に関しては64〜78％程度予防することができるとされている．BCGワクチン接種の効果は10〜15年程度続くとされている．副作用として，リンパ節の腫脹，局所・全身の皮膚症状などが一定の頻度でみられる．

BCGワクチンは，生後1歳までの間に接種することとされており，標準的な接種は生後5〜8カ月の間に1回接種が行われる．BCGワクチン接種は"予防接種法"に基づき行われる．

コラム25　潜在性結核感染症治療

潜在性結核感染症治療は**予防内服**ともよばれ，結核菌の感染を受けた人が発病する可能性を小さくするために行われる．
① 結核菌の感染を受けたことが明らかな人
② 未治療の結核治癒巣のある人
③ 発病関連疾患（糖尿病など）に罹患し，結核に感染していると考えられる人
④ HIV感染をしている，あるいは免疫抑制治療（副腎皮質ホルモン剤治療ほか）を受けていて結核感染した恐れのある人
を対象に行われている．治療としては抗結核剤イソニアジドを6カ月投与する．発病予防効果は50〜80％とされている．

MDR-TB: multiple drug resistant tuberculosis（多剤耐性結核）

XDR-TB: extensively drug resistant tuberculosis（超多剤耐性結核）

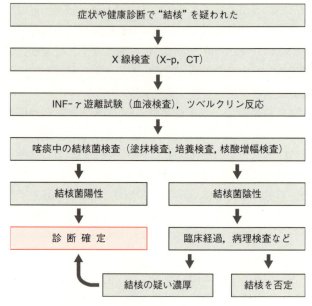

図 5・17 結核の診断までの検査の流れ

ンパク質（ESAT-6 および CFP-10）で刺激し，結核菌特異的 T 細胞が産生する**インターフェロンγ**の産生量から結核感染を診断する．BCG や非結核性抗酸菌感染の影響を受けず，感度 89 %，特異度 98 %とされている．

3) ツベルクリン反応: 結核菌の成分（**ツベルクリン，PPD ともよぶ**）を皮内注射し，48 時間後に注射部位の皮膚の発赤，硬結（しこり）を測定する．"強陽性"（発赤 20 mm 以上，硬結 10 mm 以上）の所見は活動性の結核感染を示唆する．過去に BCG 接種をした場合には陽性の結果が出ることがある．

4) 喀痰中の結核菌検査: 結核菌を同定するために，喀痰の塗抹検査，培養検査，核酸増幅法検査（遺伝子検査）が行われる．培養検査では，結核菌の増殖速度が遅いため結果が出るまでに 3〜6 週間必要である．

① **喀痰塗抹検査**（チール・ニールセン染色）: 喀痰中の抗酸菌の有無および排菌量をみる．蛍光塗抹検査を利用することもある．塗抹検査では結核菌か非結核性抗酸菌かの同定はできない．菌の同定および薬剤耐性を調べるには喀痰培養検査が必要である．

② **核酸増幅検査**（PCR 法など）: PCR による核酸増幅とキャピラリー電気泳動を組合わせた PCR-CE 法が用いられる．PCR 法は死菌でも DNA を検出

することがあり陽性になることがある.

5）気管支鏡検査: 気管支鏡下の BAL（気管支肺胞洗浄）や TBLB（経気管支肺生検）により検体を採取して結核菌同定の検査が行われる.

b. 判 断 喀痰中の排菌量は**ガフキー号数**（0～10 号, ⇨ **コラム26**）で表記されてきたが, "新結核菌検査指針"（日本結核病学会）では検出菌数を**表5・18**に示すように "1+, 2+, 3+" で簡便に表すこととなった（±はガフキー 1 号, 1+は 2 号, 2+は 5 号, 3+は 9 号に相当する）.

表 5・18 鏡検における検出菌数記載法

記載法	蛍光法 （200 倍）	チール・ニールセン法（1000 倍）	相当する ガフキー号数
−	0/30 視野	0/300 視野	G0
±	1～2/300 視野	1～2/300 視野	G1
1+	2～20/10 視野	1～9/100 視野	G2
2+	≧ 20/10 視野	≧ 10/100 視野	G5
3+	≧ 100/1 視野	≧ 10/1 視野	G9

5・13・4 疾病への対応

1）DOTS（直接服薬支援）: 結核の治療の基本は, 服薬治療である. 現在, 結核の化学療法に用いられている抗菌薬は, ① リファンピシン（RFP）, ② イソニアジド（INH）, ③ エタンブトール（EB）, ④ ストレプトマイシン（SM）, ⑤ ピラジナミド（PZA）の 5 剤である.

　RFP＋INH＋PZA に, EB（または SM）の 4 剤で 2 カ月間治療を行い, その後, RFP＋INH の 2 剤で 4 カ月間治療する.

　患者の生活環境に合わせ, 決められた抗菌剤を確実に継続して服用する支援（**直接服薬支援; DOTS**）が重要である.

2）呼吸器の合併症の防止: 無気肺などの呼吸器合併症の発症を防止するために, 排痰の支援をする.

3）感染拡大の防止
　① 陰圧室に隔離する.
　② 清潔区域と汚染区域を確実に設定する.
　③ 患者に接するときには予防着を着用し, 手洗いと手指消毒を徹底して行う.

BAL: broncho-alveolar lavage（気管支肺胞洗浄）
TBLB: transbronchial lung biopsy（経気管支肺生検）

コラム26 ガフキー号数
　喀痰中の結核菌の量を表した数字である. わが国では喀痰の塗抹試験の結果をガフキー号数で表示してきたが, 標本中の菌数は検体の採取部位や塗抹の厚薄により変動するので細かく分けても意味がないとし, "新結核菌検査指針" ではガフキー号数での表示から, 表5・18 に示す 1+～3+ の簡便な記載法に改めた. 感染リスクの評価のために, 1+は G2, 2+は G5, 3+は G9 と読み替えて用いる.

DOTS: direct observed treatment, short-course（直接監視下短期化学療法）

コラム㉗ マスクの微粒子の除去効率

市販のマスクによる微粒子の除去効率を下表に示す.

表 市販マスクの用途および微粒子の除去効率

マスクの種類	用途および除去効率
花粉対応マスク	花粉対策
風邪対応マスク	飛散ウイルス対応
サージカルマスク	BFE[†1]：95％以上
サージカルマスク	PFE[†2]：95％以上
DS2 マスク（日本国家検定規格）	60～100 nm NaCl_TEST：95％以上
DS3 N95 マスク（米国 NIOSH 規格）	75±20 nm NaCl_TEST：95％以上
N99 FFP2S マスク（ヨーロッパ EN 規格）	60 nm NaCl_TEST：94％以上

[†1] BFE（bacterial filtration efficiency：細菌濾過効率）：細菌を含む粒子（平均粒子径 4000～5000 nm）の除去効率

[†2] PFE（particle filtration efficiency：微粒子濾過効率）：試験粒子（100 nm のポリスチレン製ラテックス球形粒子）の除去効率

コラム㉘ 誤嚥性肺炎

唾液や飲食物などが誤って気管に入り, それと同時に細菌などが肺に入り込むことで起こる肺炎である. 高齢者では, 飲み込む力および気管に入ったものを咳嗽で外に出す力が弱くなるため, 誤嚥が起こりやすい. 誤嚥性肺炎の多くは唾液に含まれる細菌が原因となる. そのため誤嚥性肺炎の原因は, 夜間睡眠中の微量誤嚥も重要である. 高齢者は誤嚥性肺炎のリスクが高い. 口腔ケア, 嚥下リハビリテーションが重要である.

④ マスクを着用する（⇨ コラム㉗）.
⑤ 痰が付着したものは感染源にならないように処理する.

5・14 肺炎 pneumonia

5・14・1 病態

肺炎は, 肺の炎症性疾患の総称である. 日本人の死因の第3位（死亡割合 9.4％）を占め, 肺炎による死亡の約 95％は 65 歳以上の高齢者（⇨ コラム㉘）である（第1位がん 28.7％, 第2位心疾患 15.2％；厚生労働省, "平成 27 年人口動態統計月報年計（概数）"より）.

さまざまな視点から肺炎の分類が行われている.
1) 感染する微生物による分類
① 細菌性肺炎
② **ウイルス性肺炎**（インフルエンザウイルス, ライノウイルス, コロナウイルス, アデノウイルスなど）

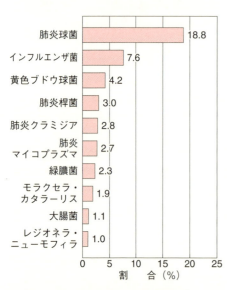

図 5・18 細菌性肺炎の起炎菌（日本呼吸器学会, "成人肺炎診療ガイドライン 2017"より.）

③ **異型肺炎**（マイコプラズマ，クラミジア，レジオネラなど）
④ **肺真菌症**（アスペルギルス，クリプトコッカスなど）

図5・18 に細菌性肺炎に関連する起炎菌を示す．**肺炎球菌**による感染が最も多い．

乳幼児の肺炎の起炎菌はインフルエンザ菌，肺炎球菌，モラクセラ・カタラーリス菌，学童はマイコプラズマによる肺炎が多い．ウイルスによる肺炎は 15〜30％ である．微生物以外に，化学物質，薬剤，有毒ガスなども肺炎の原因となる．

2) 病態による分類（図5・19）
① **大葉性肺炎**：ひとつの肺葉全体に炎症がびまん性に広がった肺炎で肺炎球菌感染によるものが多い．インフルエンザ菌，黄色ブドウ球菌，レジオネラ菌などの感染でも発生する．
② **小葉性肺炎（気管支肺炎）**：病変が小葉に限局している．肺炎球菌，インフルエンザ菌，黄色ブドウ球菌，肺炎桿菌などの細菌感染が多い．

3) 炎症の部位による分類
① **実質性肺炎（肺胞性肺炎）**
② **間質性肺炎**（⇨ コラム㉙）

4) 発症する場所による分類
① **市中肺炎**：病院外で日常生活をしていた人に発症する肺炎（原因菌の多くは肺炎球菌，インフルエンザ菌である．）
② **院内肺炎**：入院 48 時間以降に新たに発症した肺炎
③ **医療・介護関連肺炎**：医療・介護ケアを受けている人に発症した肺炎（⇨ コラム㉚）．

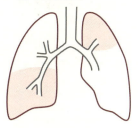
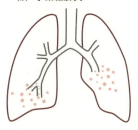

図 5・19 大葉性肺炎と小葉性肺炎

5・14・2 症　状

発熱，**嗽咳**，**喀痰**，**呼吸困難**，**全身倦怠感**，**胸痛**など風邪の症状と類似した症状が出現する．肺炎に伴うこれらの症状は，風邪（1 週間程度で症状は治まる）と異なり持続する．通常の風邪（感冒）との違いは，
① 咳嗽，喀痰，発熱（38℃以上）などの症状が 5 日以上続く
② 鼻づまりがないのに呼吸が苦しい
などの症状がみられることである．

コラム㉙　間質性肺炎
　肺胞と肺胞の間（間質）の結合組織が炎症を起こして異常に増殖し，線維化して弾力性を失い，換気障害を生じる．間質組織の肥厚により毛細血管と肺胞がひき離され，毛細血管と肺胞の間でのガス交換（拡散）効率が低下し，酸素の拡散が妨げられ，**低酸素血症**をきたす．肺活量も低下する．
　呼吸困難や**呼吸不全**がおもな症状で，息を吸っても吸った感じがせず，常に息苦しさを訴える．肺の持続的な刺激により痰を伴わない**乾性咳嗽**がみられる．胸部の聴診で，パチパチという捻髪音（**ベルクロ・ラ音**）が聴取される．
　ウイルス，マイコプラズマ，クラミジア，塵埃，ガス，薬物，放射線などが原因としてあげられているが，原因が不明（特発性）であり突発性（突発性間質肺炎）に発症する場合が多い．
　血液検査（抗体検査）で SP-A, SP-D, KL-6 の上昇が認められ，炎症の活動度の判定や治療効果の判定にも用いられる．

コラム㉚ 医療・介護関連肺炎（NHCAP）

NHCAP（nursing and healthcare-associated pneumonia）に分類される介護や医療介護を必要とする高齢者肺炎患者の多くは，何らかの嚥下障害を伴っている可能性が高く，誤嚥性肺炎リスクの高い患者群であり，市中肺炎（CAP）の患者群とは同一ではないことから，導入された肺炎の概念である（日本：2011 年）．

以下に示す要件の 1 つ以上を満たす場合には NHCAP とされる．
① 療養病棟に入院もしくは介護施設に入所している．
② 90 日以内に病院を退院した．
③ 介護を必要とする高齢者，身体障害者．
④ 通院で断続的に血管内治療（透析，抗菌剤，化学療法，免疫抑制剤など）を受けている．
〔日本呼吸器学会医療・介護関連肺炎（NHCAP）診療ガイドラインより〕

5・14・3 判断の基準

① 身体所見
② 胸部 X 線撮影，胸部 CT
③ 血液検査，抗体検査：白血球数，CRP 値，KL-6，LDH など
④ 動脈血ガス分析
⑤ 喀痰検査：グラム染色
⑥ 超音波断層撮影
⑦ 迅速診断キット：肺炎球菌，レジオネラ菌については尿を検体として迅速診断キットを用いて検査が可能である．
⑧ 重症度分類：日本呼吸器学会の"成人市中肺炎診療ガイドライン"に掲載されている肺炎の重症度分類（A-DROP システム）を表 5・19 に示す．

表 5・19　肺炎の重症度分類（日本呼吸器学会）

軽　症: 下表の 5 つの指標のいずれにも該当しないもの
中等症: 5 つの指標の 1 つ，または 2 つをもつもの
重　症: 5 つの指標の 3 つをもつもの
超重症: 5 つの指標の 4 つ，または 5 つをもつもの．ただし，ショックがあれば，1 項目のみでも超重症とする．

● 使用する指標

A	男性 70 歳以上，女性 75 歳以上
D	BUN 21 mg/dL 以上または脱水あり
R	SpO_2 90 % 以下（PaO_2 60 Torr 以下）
O	意識障害あり
P	血圧（収縮期）90 mmHg 以下

A: age（年齢），D: dehydration（脱水），
R: respiration（呼吸），O: orientation（見当識），
P: blood pressure（血圧）

コラム㉛ 肺炎球菌ワクチン

肺炎による死亡者の約 95 % を 65 歳以上の高齢者が占めている．肺炎を起こす原因菌で最も多いのは，肺炎球菌である．予防接種法に基づき高齢者に対して肺炎球菌ワクチンの定期接種（65 歳以上の高齢者に対して 5 年ごと）が自治体（市町村および特別区）により実施されている．

5・14・4 疾病への対応

① 感染予防：含嗽，手洗い，マスクの着用，口腔内の清潔
② 服薬治療（細菌性肺炎）：抗菌剤
③ 予防接種：肺炎球菌ワクチンの接種（特に乳幼児および 65 歳以上，⇨ コラム㉛）
④ 免疫力の強化

5・15 気胸 pneumothorax

5・15・1 病態

気胸とは，肺から漏れた空気が胸腔（胸膜腔）に溜まり，肺を圧迫している状態である（図5・20）．

胸腔に空気が溜まる原因としては，肺胞の一部が嚢胞化したもの（**ブラ**）が破れて吸気が胸腔に漏れる場合，または，胸膜直下にできた嚢胞（**ブレブ**）が破れて（自然気胸の大部分はブレブの破壊による），吸気が胸腔に漏れる場合がある（図5・21）．明らかな原因がなく嚢胞が破れるので，**自然気胸**とよばれる．自然気胸には，**原発性自然気胸**（原因は不明）と**続発性自然気胸**があり，続発性自然気胸は肺気腫や肺がんに伴って発生する．背が高く，やせ型の若い（10〜20歳代）男性に発生しやすい．

自然気胸以外の気胸として，意図的に気胸状態がつくられた人工気胸や外傷性気胸などがある（⇨ コラム32）．

5・15・2 おもな症状

呼吸困難，酸素飽和度の低下，頻脈，動悸，咳嗽などの症状が突然出現する．発症初期には肩や鎖骨周辺に違和感，胸痛や背中の鈍痛がみられることがある．肺の虚脱が完成すると胸痛は軽減する．痛みの程度は，個人によって異なる．

無症状で，胸部X線撮影で発見される場合もある．

5・15・3 判断の基準

① 聴診: 呼吸音減弱
② 胸部X線撮影，CT
③ 胸腔穿刺

> **コラム32 自然気胸以外の気胸**
> **人工気胸**: 過去に，肺結核の治療のために，人工的に胸膜腔に空気を注入し肺を虚脱させる療法が行われた．
> **外傷性気胸**: 交通事故などに伴う肋骨骨折などで生じる．
> **医原性気胸**: カテーテルの誤穿刺，気管支鏡検査などにより生じる．
> **月経随伴性気胸**: 月経の前後に発生する気胸．子宮内膜症が横隔膜や肺に広がり月経の際に剝がれ落ちて孔が開き，胸腔に空気が入ったことにより生じる．

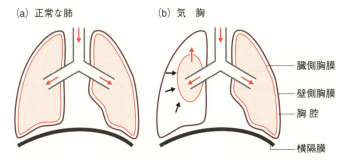

図 5・20 正常な肺（a）と気胸（b）

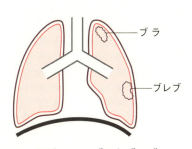

図 5・21 ブラとブレブ

表 5・20 気胸の重症度分類

重症度	X線画像の所見
軽度気胸	胸部 X 線画像上など，肺尖が鎖骨より上にある．
中等度気胸	胸部 X 線画像上など，肺尖が鎖骨より下にある．
高度気胸	胸部 X 線画像上など，肺虚脱が著しい．
緊張性気胸	高度気胸で，胸腔内が陽圧になっている．

気胸の重症度分類を表 5・20 に示す．

5・15・4 疾病への対応

1) 治療
 ① 軽度気胸は安静を確保し，自然治癒を待つ．
 ② 中等度以上の気胸は，胸腔ドレナージ術による吸引を行う．
 ③ 繰返す気胸やドレナージ後も改善しない気胸に対しては手術によって嚢胞の切除を行う．
2) 予後：基礎疾患のない自然気胸（原発性自然気胸）でも，再発を繰返す場合がある．再発率は，自然治癒（胸腔ドレナージ術のみ）の場合，約 50 % と報告されている．

◆ 緊急対応を要する気胸 ◆

●**緊張性気胸**：胸腔に漏れ出した空気が著しく多く，陽圧になって反対側の肺や心臓を圧迫している状態を**緊張性気胸**という．胸部打診で鼓音，触診で声音振盪の減弱が認められ，胸部 X 線画像上，高度の肺虚脱と縦隔・患側横隔膜・健側肺の圧迫がみられる．呼吸障害，循環障害を生じ，胸腔内圧上昇による静脈還流障害を起こして血圧低下，ショック状態となり，短時間で心停止する危険性がある．緊急に胸腔穿刺が必要である．緊張性気胸による呼吸困難に対し，人工呼吸は禁忌である．胸腔内圧をさらに上げることになり，肺の虚脱が亢進する．

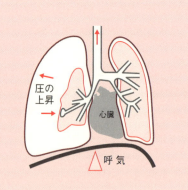

5・16 胃・十二指腸潰瘍
gastric and duodenal ulcers

5・16・1 病態

胃・十二指腸潰瘍とは，胃，十二指腸の壁に潰瘍が形成された病態である．

 a. **慢性潰瘍** 胃壁から**胃酸**（塩酸）や**ペプシン**が分泌され，食物の消化が行われている．胃酸は，pH 1.5～2.0 と強い酸性を示し，食物の繊維質を軟らかくするとともに，食物が体内で腐敗や発酵を起こさないように殺菌の役割を果たしている．ペプシンは，ペプシノーゲンが胃酸の作用によって変換した消化酵素で，タンパク質を分解する．一方，胃壁から分泌される**粘液**は

アルカリ性で，胃酸やペプシンによって粘膜が自己消化されるのを防いでいる．

胃・十二指腸の粘膜のびらんや潰瘍は，粘膜を攻撃する因子（胃酸，ペプシン）の分泌量が多くなり，防御する因子（粘液）の分泌量が少なくなることにより，両者のバランスが崩れ，消化管壁の組織が障害を受けた結果である．びらんや潰瘍を生じさせる攻撃因子と防御因子のバランスの破綻には，**ストレス**，**不眠**，**暴飲暴食**，**薬物**などが関与している．

胃潰瘍では攻撃因子である胃酸の分泌は正常で，防御因子（粘液）が減弱している場合が多く，十二指腸潰瘍では攻撃因子である胃酸の分泌が亢進している場合が多い．

図 5・22 に胃・十二指腸潰瘍（慢性潰瘍）の原因を示す．

胃・十二指腸潰瘍ともにおもな原因は，**ヘリコバクター・ピロリ**（ピロリ菌）の感染（感染経路などは不明であるが，胃・十二指腸に定着していることから経口感染と考えられている）である（⇨ コラム33）．

ピロリ菌感染以外に，上気道炎や関節リウマチの治療薬として使われる**非ステロイド性抗炎症剤**（**NSAIDs**, ⇨ コラム34）や心筋梗塞・脳梗塞の再発予防の目的で

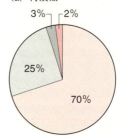

(a) 胃潰瘍
3%　2%
25%
70%

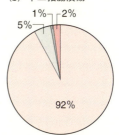

(b) 十二指腸潰瘍
1%　2%
5%
92%

□：ピロリ菌感染，　■：NSAIDs 服用，
□：腫瘍（ゾリンジャー・エリソン症候群），
■：その他

図 5・22　胃・十二指腸潰瘍の原因
〔B. J. Marshall（1994）より．〕

コラム33　ピロリ菌の検査と除菌法

ピロリ菌は 1983 年にオーストラリアの J. Warren と B. Marshall により発見されたグラム陰性桿菌で，胃粘膜表層の細胞間隙に存在している（両博士は 2005 年ノーベル医学生理学賞を受賞）．尿素分解酵素（ウレアーゼ）を産生し，細胞間隙から分泌される粘液中の尿素を二酸化炭素とアンモニアに分解し，胃酸を中和して胃内に定着している．尿素の分解産物であるアンモニアが，消化管粘膜に障害を与える．

ピロリ菌に感染しているか否かの検査としては，① **尿素呼気試験法**，② **抗体測定**，③ **内視鏡による生体検査**などがある．

尿素呼気試験法は，診断薬を服用し，服用前後の呼気を集めて診断する方法で，簡単に行える精度の高い検査法である．患者は試験薬（放射性同位元素の ^{13}C で標識した尿素）を服用し，その後，患者の呼気中の ^{13}C で標識された二酸化炭素濃度を測定する．感染している場合は，ピロリ菌由来のウレアーゼにより尿素から分解された ^{13}C で標識した二酸化炭素が血中に移動し，肺から呼気中に排泄されるため，呼気中の ^{13}C で標識された二酸化炭素濃度が高くなる．

抗体法は，血液中や尿中などに存在するピロリ菌の抗体を測定する方法である．

ピロリ菌に感染している場合の除菌は，3 種類の薬（抗菌剤 2 種類とプロトンポンプ阻害剤）を指示に従って，確実に 7 日間継続して服薬することによって行う．除菌薬服用後の判定検査を実施し，ピロリ菌が除菌されたかどうかの確認を行う．一度の服薬で完全に除菌できない場合もある．

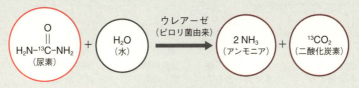

図　尿素呼気試験法の原理

> **コラム34　NSAIDs**
> 　抗炎症剤としてステロイド剤が特効薬的に使用されている．**NSAIDs**（nonsteroidal anti-inflammatory drugs；エヌセイズと発音する）は，ステロイド剤以外の抗炎症剤（非ステロイド性抗炎症剤）の総称である．NSAIDs は，シクロオキシゲナーゼ（COX；酵素）を抑制することにより，プロスタグランジン（胃粘膜の保護，血小板凝縮，腎機能の維持，炎症などの作用をもつ）の合成を抑制する．鎮痛作用，抗炎症作用，解熱作用などを併せもっており，アスピリン，アセチルサリチル酸，アセトアミノフェノンなどがある．

使用する**抗血小板剤**（アスピリンなど）でも，胃・十二指腸粘膜の障害が生じる．

　ピロリ菌は，胃粘液中の尿素を分解してアンモニア（アルカリ性）をつくり，胃酸を中和することによって，胃の強い酸性の環境中でも生存できる．ピロリ菌が産生するアンモニアが胃粘膜を傷つける．また，ピロリ菌の感染によって，胃粘膜にとって有害な活性酸素が多くつくられ粘膜は傷つきやすくなる．さらに，ピロリ菌が出す毒素によっても，胃粘膜は傷つけられる．また，ピロリ菌の感染により胃前庭部からのガストリン分泌が亢進し，胃酸分泌が促進する．ピロリ菌の感染によるさまざまな影響で，胃粘膜が損傷を受け，その損傷部位が胃酸の刺激を受け続けて深くなることによって，胃潰瘍がひき起こされる．

　十二指腸潰瘍は，胃酸の分泌が多い場合に発生しやすい．胃粘膜に比べて酸に対する抵抗力が弱い十二指腸に胃から胃酸が流れ込むことにより，その攻撃で十二指腸潰瘍ができると考えられている．

　胃・十二指腸潰瘍は，障害（欠損）を受けた消化管壁の障害の程度（深さ）により，図 5・23 のように分類する．

　胃潰瘍の好発部位は，胃角部小弯側，前庭部，体部の順である．十二指腸潰瘍の好発部位は，十二指腸球部である．日本人には胃潰瘍が多く，欧米人には十二指腸潰瘍が多いといわれている

　b．急性胃潰瘍　強いストレスのあと数時間あるいは数週間後に，胃の粘膜にびらんや潰瘍を生じることがあり，**急性ストレス性潰瘍**とよばれる．胃前庭部に好発する．

　広範にわたる熱傷のあとにみられる潰瘍を**カーリング潰瘍**といい，外傷，敗血症，種々の原因によるショックの後にもみられる．頭部外傷，開頭手術後，中枢神経系の疾病のあとにみられる潰瘍を**クッシング潰瘍**という．

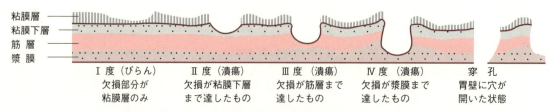

図 5・23　胃・十二指腸潰瘍の障害の程度（深さ）による分類

5・16・2 おもな症状

空腹時（胃内容物が排出される食後 60～90 分以降）あるいは夜間，早朝の上腹部痛（**心窩部痛**），**悪心**，**嘔吐**，**腹部膨満感**，**食欲不振**などがみられる．

十二指腸潰瘍では心窩部痛は食事で軽快することが多い．自覚症状をまったく認めない場合もある．

潰瘍の程度が重篤になると，潰瘍部分から出血して**吐血**や**下血**，**穿孔**，**腹膜炎**などの症状が出現する．

胃・十二指腸潰瘍の際の吐血は，ヘモグロビンが胃酸によって酸化されるために，コーヒー残渣様の色を呈する．下血がある場合には，便はタール便となる．

5・16・3 判断の基準

① 内視鏡検査
② 上部消化管検査（バリウム造影検査）：**ニッシェ**（胃壁の陥凹部にバリウムが貯留することによってできる X 線所見）が認められる．
③ ピロリ菌検査
④ 組織検査（バイオプシー）

5・16・4 疾病への対応

1) 治療：潰瘍の部分からの出血の有無，ピロリ菌陽性・陰性かなどによって治療の方針が異なる．
2) 食事指導：出血がない場合は，特別な制限は必要ない．消化がよく，胃酸の分泌を促進する食品や胃壁を刺激する食品（アルコール，コーヒー，炭酸飲料，香辛料，タバコなど）を制限する．潰瘍の治癒促進のために，良質なタンパク質を含む高エネルギー食と，3 食を規則正しく食べ，1 回の食事量を少なくし，回数を増やす．出血がある場合は，絶食とする．

5・17 肝 炎 hepatitis

5・17・1 病 態

肝炎は，何らかの原因で肝臓に炎症が起こり，発熱，黄疸，全身倦怠感などの症状をきたす疾患の総称である．

a. 肝炎の原因 肝炎の原因を表 5・21 に示す．わが国ではウイルス性肝炎が 80 % を占めている．特に

コラム35 肝性昏睡（肝性脳症）

重症肝不全の経過中に起こる意識喪失の状態をいう．昏睡に陥れば予後は不良である．肝疾患に伴う精神神経症状は**肝性脳症**（高アンモニア血症，低酸素血症，高尿酸血症，低カリウム血症，高血糖，アルカローシスなどの代謝異常の結果生じた産物が原因となり，表に示す症状を呈する）というが，一般的には**肝性昏睡**ということが多い．肝硬変や劇症肝炎など高度の肝障害があるときは，アンモニアを含む門脈血が大循環に流れ込み，高アンモニア血症を起こし，これが脳症の原因になる．意識喪失のほか性格変化，知能低下，神経症状などが起こり，末期には羽ばたき振戦（p.253，コラム37参照）という特有の症状を呈するようになる．

表 肝性脳症の昏睡度分類

昏睡度	症 状
Ⅰ 度	軽度の障害で気がつきにくい．昼夜逆転などの症状がある．
Ⅱ 度	判断力が低下する．人や場所を間違えるなどの症状や羽ばたき振戦を認める．
Ⅲ 度	錯乱状態や昏迷に陥る．羽ばたき振戦を認める．
Ⅳ 度	意識がなくなる（痛みには反応する）．
Ⅴ 度	意識がなくなる（痛みにもまったく反応しない）．

第5章　看護師が知っておきたい疾病

表 5・21　肝 炎 の 原 因

肝炎の種類	原　　因
ウイルス性肝炎	・A 型肝炎：経口感染 ・B 型肝炎：垂直感染（母子感染），性行為感染 ・C 型肝炎：血液感染（麻薬の注射器での回し打ち，集団予防接種における注射針の使い回し，入れ墨，輸血，血液製剤など） ・D 型肝炎：B 型肝炎ウイルスの感染下のみで発症（共存現象） ・E 型肝炎：経口感染 ・G 型肝炎：GVB-C 感染 ・TT 型肝炎：日本人科学者によってウイルス発見（眞弓 忠ら） ・肝炎ウイルス以外：EB ウイルス，サイトメガロウイルス，ヘルペスウイルスなど
アルコール性肝炎	常習飲酒家で大量飲酒後に発症する肝炎
非アルコール性脂肪性肝炎	過食・運動不足・肥満（特に内臓脂肪型）・糖尿病・脂質異常症などに合併した脂肪肝を背景として発症する肝炎
薬剤性肝炎	薬剤の直接作用によって起こる中毒性肝炎と，薬剤に対する過敏反応によって起こるアレルギー性肝炎がある.
自己免疫性肝炎	自己免疫機序が関与していると考えられる慢性に経過する肝炎
原発性胆汁性胆管炎	慢性進行性の胆汁うっ滞性肝炎である．胆汁うっ滞に伴い肝実質細胞の破壊と線維化を生じる.

A 型，B 型，C 型肝炎ウイルスの感染が多い（表 5・22）.

b. 肝 炎 の 病 態　① 急性肝炎，② 劇症肝炎，③ 遅発性肝不全，④ 慢性肝炎に分類される.

① **急性肝炎**：急性の炎症．A 型肝炎，B 型肝炎，アルコール性肝炎，薬剤性肝炎は急性肝炎として発症する場合が多い．一過性に重篤な肝障害，劇症肝炎を起こすこともある.

② **劇症肝炎**：発症 8 週間以内に高度の肝機能異常，肝性昏睡（肝性脳症）Ⅱ度以上（⇨ **コラム35**）をきたし，プロトロンビン時間（PT，§3・1・3e 参照）が 40 % 以下（基準値 40〜70 %）であるものをいう．肝性昏睡の出現までの期間の長さで**急性型**（発症から肝性昏睡出現までの期間が 10 日以内）と**亜急性型**（発症から肝性昏睡出現までの期間が 10 日以上）に分類される.

　アルコール性肝炎は劇症肝炎に近い経過をとることも多く，急性膵炎と同様，重篤な病態である.

③ **LOHF（遅発性肝不全）**：発症後 8 週以降〜6 カ月未満に肝性昏睡Ⅱ度以上，プロトロンビン時間 40 % 以下を示すものを指す．劇症肝炎の亜急性型と同様に予後は悪い.

PT: prothrombin time（プロトロンビン時間）
LOHF: late onset hepatic failure（遅発性肝不全）

表 5・22　A 型，B 型，C 型肝炎の特徴

ウイルス型	感染経路・感染源	予　後	予防・治療など
A 型 （HAV）	・経口感染（生ガキ，貝類，井戸水） ・濃厚な接触	・予後は良好 ・慢性化しない． ・劇症化はきわめてまれ	・予防として A 型肝炎ワクチン，免疫グロブリン
B 型 （HBV）	・医療行為（輸血，血液製剤，人工透析，針刺し事故など） ・その他〔入れ墨，麻薬回し打ち，性交，母子感染（垂直感染）〕	・予後は良好 ・慢性化することは少ない． ・新生児，幼児，免疫不全患者ではキャリア化する場合がある． ・キャリアの発症では慢性化する． ・肝硬変，肝がんに移行する場合がある．	・予防として B 型肝炎ワクチン，免疫グロブリン ・インターフェロン療法とエンテカビル，テノホビルなどの核酸アナログ製剤の内服などが用いられている．
C 型 （HCV）	・医療行為（輸血，血液製剤，針刺し事故） ・その他（入れ墨，麻薬回し打ち，性交など）	・慢性化する． ・キャリア化する． ・肝硬変，肝がんに移行する場合がある．	・急性期の症状は軽いことが多い． ・予防としてのワクチン，免疫グロブリンはない． ・インターフェロン療法とリバビリン，テラプレビル，シメプレビルなどの核酸アナログ製剤の内服との併用，あるいはダクラタスビル，アスナプレビル，レジパスビル，ソホスブビルの核酸アナログ製剤の内服

④ **慢性肝炎**：肝機能検査の異常およびウイルス感染が
6 カ月以上持続している病態をいう．組織学的には，
門脈域にリンパ球を主体とした細胞浸潤と線維化を認
め，肝実質内には肝細胞の変性・壊死所見を認める．

c. B 型肝炎　　B 型肝炎ウイルスに感染している
人の血液や体液を介して感染する．感染経路としては，
出産時に B 型肝炎ウイルス感染者である母親から子ど
もへの感染（**垂直感染**）とそれ以外の感染（**水平感染**）
がある．感染したときの年齢や健康状態によって，一過
性感染で終わる場合や慢性肝炎に進行する場合がある．

　わが国の感染者は 110 万人～125 万人（2011 年現
在）と推定され，その多くは 60 歳以上であるが，近年，
性行為感染（水平感染）による若年者の感染が増加傾向
にある．1986 年以降，母子感染予防対策が行われ，出
産時での B 型肝炎ウイルス感染はほとんど防ぐことが
できるようになった．

　思春期以降に B 型肝炎ウイルスに感染した場合には，
多くの場合は一過性感染で終わる．急性肝炎を起こすこ
とがあるが，大部分の人ではウイルスが排除され，慢性
化はしない．また，B 型肝炎ウイルスに感染しても自覚
症状がないままウイルスが排除される場合もある．急性
肝炎を発症した場合には，急激に症状が悪化して劇症肝

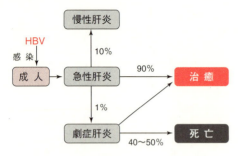

図 5・24 B型肝炎ウイルス感染後の経過 (成人)

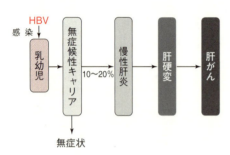

図 5・25 B型肝炎ウイルス感染後の経過 (乳幼児)

コラム㊱　C型肝炎治療薬

レジパスビル/ソホスブビル配合錠 (商品名ハーボニー) は，国内では2015年に発売されたC型慢性肝炎またはC型代償性肝硬変のウイルス血症の改善のための薬剤で，ほぼ100％のウイルス消失が達成される (完全寛解) 画期的新薬である．

HCV RNA が陽性であること，肝予備能，臨床症状などにより非代償性肝硬変でないことを確認して使用される．

通常，成人には1日1回1錠 (レジパスビルとして90 mgおよびソホスブビルとして400 mg) を12週間経口投与する．

炎を発症する場合がある．欧米型のウイルス (ジェノタイプA型) による急性肝炎が増加しており，約10％は慢性肝炎に移行すると報告されている (図5・24)．

乳幼児期に感染した場合は，免疫機能が未熟なためウイルスを排除することができず，持続感染者 (**無症候性キャリア**) となる場合がある．持続感染者が思春期から30歳ごろになると免疫機能が発達するため免疫細胞がウイルスを排除しようとし，感染している肝臓の細胞を破壊するために肝炎を発症する．多くの場合，肝炎の症状は軽度であるが10〜20％が慢性肝炎へと進行する (図5・25)．

d. C型肝炎　血液や体液を介して感染する．わが国の感染者は100万人〜150万人 (2011年現在) と推定され，その多くは60歳以上の高齢者である．新規感染者は若年者が多く，覚せい剤などの注射の回し打ちや入れ墨 (タトゥー) やピアスなどの針の使いまわしによるものと推測される．

C型肝炎ウイルスに感染すると約70％が慢性肝炎 (自覚症状がないことも多い) を発症し，感染20年後に約30〜40％が肝硬変となり，そのうち約7％が肝がんへと進行する．わが国の肝がん患者の70％はC型肝炎ウイルス感染者である (⇨ コラム㊱)．

5・17・2　おもな症状

a. 急性肝炎の症状　前駆症状として褐色尿が観察され，**風邪様症状** (全身倦怠感，発熱，頭痛，関節痛，悪心，食欲不振，右脇腹痛など) が認められる．風邪様症状が治まるころに黄疸が出現する．

b. 劇症肝炎の症状　短期間で広汎な肝細胞壊死が生じ，進行性の**黄疸**，出血傾向および精神神経症状 (**肝性脳症**) などの肝不全症状が出現する．悪心，嘔吐，食欲不振，心窩部不快感などの症状は持続し，重症である．

発病当初から症状が急激に進行し，8週以内に意識障害などの肝不全症状が出現し，予後はきわめて悪い．

c. 慢性肝炎の症状　急性肝炎と肝硬変の中間に位置する病態である．自覚症状はほとんどない場合が多いが，病態が進行すると，食欲不振，全身倦怠感，黄疸，肝臓の腫大などが出現する．6カ月以上炎症が持続

しており，組織学的には，グリソン鞘に線維増生を伴う持続性炎症所見を示す．

5・17・3 判断の基準
1) 血液検査（肝機能に関わる血液生化学検査の基準値は p.59, 表 3・7 参照）
2) 肝炎ウイルス検査
   ① B 型肝炎ウイルス検査: HBs 抗原の測定
      ・HBs 抗原 "陰性" → B 型肝炎ウイルスに非感染
      ・HBs 抗原 "陽性" → B 型肝炎ウイルスに感染
      HBs 抗原陽性者に対しては表 5・23 に示す詳細な検査を行う．
   ② C 型肝炎ウイルス検査: HCV 抗体の測定
      ・HCV 抗体 "陰性"
         → C 型肝炎ウイルス感染の可能性が低い．
      ・HCV 抗体 "陽性"
         → C 型肝炎ウイルス感染の可能性が高い．
      HCV 抗体陽性者に対する詳細検査を図 5・26 に示す．
3) 肝生検: 肝臓の病理組織学的検討は，慢性肝炎の診断，肝組織の線維化や壊死・炎症所見，脂肪沈着や鉄蓄積の程度の把握に有用である．日本肝臓学会では，線維化や壊死・炎症所見の程度の判断基準を提示している（表 5・24）．

表 5・23 B 型肝炎ウイルス検査

検査項目	検査結果
HBs 抗原	陽性: B 型肝炎ウイルス（HBV）に感染している．
HBs 抗体	陽性: 過去に感染し，その後治癒したことを示す．HBV ワクチンを接種した場合にも陽性となる．
HBc 抗体	陽性: HBV に感染したことを示す．（HBV ワクチン接種の場合は陰性となる．）
HBc-IgM 抗体	陽性: 最近 HBV に感染したことを示す．
HBe 抗原	陽性: 一般に HBV の増殖力が強いことを示す．
HBe 抗体	陽性: 一般に HBV の増殖力が低下していることを示す．
HBV-DNA	HBV のウイルス量を測定する．

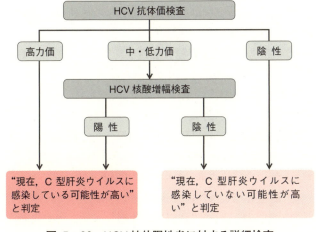

図 5・26 HCV 抗体陽性者に対する詳細検査

表 5・24 肝組織の新犬山分類

(a) 線維化の程度
  F0: 線維化なし
  F1: 門脈域の線維性拡大
  F2: 線維性架橋形成
  F3: 小葉のひずみを伴う線維性架橋形成
  F4: 肝硬変

(b) 壊死・炎症所見の程度
  A0: 壊死・炎症所見なし
  A1: 軽度の壊死・炎症所見
  A2: 中等度の壊死・炎症所見
  A3: 高度の壊死・炎症所見

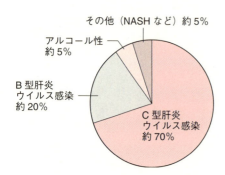

図 5・27 肝硬変の原因（国立国際医療研究センター，肝炎情報センターホームページより）

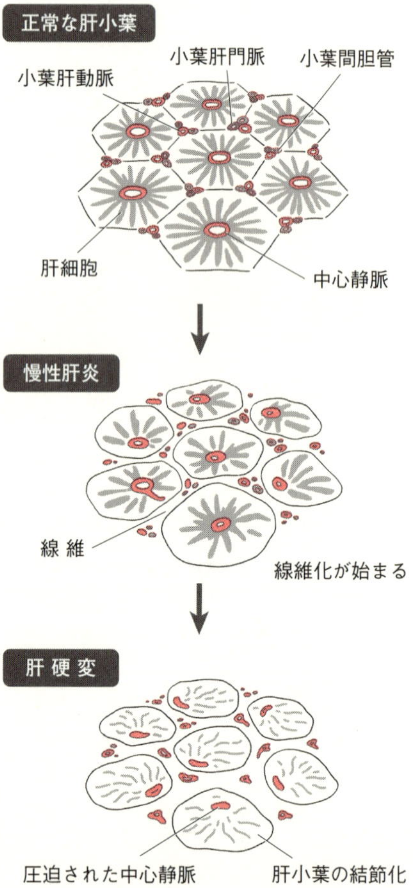

5・17・4 疾病への対応
1) 日常生活支援
   ① 発熱などの症状に対する援助
   ② 生活指導（安静と便秘予防）や食事指導（タンパク質の摂取など）
2) 感染予防
   ① 歯ブラシやカミソリなどは共用しない．
   ② 感染者の血液や分泌物が付着したものの取扱い
   ③ 感染者との性的接触を避ける．
3) B 型肝炎ウイルスワクチンの接種（C 型肝炎に対するワクチンは現在のところない．）

5・18 肝硬変 liver cirrhosis

5・18・1 病態
　ウイルス性肝炎，アルコール性肝疾患などの慢性肝疾患が原因（図 5・27）で肝障害が慢性的に進行し，肝細胞が死滅・減少し線維組織によって置き換わった結果，肝臓が硬化・萎縮し，肝機能が著しく低下した状態である．肝硬変は不可逆的な変化である．肝細胞がんを発症しやすい．慢性肝炎から肝硬変への進行・変化の概略を図 5・28 に示す．

5・18・2 おもな症状
　a. 軽症　食欲不振，易疲労感，体重減少などがみられる．
　b. 急性増悪（悪化）の場合　**黄疸**を伴う．黄疸の出現に伴い眼球結膜は黄染し，進行すれば皮膚も黄褐色からややどす黒い色調を示す．
　皮膚には**くも状血管腫**（前胸部にできやすい），**手掌紅斑**（小指側の丘が紅潮）を認めることがある．
　肝臓左葉は腫大し，硬く，剣状突起付近に結節性の辺縁を触れることがある．
　門脈圧亢進症に伴い側副血行路が形成されることにより，食道胃静脈瘤，脾臓の腫大，腹壁の静脈の怒張（"メドゥーサの頭"）や痔核を生じる（図 5・29）．
　c. 重症化した場合　腹水（腹部膨満），胸水，下腿の浮腫，点状出血（紫斑）を生じ，末期には意識障害（肝性昏睡）や昏睡状態となる．肝性昏睡（肝性脳症）

図 5・28 慢性肝炎から肝硬変への進行

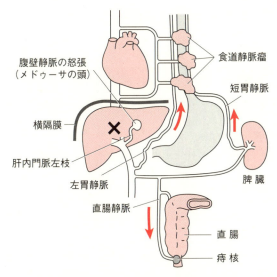

図 5・29 門脈圧亢進症でみられる側副血行路　門脈圧亢進に伴い門脈から肝臓への血流が遮断(図中×印)し,矢印の血管の血流量が増加する.

を合併した場合,特徴的な羽ばたき振戦(⇨ コラム37)を認めることもある.

　細菌感染を併発した場合,発熱,凝固因子欠乏による鼻出血,歯茎からの出血などがみられる.

> **コラム37　羽ばたき振戦**
> 　手関節を背屈させたまま手指と上肢を伸展させ,その姿勢を保持するように指示すると,手関節および中指関節が急激に掌屈し,同時に,もとの位置に戻そうとして背屈する運動.

5・18・3　判断の基準

a. 血液検査　肝硬変の程度(重症度)を測る指標としては,血清アルブミン(肝臓でつくられるタンパク質の代表)濃度の低下,総ビリルビン濃度の上昇,プロトロンビン時間の延長(血液凝固因子の活性化が低下するため),コリンエステラーゼ(肝臓でつくられる酵素でコリンエステルをコリンと有機酸に分解する)の低下がある.

　AST(GOT),ALT(GPT)は軽度な変化であることが多く,肝硬変の程度を測る指標にはならない.

b. 画像診断(CT, 超音波など)　腫大した肝左葉と萎縮した肝右葉,小網目状の実質,肝表面の凹凸が典型的な肝硬変像である.

c. 重症度の判断基準　残存している肝機能の程度を評価するものとして**チャイルド・ピュー(Child-Pugh)分類**(表5・25),肝障害度分類が用いられている.

表 5・25　チャイルド・ピュー分類　(a) の各項目のスコアの合計点を (b) に当てはめて重症度を判断する.

(a) チャイルド・ピュー分類のためのスコア

判定基準	1 点	2 点	3 点
肝性脳症（肝性昏睡）	なし	軽度昏睡（I, II）	ときどき昏睡（III〜）
腹水	なし	少量（1〜3 L）	中等量（3 L〜）
血清ビリルビン〔mg/dL〕	<2.0	2.0〜3.0	>3.0
血清アルブミン値〔g/dL〕	>3.5	2.8〜3.5	<2.8
プロトロンビン時間（PT） 　秒　数 　活性 %	 <4 >70	 4〜6 40〜70	 6〜40 <40

(b) 重症度分類

重症度	点 数	症 状
グレード A（軽症）	5〜6	代償性肝硬変：軽度な肝硬変で肝機能は何とか保たれている.
グレード B（中等度）	7〜9	軽度な合併症がみられる.
グレード C（高度）	10〜15	非代償性肝硬変：肝臓の機能が維持できなくなり，さまざまな合併症（症状）が現れる.

コラム 38　肝疾患の患者の体位

　肝臓への動脈血の血流は，立位や座位では重力に逆らって下部から上部に向かっている. 肝疾患などで肝臓への血流を確保したいときは，仰臥位やファウラー位（側臥位から上体を 30°〜60° 起こした体位. 半座位）が最適である.

5・18・4　疾病への対応

1）薬物療法
2）日常生活のケア
　① 体位（ファウラー位，⇨ コラム 38 ）
　② 体重測定
　③ 安静の確保：肝流量の確保，種々の代謝の抑制
　④ 水分（500 mL/日以内），塩分（5 g/日以下），タンパク質の摂取制限
　⑤ 排尿，排便のコントロール
3）予 後：食道胃静脈瘤，肝性脳症を生じた場合は予後不良である.

5・19　腎盂腎炎　pyelonephritis

5・19・1　病　態

　腎盂腎炎とは，細菌感染により**腎盂**および**腎実質**に**炎症，壊死，変性**が生じた状態である. 感染の経路は，① **上行性感染**（外部から細菌が尿道をさかのぼることによる感染，② **リンパ行性感染**（尿道，膀胱，尿管，腎盂の周囲にあるリンパ節からの感染），③ **血行性感染**（体内の別の感染部位から，血流を通しての感染）があり，大部分は，上行性感染である.

　尿道内の細菌は排尿により体外へ排出されるため膀胱内に侵入することはなく，通常状態では，膀胱，尿管，腎盂には細菌は認められず（無菌状態）腎盂腎炎は起こらない. しかし，前立腺肥大症や尿管結石など尿の流れ

が悪くなる疾患や糖尿病など免疫力が低下する疾患に罹患していたり，尿道カテーテルなど細菌が付着しやすいものが尿道にあると腎盂腎炎を繰返すことがある．

　20～40歳代では，圧倒的に女性の発症が多い．これは，女性は男性に比べ尿道が短いことと，尿道口と肛門が接近しているために，上行性感染による細菌感染が起こりやすいことによる．また，尿の流れが悪くなると細菌が上行しやすくなり感染を起こす．高齢になると前立腺肥大が増えるため，50歳以後の腎盂腎炎の発症の男女比は小さくなる．

5・19・2　おもな症状

　発熱，腰背部痛，悪心，CVA 叩打痛（こうだつう）（⇨ **コラム39**），**血尿，混濁尿，膿尿，細菌尿**などが特徴的な症状である．

　容易に**敗血症**や**播種性血管内凝固症候群**（DIC, p.14, コラム10参照），**急性呼吸窮迫症候群**（ARDS, p.149, 表4・26参照）を起こすことがある．悪寒・戦慄を伴う場合は敗血症に陥っている可能性が高く，緊急で血液培養，尿培養を行う必要がある．

　慢性化すると，最悪の場合，腎不全に至る可能性もあるため急性期の治療がきわめて重要である．

5・19・3　判断の基準

① 身体所見：CVA 叩打痛の有無など
② 血液検査：白血球数，白血球百分率，CRP など
③ 尿検査：白血球，細菌の有無など
④ 血液培養，尿培養

5・19・4　疾病への対応

a. 治　療
① 薬物療法（抗菌剤）が基本である．
② 先天性尿路異常，慢性尿路感染，結石・腫瘍などによる尿路狭窄・閉塞など基礎となる尿路系疾患に罹患している場合には，原疾患の治療が必要となる．

b. 予　防　膀胱炎の予防が腎盂腎炎の予防につながる．

① 水分を十分とる．
② 排尿をこまめにする，我慢しない．
③ 免疫力を高める．
④ 下半身の清潔を保つ　など

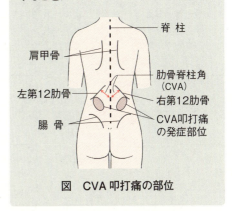

コラム39　CVA 叩打痛

　腎盂腎炎では，肋骨脊柱角（CVA: cost-vertebral angle）の叩打診で痛みを感じる．側臥位または座位で CVA に平手をおいて，反対側の手拳の尺側面で優しく叩き，叩打痛の有無を診察する．平手をおかずに直接叩打してはいけない．両側実施すること．

図　CVA 叩打痛の部位

ARDS: acute respiratory distress syndrome（急性呼吸窮迫症候群）

5・20 尿毒症 uremia

5・20・1 病 態

　尿毒症は，腎不全に伴い，通常は尿中に排泄される尿素窒素（BUN），クレアチニン（Cr），リン（P），カリウム（K）などの尿毒症性物質が血液中に高濃度で蓄積されるために起こる中毒様症状であり，**急性腎不全**と**慢性腎不全**がある．

　急性腎不全は，脱水，ショック，薬物，手術，急性糸球体腎炎，急性間質性腎炎などによって発症し，腎機能が急激（数週間以内）に低下する．慢性腎不全は，数カ月から数十年かけて腎機能が徐々に低下し，**慢性腎臓病（CKD）**が進行し，腎不全になる（⇨ **コラム❹**）．糖尿

コラム❹ 慢性腎臓病（CKD）

　慢性腎臓病（CKD: chronic kidney disease）は糸球体濾過量（GFR: glomerular filtration rate）で表される腎機能の低下，あるいは腎臓の障害を示唆する所見（タンパク尿をはじめとする尿検査の異常，画像検査の異常，血液検査の異常，病理所見など）が慢性的に持続するものすべてを包含した病態をいう．

　次の①，②の一方または両方が3カ月以上持続した場合，CKD と診断される．
① 腎障害を示唆する所見（検尿異常，画像異常，血

液異常，病理所見など）の存在
② GFR 60 mL/分/(1.73 m²) 未満

　わが国では，GFR 値として下式で得られる推定GFR 値（eGFR）を用いる．

　eGFR〔mL/分/(1.73 m²)〕
　　= 194 × SCr$^{-1.094}$ × 年齢$^{-0.287}$

　　（SCr: 血清中クレアチニン濃度．女性はこの値に 0.739 を掛ける．）

表　CKD のステージと診療計画（日本肝臓学会）

病期ステージ	重症度の説明	eGFR 値〔mL/分/(1.73 m²)〕	診療計画
	ハイリスク群	≧ 90（CKD の危険因子をもつ状態で）	・CKD スクリーニング ・CKD リスクを軽減させる治療
1	腎障害（＋）GFR は正常または亢進	≧ 90	上記に加えて ・CKD の診断と治療の開始 ・合併症や依存疾患の治療 ・CKD 進展を遅延させる治療 ・CVD[†] リスクを軽減させる治療
2	腎障害（＋）GFR 軽度低下	60〜89	上記に加えて ・腎障害進行度の評価
3	GFR 中等度低下	30〜59	上記に加えて ・腎不全合併症を把握し治療する．（貧血，血圧上昇，二次性副甲状腺機能亢進症など）
4	GFR 高度低下	15〜29	上記に加えて ・人工透析・腎移植を準備する．
5	腎不全	＜ 15	人工透析または腎移植の導入（尿毒症の症状があれば）

† **CVD**: cardio vascular disease（心血管疾患）

病，腎盂腎炎，糸球体腎炎，紫斑性腎炎，多発性囊胞腎，結石などに伴って発症する．

尿毒症に伴い，腎臓（エリスロポエチンの低下），性器（テストステロン／エストロゲンの低下）および骨格（骨粗鬆症，転移性石灰沈着）など全身の多くの臓器・組織の機能障害をひき起こす．

慢性腎不全の場合は腎機能の回復は見込まれず，人工透析や腎移植の対象となる．

5・20・2 おもな症状

尿毒症の発症に伴い全身の多くの臓器・組織の機能障害が起こるために，それぞれの臓器に関連したさまざまな症状が出現する（図5・30）．

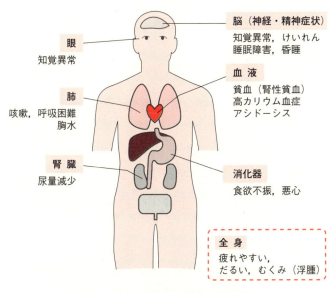

図 5・30 尿毒症に伴う全身症状

① 循環器症状: 高血圧，心膜炎，心筋炎，尿毒症性肺
② 消化器症状: 食欲不振，悪心，嘔吐など
③ 神経・精神症状: 睡眠障害，頭痛，傾眠，けいれん，イライラ感，うつ状態，不安感，錯乱，昏睡など
④ 末梢神経症状: 知覚異常，手足のしびれ，麻痺，筋力低下など
⑤ 血液関係の症状: 腎性貧血（⇨ コラム 41），出血傾向など
⑥ 電解質異常: 血清ナトリウム，カルシウムの低下，血清カリウム，マグネシウムの上昇など

コラム 41 腎性貧血
腎臓機能の低下に伴い，腎臓においてヘモグロビンの低下に見合った十分な量のエリスロポエチン（EPO）が産生されないことによってひき起こされる貧血であり，貧血の主因が腎障害（CKD）以外に求められないものを**腎性貧血**という．腎性貧血により赤血球が減少すると，疲れやすい，動悸・息切れ，めまいなどの症状が現れる．

コラム42　人工透析

人工透析にかかる費用は1人当たり年間約500万円であるが，高額療養費助成のシステムがあり，患者負担は1カ月1万円（一定以上の所得のある人は2万）が上限である（2018年現在）. 人工透析患者が増加すると国の医療費がかさみ，財政圧迫の原因のひとつになる. わが国ではCKDの患者が人工透析の対象にならないよう国をあげた取組みが行われている.

CAPD: continuous ambulatory peritoneal dialysis（連続携行式腹膜透析）

(a) 正常な関節

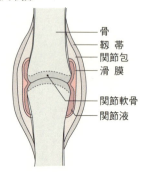

(b) リウマチの関節

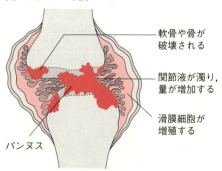

図 5・31　関節リウマチを発症した関節

5・20・3　判断の基準
① 血液検査：血清クレアチニン値，BUN（血中尿素窒素）
② 尿検査：タンパク尿
③ 腎機能検査：GFR（糸球体濾過量）
④ 画像診断

5・20・4　疾病への対応

a. 治　療
1) 急性腎不全
   ① 対症療法（利尿，補液など）
   ② 人工透析（⇨ コラム42）
2) 慢性腎不全
   ① 人工透析
   ② 連続携行式腹膜透析（CAPD）
   ③ 腎移植

b. 看　護
1) 症状への対応
2) 人工透析に対する患者の不安への対処

5・21　関節リウマチ
rheumatoid arthritis（RA）

5・21・1　病　態

関節リウマチは関節の進行性の破壊をもたらす全身炎症性の自己免疫疾患であり，遺伝性素因に外的要素が加わって発症するとされているが，詳細は不明である.

関節に炎症が起こり，軟骨や骨が破壊され，その結果，関節の機能が損なわれ，関節の変形に至る. 関節を動かさなくても激しい痛みを伴う点が，変形性関節症などの他の関節疾患と異なる.

最初に侵されやすい関節は，手指のPIP関節（近位指節間関節）およびMP関節（中手指節間関節）であり，DIP関節（遠位指節間関節）が最初に侵されることはない. 脊柱では頸椎が侵されやすい.

早期発見，早期治療により関節破壊の進行を抑制することができる.

有病率は0.3～0.8％，男女比は1:4で，女性に多くみられる. 好発年齢は30～50歳代である（⇨ コラム43）.

関節リウマチでは，好中球，マクロファージ，Tリンパ球，滑膜細胞が増加し，サイトカイン（IL-1，IL-6，TNF-αなど）の異常産生を伴う．

① **慢性**，② **対称性**，③ **多発性**，④ **びらん性の滑膜炎** が持続・進行すると，侵襲性の強い肉芽組織，線維性組織，滑膜細胞が増殖してできる**パンヌス**が形成され，関節の線維化・石灰化が起こる．その結果，軟骨や骨の構造変化・破壊が生じ，変形，可動域の制限など関節機能の低下となる．

関節リウマチを発症した関節の変化を図 5・31 に示す．

関節外の病変として，リウマチ結節，皮膚潰瘍，心膜炎，胸膜炎，間質性肺炎（リウマチ肺），糸球体腎炎，眼の強膜炎などが認められる（⇨ コラム44）．

5・21・2 おもな症状

1) 関節症状: 慢性炎症の症状（疼痛，腫脹，発赤），朝のこわばり，可動域の制限，変形がある．
   関節リウマチが発症しやすい関節を変形性関節症が発症しやすい関節と比較して図 5・32 に示す．
2) 局所症状: 前腕の伸展部，座骨部位などにリウマチ結節や皮膚潰瘍が認められる（患者の約 50 %）．
3) 全身症状: 微熱，全身倦怠感

5・21・3 判断の基準

a. 臨床検査

1) 血液検査
   ① **リウマチ因子**〔IgM-RF；IgG の Fc 部分に特異的に反応する自己抗体（IgM 抗体）〕: 関節リウマチ患者の陽性率は約 80 % である（健常者の陽性率は 2〜3 %）．関節リウマチに特異的ではなく，がん，肝疾患，膠原病（⇨ コラム45）などでも陽性を示す．
   ② 白血球数
   ③ CRP，抗 CCP 抗体など
   ④ 赤血球沈降速度
2) 画像診断
   ① 骨・関節の X 線撮影，② MRI，③ CT，④ 超音波
3) 関節液検査
   ① リウマチ因子，② 免疫グロブリン

コラム43　若年性関節リウマチ

小児に発生する特発性関節炎で，成人に発生する関節リウマチとは異なる病状を呈する．身体障害と失明の原因となる．

コラム44　悪性関節リウマチ

血管炎を主体とする重篤な関節外症状（心膜炎，間質性肺炎など）を合併する関節リウマチで難治性病態を示す．関節リウマチ患者の約 1 % を占め，心不全，呼吸不全などを発症し，予後は不良である．

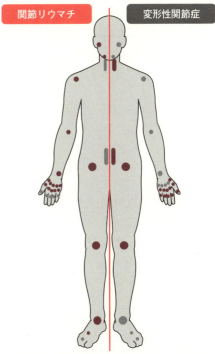

●: 発症しやすい関節，●: 発症しにくい関節

図 5・32　関節リウマチが発症しやすい関節と変形性関節症が発症しやすい関節の違い　変形性関節症は老化現象に伴う関節の疾患で，高齢者になるほど多い．

コラム 45 リウマチ性疾患

運動器の炎症，変性，代謝異常などに由来する疼痛，こわばり，運動制限を主体とする疾患を総称して**リウマチ性疾患**という．病因，病態は多岐にわたり，リウマチ性疾患とよばれる疾患は 200 以上ある．以下におもなリウマチ性疾患をあげる．

① 免疫の異常が関連する疾病：全身性の結合組織の疾病で，いわゆる広義の膠原病（全身性エリテマトーデス，強皮症など）
② 関節変性が関連する疾患：変形性関節症など
③ 細菌・ウイルス感染が関連する疾病：リウマチ熱，ライター病，ウイルス性関節炎
④ 代謝・内分泌異常が関連する疾患：痛風，甲状腺および副甲状腺疾患
⑤ 神経・血管系異常（手根管症候群など）
⑥ 骨・軟骨が関連する疾病（骨粗鬆症など）
⑦ 非関節性リウマチ（軟部組織リウマチ）

b. 診断基準 米国リウマチ学会（ACR）と欧州リウマチ連盟（EULAR）により共同策定された基準（表 5・26）が，関節リウマチの診断基準として広く用いられている．

関節破壊の程度（X 線所見）による進行度（病期）の分類を表 5・27 に，機能障害の程度による進行度の分類を表 5・28 に示す．

表 5・26 関節リウマチ分類基準（ACR/EULAR, 2010 年）

A. 関節浸潤 　　大関節 1 箇所　　　　（0 点） 　　大関節 2〜10 箇所　　（1 点） 　　小関節 1〜3 箇所　　　（2 点） 　　小関節 4〜10 箇所　　（3 点） 　　小関節 10 箇所以上　　（5 点） 　　（少なくとも小関節病変 1 箇所は含む） B. 血清学検査（少なくとも 1 回の検査は必要） 　　RF（−）および抗 CCP 抗体（−）　　　　（0 点） 　　RF（＋）または抗 CCP 抗体（＋）　　　　（2 点） 　　RF（＋＋）または抗 CCP 抗体（＋＋）　　（3 点） C. 急性期炎症反応（少なくとも 1 回の検査は必要） 　　CRP 正常 および 赤沈正常　（0 点） 　　CRP 高値 または 赤沈高値　（1 点） D. 罹病期間 　　＜ 6 週　（0 点） 　　≧ 6 週　（1 点） A〜D の合計が 6 点以上で関節リウマチと分類する．

表 5・27 関節リウマチの X 線所見に着目した病期分類

分　類	進　行　度
ステージⅠ （初期）	骨・軟骨の破壊がないが滑膜が増殖している状態
ステージⅡ （中等期）	軟骨が薄くなり，関節の隙間が狭くなっているが骨の破壊はない状態
ステージⅢ	骨・軟骨に破壊が生じた状態
ステージⅣ （末期）	関節が破壊され，強直，固定され動かなくなってしまった状態

表 5・28 関節リウマチの機能障害度分類の基準（米国リウマチ学会）

分　類	進　行　度
クラスⅠ （ほぼ正常）	日常の生活動作は完全に可能
クラスⅡ （軽度障害）	通常の身の回りの動作と仕事は可能であるが，仕事以外の活動は制限される．
クラスⅢ （制限）	通常の身の回りの動作は可能であるが仕事も制限される．外出時などには介助が必要な状態
クラスⅣ （不能）	身の回りの動作を含め，すべての動作が制限される．ほとんど寝たきり，あるいは車椅子生活で，身の回りのことが自分ではほとんどできない状態

5・21・4 疾病への対応

a. 治 療 治療の方針は,
① 関節炎を抑制して疼痛を軽減すること
② 関節破壊の進展を阻止すること
③ 患者のQOL向上を図ること
である.

1) 薬物療法
　① 非ステロイド性抗炎症剤, 抗リウマチ剤, 免疫抑制剤
　② 生物学的製剤: 抗リウマチ剤抵抗の症例に対して, 腫瘍壊死因子 (TNF) 阻害剤, 抗TNF-α抗体や抗IL-6受容体抗体など分子標的治療薬が用いられる.
　③ 副腎皮質ステロイド

2) 手術療法
　① 滑膜切除術: 炎症の除去, 機能改善, 炎症の軽減
　② 機能再建術: 関節形成術, 人工関節置換法

3) リハビリテーション

b. 予 後 適切な治療を行わなかった場合は, 最終的には関節が破壊し尽くされ, 骨が強直状態になり関節を動かすことはできない.

指の骨が強直すると, 最終的にスワンネック変形 ("白鳥の首"状の変形), あるいはボタン穴変形といわれる典型的な関節リウマチ患者の手の形を呈する (図5・33).

c. 看護にあたっての留意点

1) 急性期の看護
　① 急性期は, 関節症状が強く苦痛が大きい時期なので, 保温, マッサージなどによって, 苦痛を緩和する.
　② 発熱, 皮膚異常, 浮腫, 全身倦怠感などの有無・程度を観察し, 症状に対する適切な対処を行う.
　③ 予後に対する不安が大きいため, 精神的支援も必要である.

2) 慢性期の看護: 関節の機能障害の程度に応じた日常生活の自立に対する援助 (軽い運動を習慣にすることや, 栄養のバランスがとれた食事をするよう指導) を行う.

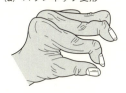
(a) スワンネック変形

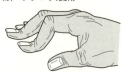
(b) ボタン穴変形

図5・33 典型的な関節リウマチ患者の手の形 ["Rheumatology: Diagnosis and Therapeutics", ed. by J. J. Cush, Williams & Wilkins (1999) より.]

RA: rheumatoid arthritis（関節リウマチ）

SLE: systemic lupus erythematosus（全身性エリテマトーデス）

Sc: Scleroderma（強皮症）

DM: dermatomyositis complex（皮膚筋炎）

PM: polymyositis（多発性筋炎）

PN: polyarteritis nodosa（結節性多発動脈炎）

MCTD: mixed connective tissue disease（混合性結合組織病）

SjS: Sjögren syndrome（シェーグレン症候群）

MPA: microscopic polyangitis（顕微鏡的多発血管炎）

GPA: granulomatosis with polyangiits（多発血管炎性肉芽腫症）

EGPA: eosinophilic granulomatosis with polyangitis（好酸球性多発血管炎性肉芽腫症）

RS3PE: remitting seronegative symmetrical synovitis with pitting edema

GCA: giant-cell arteritis（巨細胞性動脈炎）

A(O)SD: adult (-onset) Still's disease（成人スティル病）

PMR: polymyalgia rheumatica（リウマチ性多発筋痛症）

FMS: fibromyalgia syndrome（線維筋痛症）

コラム46　シェーグレン症候群

　腺細胞からの分泌液の低下が病態の基礎となり，さまざまな症状が現れる．唾液が出にくくて食べ物が咽喉を通りにくい，眼が乾いてころころと異物感がする（ドライアイ）などの**乾燥症状**が特徴な症状である．関節，筋肉，腎臓，甲状腺，神経，皮膚，肺などでさまざまな症状をきたす．40〜60歳の中年女性に好発し，男女比は1：14である．

　他の膠原病と合併（特に関節リウマチとは約40〜50％の確率で合併）することが多い．悪性リンパ腫（非ホジキンリンパ腫）を発症することも多いとされている．抗核抗体陽性とシェーグレン症候群に特徴的な抗体（抗SS-A抗体，抗SS-B抗体）が陽性に出現すること，唾液腺の組織検査などにより診断される．唾液の分泌を促進させる可能性のある内服薬が開発されている．

5・22　膠原病
connective tissue disease

5・22・1　病　態

　膠原病は，全身の血管や皮膚，筋肉，関節などに炎症が起こり，臓器・組織の機能障害をもたらす一連の疾患群である．遺伝性素因と環境要因が発症に関与するとされており，慢性に経過し，寛解と再燃を繰返しながら進行する．多くの場合に自己免疫疾患と関連していると考えられているが，病態の解明はされていない．

　膠原病と類似の疾患概念として，自己免疫疾患，リウマチ性疾患（p.260，コラム45参照），結合組織疾患があるが，膠原病はこの3つが重なった位置にある疾患群である．

　女性に多いのが特徴である．

　膠原病に含まれる疾患としては以下の疾患がある．

1）古典的膠原病：関節リウマチ（RA），全身性エリテマトーデス（SLE），強皮症（Sc），皮膚筋炎（DM）/多発性筋炎（PM），結節性多発動脈炎（PN），混合性結合組織病（MCTD）

2）その他の膠原病・膠原病類縁疾患：シェーグレン症候群（SjS，⇨ **コラム46**），顕微鏡的多発血管炎（MPA），多発血管炎性肉芽腫症（GPA），好酸球性多発血管炎性肉芽腫症（EGPA），過敏性血管炎，ベーチェット病（⇨ **コラム47**），コーガン症候群，RS3PE，巨細胞性動脈炎（GCA），成人スティル病（AOSD，⇨ **コラム48**），リウマチ性多発筋痛症（PMR），線維筋痛症（FMS）

　いくつかの膠原病では，発症に関連している免疫関連細胞（責任細胞）が明らかになりつつある（表5・29）．

5・22・2　おもな症状

　膠原病に典型的な共通の症状として，発熱，皮疹，倦怠感，関節痛，関節炎，筋肉痛，内臓病変，レイノー現象などがある．

　皮膚症状のおもなものは以下のとおりである．

① **爪囲紅斑**：爪甲周囲に発症する紅斑で，ささむけ様になることもある．

② 爪郭毛細血管拡張

③ **爪上皮出血点**：爪上皮（甘皮）に認められる黒色の点状出血

④ **爪床出血**：爪床に認める黒色の出血

⑤ 関節伸側・屈側の**丘疹**や**紅斑**

⑥ **むち打ち様紅斑**：背部の掻爬痕（そうはこん）に沿った紅斑

⑦ **皮膚硬化**

⑧ **レイノー現象**：寒冷刺激によって手指や足趾の細動脈に攣縮が生じ，局所の循環不全をきたし，皮膚が蒼白，紫色になる現象

⑨ **光線過敏**：紫外線曝露後に出現または悪化する皮膚病変

眼や口腔内の渇き（乾燥症状），握力の低下，手指のしびれ，爪の変形なども膠原病の重要な症状である．

5・22・3　判断の基準

1）血液検査

① 一般的な血液検査：白血球数やCRP，赤沈などの炎症反応に関する検査

② 抗体検査

・抗核酸抗体検査

・抗 CCP 抗体

・抗 SS-A 抗体，抗 SS-B 抗体（シェーグレン症候群，SLE）

・抗 dsDNA 抗体（SLE）

・抗 RNP 抗体（混合性結合組織病）

2）X 線検査

3）尿検査（タンパク尿，細胞性円柱出現）

5・22・4　疾病への対応

a. 治　療　副腎皮質ステロイドの服薬が治療の主体である．TNF-α阻害剤を中心とする生物学的製剤の導入によって寛解導入率が飛躍的に向上している．完全治癒は困難だといわれている．

b. 予　後　ステロイドや免疫抑制剤，消炎鎮痛剤などを使用することにより炎症がある程度抑制され，日常生活に支障のない程度にコントロールすることが可能となりつつある．

コラム47　ベーチェット病

好中球の異常活性化が病態の中心となる血管炎である．口腔粘膜（潰瘍性アフタを伴う口内炎），皮膚（結節性紅斑，血栓性静脈炎，毛嚢炎様皮疹），眼（ぶどう膜炎），外陰部（潰瘍）に急性炎症が反復して出現し，増悪と寛解を繰返しながら遷延化した経過をたどる．さらに，中枢神経，末梢神経，消化管，関節，血管を侵す全身性の疾患である．膠原病のなかでは珍しく男性にも多く，男女比はほぼ 1:1 である．発病年齢は男女とも 10 歳代後半〜40 歳に多く，30 歳代前半にピークを示す．

コラム48　成人スティル病

若年性特発性関節炎の全身型はスティル病とよばれているが，成人に発症する同型の疾患を**成人スティル病**（ASD, AOSD）という．原因は不明で，膠原病の類縁疾患に位置づけられているが，通常自己抗体は陰性である．弛張熱，関節炎，前胸部の淡いピンク色の皮疹の 3 症状を主徴とする．

表 5・29　膠原病と責任細胞

疾　患	責任細胞
好酸球性多発血管炎性肉芽腫症	好酸球
多発性筋炎	CD8 陽性T 細胞
皮膚筋炎	CD4 陽性T 細胞
SLE, シェーグレン症候群	B 細胞
多発血管炎性肉芽腫症	マクロファージ
MPA, ベーチェット病	好中球
全身性硬化症	筋線維芽細胞

5・23 サルコイドーシス sarcoidosis

5・23・1 病　態

類上皮細胞，T 細胞，マクロファージなどが集合してできた結節である**肉芽腫**が，リンパ節，肺，皮膚，眼，心臓，筋肉など全身の臓器・組織に形成される全身性の肉芽腫性疾患である（図 5・34）．"サルコイド"はラテン語で"肉のようなもの"という意味で，それが全身に形成されるという意味で**サルコイドーシス**とよばれている．原因は不明である．

サルコイドーシスの臨床所見・自然経過・予後は多様である．サルコイドーシス全体では 60 % 以上が自然治癒し，予後は良好であるとされているが，10～20 % は難治化するため，特定疾患（難病，⇨ コラム49）に指定されている．サルコイドーシスが死因となるのは患者の 5 % 以下であり，死因は進行性の呼吸不全（肺線維症），中枢神経病変，心臓病変（不整脈）によるものである．

若年女性に好発し，肺門部リンパ節腫大および肺野病変，皮膚，関節および眼症状として初発することが多く，約 90 % の症例が肺病変を伴っている．

5・23・2 おもな症状

侵襲された臓器ごとに出現する特異的な症状（臓器特

コラム49　難　病

難病とは，"難病の患者に対する医療等に関する法律（難病法）"（2014 年制定）で，
① 原因・発病の機構が不明で治療法が未確立であり，かつ後遺症を残すおそれが少なくない疾病
② 経過が慢性にわたり，長期間の療養を必要とし，医療費などの経済的な問題だけでなく介護などに人手を要するために家庭の負担が重く，また精神的にも負担の大きい疾病

とされている．

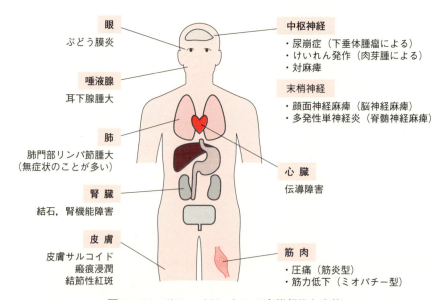

図 5・34　サルコイドーシスの病態部位と症状

異的症状）と，侵襲された臓器には関係なく生じる全身性の症状（非特異的全身症状）がある．

a. 肺の症状　肺の症状は 90％ 以上の患者にみられる．自覚症状がほとんどなく，定期健診などの胸部 X 線検査により，**両側肺門部リンパ節の腫大（BHL）**として発見されることが多い．約 80％ の患者は自然治癒し，予後は良好である．進行して肺線維症になった場合には，咳嗽や息切れの拘束性換気障害に関係した症状が出現する．

b. 眼の症状　ぶどう膜炎〔ぶどう膜（虹彩，毛様体，脈絡膜）とそれに隣接する組織に起こる炎症，図 5・35〕を発症し，ものがかすんで見えたり（霧視），まぶしくなったり（羞明），虫が飛んでいるように見えたり（飛蚊症），視力低下，眼圧上昇をきたすことがある．合併症として，白内障，緑内障，ドライアイなどがある．

c. 皮膚の症状　皮膚病変は**皮膚サルコイド，瘢痕浸潤，結節性紅斑**に分類され，皮膚サルコイドには結節型，局面型，皮下型，びまん浸潤型，その他がある．皮膚サルコイドの好発部位は，鼻の横，額，頬，上下肢，胸部，腹部や臀部などである（図 5・36）．

d. 心臓の症状　刺激伝導系が侵されて不整脈が出現する場合と，心筋が侵され，心臓の拍出力が低下し，労作に伴う息切れがあり，放置すると慢性心不全に至る場合もある．

e. 非特異的全身症状　疲れ，息切れ，痛み，発熱などがおもな症状である．

BHL: bilateral hilar lymphadenopathy（両側肺門部リンパ節の腫大）

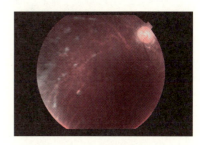

図 5・35　サルコイドーシス性ぶどう膜炎の眼底写真　血管に沿った白色変化がサルコイドーシスによる網膜静脈周囲炎である．〔写真提供: 東京医療センター眼科 秋山邦彦氏〕

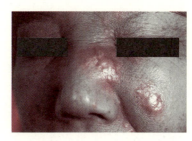

図 5・36　皮膚サルコイド（結節型）〔写真提供: 関西医科大学皮膚科 岡本祐之氏〕

5・23・3　判断の基準

a. 臨床検査

① CT，胸部 X 線撮影: 肺門部のリンパ節腫大が見られる．健康診断で胸部 X 線撮影を行った結果，偶然見つかることも多い．

② 血液検査: **アンギオテンシン変換酵素（ACE）**が高率で上昇する．肉芽腫の類上皮細胞（マクロファージに由来）が産生するとされる．

③ 気管支肺胞洗浄検査（BAL）

④ 経気管支的肺生検（TBLB）

⑤ 核医学診断: ガリウムシンチグラフィー

第 5 章　看護師が知っておきたい疾病

表 5・30　サルコイドーシスの診断基準（日本サルコイドーシス／肉芽腫性疾患学会）

● サルコイドーシスの診断は組織診断群と臨床診断群に分け下記の基準に従って診断する．

【組織診断群】
　全身のいずれかの臓器で壊死を伴わない類上皮細胞肉芽腫が陽性であり，かつ，既知の原因の肉芽腫および局所サルコイド反応を除外できているもの．　ただし，特徴的な検査所見および全身の臓器病変を十分検討することが必要である．

【臨床診断群】
　類上皮細胞肉芽腫病変は証明されていないが，呼吸器，眼，心臓の 3 臓器中の 2 臓器以上において本症を強く示唆する臨床所見を認め，かつ，特徴的な検査所見の 5 項目中 2 項目以上が陽性のもの．

特徴的な検査所見（下表）

　　1) 両側肺門リンパ節腫脹
　　2) 血清アンギオテンシン変換酵素（ACE）活性高値または血清リゾチーム値高値
　　3) 血清可溶性インターロイキン-2 受容体（sIL-2R）高値
　　4) [^{67}Ga]クエン酸ガリウムシンチグラフィーまたは [^{18}F]フルオロデオキシグルコース PET における著明な集積所見
　　5) 気管支肺胞洗浄検査でリンパ球比率上昇，CD4/CD8 比が 3.5 を超える上昇

特徴的な検査所見 5 項目中 2 項目以上陽性の場合に陽性とする．

ATS: The American Thoracic Society（アメリカ胸部疾患学会）
ERS: Europian Respiratory Society（ヨーロッパ呼吸器学会）
WASOG: World Association of Sarcoidosis and other Granulomatous Disorders（国際サルコイドーシス・肉芽腫性疾患学会）

b．診断基準　　日本サルコイドーシス/肉芽腫性疾患学会が提示している診断基準を表 5・30 に示す．

5・23・4　疾病への対応

a．治療　　ATS/ERS/WASOG のサルコイドーシスに関するステートメントによると，心臓病変，中枢神経病変，治療抵抗性の眼病変，高カルシウム血症を認めた場合は積極的な治療の適応となるとされている．心臓や中枢神経に病変が生じる場合や肺線維症を起こしてしまった場合は予後は不良である．

b．治療の適用にならない患者への対応　　臓器特異的症状がよくなっても，非特異的全身症状に悩まされている患者が多い．患者の訴えを傾聴し，症状を説明する必要がある．

5・24　帯状疱疹　herpes zoster

5・24・1　病　態

　帯状疱疹（帯状ヘルペス）は，水痘・帯状疱疹ウイルス（VZV）によってひき起こされるウイルス感染症のひとつである．

　はじめて水痘・帯状疱疹ウイルスに感染したときは

VZV: varicella-zoster virus（水痘・帯状疱疹ウイルス）

"水痘"として発症し，"水痘"は発症後1週間程度で治癒する．初感染が治癒した後に，水痘・帯状疱疹ウイルスが三叉神経節，脊髄神経節に潜伏感染する．健康で免疫力が強い間は，潜伏したウイルスの活動が抑えられているが，ストレスや免疫の低下によりウイルスが再活性化し，帯状疱疹（小水疱が皮膚や粘膜に帯状に広がった状態）を発症する．

5・24・2 おもな症状

1) 片側の神経分布領域に一致して神経痛様疼痛が数日から1週間続き，浮腫性の紅斑，発疹，続いて水疱，膿疱，潰瘍，痂皮が出現する．約2週間で痂皮化し，3週間程度で痂皮は脱落して治癒する（⇨ コラム 50）．
2) 発疹は片側の末梢神経の走行に沿って身体に帯状に発症する．
3) 発疹は紅斑を伴う丘疹で，数日後に小さな水疱となり，激しい痛みを伴う．
4) 背中，腹部，顔や手足に症状が出現する．
5) 局所の発熱，発疹部に近いリンパ節の腫脹が認められ，圧痛がある．

5・24・3 判断の基準

1) 皮膚の塗抹標本
 ① ウイルス性巨細胞を観察する．
 ② 抗VZVモノクローナル抗体によるウイルス抗原の検出
2) 血清診断（補体結合反応）：発症後4，5日目に抗体価の上昇が認められる．

5・24・4 疾病への対応

1) 薬物療法
 ① 抗ヘルペスウイルス剤
 ② 消炎鎮痛剤
 ③ 抗菌剤（細菌感染に対して）
2) 看 護
 ① 免疫力を高め再発を防止する（バランスのよい食事，睡眠など規則正しい生活）
 ② 休養の確保

コラム50 帯状疱疹後神経痛

帯状疱疹の皮疹（水疱など）が消失し，帯状疱疹が治癒した後も続く痛みのことで，帯状疱疹の合併症としては頻度が高い．

間欠的な（一定の時間で繰返す）刺すような痛み，持続的にヒリヒリ，ズキズキなどする灼熱痛，電撃痛などを繰返す．

感覚鈍麻や，触れるだけで痛みを感じる状態（アロディニア）も認められる．静脈を圧迫し，静脈還流を妨げ，下肢の浮腫を生じさせることがある．

コラム51 MR ワクチン
（麻疹風疹混合ワクチン）

2 回接種法で行われている．定期接種の推奨期間は以下のとおりである（2018 年現在）．
① 第 1 期：1 歳代で 1 回接種する．1〜2 歳が風疹にかかる可能性の高い時期であるので，1 歳になったらなるべく早く接種する．
② 第 2 期：小学校入学前年（幼稚園，保育園の最年長児）の 1 年間に 1 回接種する．

コラム52 ブースター効果

体内で一度つくられた免疫機能が，再度抗原に接触することによって，さらに高まること．

5・25 麻 疹 measles

5・25・1 病 態

麻疹ウイルス（直径は 100〜250 nm，飛沫核の状態で空中を浮遊している）による急性熱性発疹性疾患である．わが国では，通称 "はしか" とよばれている．**接触感染，飛沫感染，空気（飛沫核）感染**により伝染する．

"感染症法" に基づく五類感染症に指定されており，風疹と同様，届出の対象とされている．"学校保健安全法" では第 2 種感染症に，"予防接種法" では A 類疾病に指定されている．

麻疹特有の治療法はなく，発症後は対症療法が行われる．したがって，ワクチン接種（**MR ワクチン**）による発症予防が重要である（⇨ コラム51）．流行株の変異によって，ワクチンで獲得した抗体での予防効果が低くなることが懸念されている．ワクチンによる獲得免疫の有効期間は約 10 年とされるが，**ブースター効果**（⇨ コラム52）による追加免疫が得られず，抗体価の低下（減衰）により再感染することもある．

新生児，乳幼児の場合，生後 9 カ月ごろまでは母体からの移行免疫により発症が抑えられる．

合併症として，ウイルス性脳炎，亜急性硬化性全脳炎，中耳炎，ウイルス性肺炎（間質性肺炎），細気管支炎，膵炎，播種性血管内凝固症候群（DIC）などがまれではあるが報告されている．

ワクチン未接種の女性が妊娠中に麻疹に罹患すると流産，早産，死産を起こす可能性が高い．

5・25・2 おもな症状

おもな症状は，**発熱，発疹，咳嗽，鼻汁，眼脂（目やに）**である．症状の出現する順序や症状の続く期間に個人差が少ないことが麻疹の特徴であり，感染後は以下の経過をたどる．

a. 潜伏期間 麻疹ウイルスへの曝露から発症までの潜伏期間は 10〜12 日間程度である．

b. カタル期（前駆期） 他者への感染力はこの時期が最も強い．38 ℃前後の発熱を伴い，全身倦怠感，上気道炎症状（咳嗽，鼻汁，くしゃみなど）や結膜炎の症状（結膜充血，眼脂，羞明など）が 2〜4 日続き，いったん下熱する．カタル期の後半，発疹出現（発疹

期）の1～2日前に，頬粘膜（口腔内の頬の裏側）に，直径1mm程度のやや隆起した白色小斑点（**コプリック斑**，図5・37）が出現する．コプリック斑は，発疹出現後2日目を過ぎるころまでに消失する．口腔粘膜には発赤，口蓋部には粘膜疹がみられ，溢血斑を伴うこともある．眼症状として，多量の眼脂，流涙，眼痛が現れる．角膜潰瘍（角膜が白濁する）や，角膜穿孔が起こり，失明することもある．

　c. 発疹期　カタル期の後にいったん下熱するが，半日ほどで再び39～40℃の高熱が出現し（**二峰性発熱**），発疹が出現する．発疹は耳後部，頸部，前額部から出始め，翌日には顔面，体幹部，上腕に及び，2日後には四肢末端にまで及ぶ（図5・38）．

　発疹ははじめ鮮紅色扁平で，しばらくすると皮膚面より隆起し，融合して不整形斑状（斑丘疹）となり体全体を覆う．

　発熱・発疹，咳嗽・鼻汁もさらに強くなり，下痢を伴うことも多い．口腔粘膜の痛みを伴う．口腔粘膜の疼痛と高熱に伴う全身倦怠感のため，経口摂取は不良となり，特に乳幼児では脱水状態に陥りやすい．

　発疹期は発疹出現後72時間程度持続する．これ以上発熱が続く場合は，細菌による二次感染の疑いがある．

　d. 回復期　下熱後も咳嗽は強く残るが徐々に改善する．発疹は退色後，色素沈着を残す．合併症がなければ7～10日後には主症状は回復する．回復期2日目ごろまでは感染力が残っているため，"学校保健安全法"では，解熱後3日を経過するまでを出席停止としている（"学校保健安全法施行規則" 19条2号）．

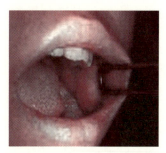

図5・37　口腔内にみられるコプリック斑　[写真提供：国立感染症研究所ホームページ https://www.niid.go.jp/niid/ja/kansen nohanashi/518-measles.html]

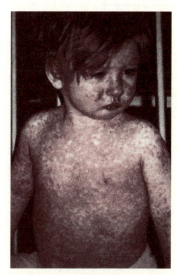

図5・38　麻疹発疹が現れた幼児 [写真提供：CDC/NIP/Barbara Rice, Wikimedia より]

5・25・3　判断の基準
① 血液検査：IgM 抗体検査
② 病原体遺伝子検査
③ **麻疹ゼラチン粒子凝集法（PA法）**：血中の麻疹抗体価を測定，麻疹に対する免疫の有無を調査する．

5・25・4　疾病への対応
● 治　療
① 特異的治療法はなく，対症療法を行う．
② 細菌の二次感染の予防（抗菌剤の投与）
③ 免疫グロブリンの投与

5・26 風疹 rubella

5・26・1 病　態

風疹ウイルスによる急性熱性発疹性疾患である．わが国では，通称 "三日はしか" ともよばれている．

"感染症法" に基づく五類感染症に指定されており，麻疹と同様，届出の対象となっている．"学校保健安全法" による第2種感染症に指定されており，発疹が治まるまで出席停止となる．

飛沫感染または接触感染により感染する．感染期間は発症までの潜伏期間～発疹出現後5日間である．

感染力は麻疹（はしか），水痘（水疱瘡）に比べて弱い．小学生の患者が多い．効果的な治療法はなく，対症療法となる．したがって，ワクチン接種による予防が重要である．発症予防のためのワクチン接種は，わが国では，MRワクチン（麻疹風疹混合ワクチン）として満1歳（第1期）および就学前年（第2期）の2回接種法が採用されている（p.268，コラム51参照）．

妊婦が妊娠初期に風疹ウイルスに感染した場合には，児の先天性風疹症候群（CRS，⇨コラム53）が問題となる．妊娠可能年齢の女性で風疹抗体がない場合や抗体価が低い場合，CRSを予防する観点からもワクチン接種が推奨されている．

ウイルス感染後も明らかな症状が出現することがないまま免疫抗体ができる不顕性感染者が15～30％程度いる．一度，罹患すると生涯にわたる免疫機能を獲得し，大部分の人は生涯風疹にかかることはない．

小児の場合は，症状は比較的軽い．

関節炎，血小板減少性紫斑病を合併する可能性がある．急性脳炎を起こし，重篤な状態に陥る場合もある．

5・26・2 おもな症状

潜伏期間は，2～3週間（平均16～18日）である．おもな症状は，発疹，発熱，リンパ節の腫脹である．

① 発疹出現5～10日前から耳介後部，後頭部，頸部のリンパ節の腫脹が認められ，数週間持続する．

② 発疹の出現する1～5日前に微熱，頭痛，倦怠感，鼻汁，咳嗽，痛みのないバラ色の口蓋斑点が認められる．

③ 顔面，耳介後部から点状の発疹（紅斑）が全身に広がり，多くは3～5日程度で消失する（20～

コラム53　先天性風疹症候群（CRS）

妊娠4～10週（胎児の器官形成期）は循環器系，呼吸器系，消化器系，脊髄神経系など各臓器の基（原基という）が形成される重要な時期である．妊婦がこの期間までに風疹ウイルスに感染すると胎児に**先天性風疹症候群**（congenital rubella syndrome: CRS）が発症する可能性が高くなる．胎内死亡，心奇形（動脈管開存症，肺動脈弁狭窄症など），眼異常（白内障など），聴力障害（感音性難聴），脳性麻痺，髄膜脳炎，低出生体重児の発症のリスクが高くなる．特に，**心奇形・難聴・白内障**が三大症状といわれている．

妊娠11～16週の感染では発生頻度は減少し，妊娠20週以降の感染で発生することはまれとされている．診断は新生児血清IgM特異抗体検出で確定診断可能である．超音波下で採取した穿刺液を検体としてPCR法を用いた胎内診断も可能である．出生前に感染した乳児は，出生後数カ月感染力を持ち続けるとされている．

2回のMRワクチンの予防的な接種を受けることによって，妊娠前の女性なら妊娠中に風疹（および麻疹）にかかることを予防し，また，他者に風疹（および麻疹）を移すことを予防できる．妊娠中は予防接種を受けることはできない．MRワクチン接種後は2カ月間の避妊が必要とされる．

25 % の患者には発疹が出現しない). 発疹消失後に色素沈着が認められる.

④ 小児では咽頭炎しか生じない症例や, 無症候性感染であることも多い. 小児発症者の約 25〜50 % には 38〜39 ℃ 前後の発熱が 3 日間程度持続する. 成人発症者では, 5 日間程度の発熱が持続する.

⑤ 眼球結膜の軽度充血や肝機能障害がみられる場合もある.

5・26・3 判断の基準

● **血液検査**

① 末梢血中の白血球数の減少, 血小板数の減少

② 血液中風疹 IgM 特異抗体検出（発疹出現から 28 日以内）

5・26・4 疾病への対応

① 治療: 特異的な治療法はない. 対症療法を行う.

② 予防: 予防が第一である. MR ワクチンを接種する.

5・27 熱 傷 heat injury

5・27・1 病 態

熱傷とは, 熱, 放射線, 化学物質, または電気の接触などによって生じる皮膚またはその他の組織の損傷である（⇨ **コラム54**）. 熱傷の重症度は, 熱傷の深度, 熱傷を受けた範囲, 熱傷を受けた身体部位, 年齢などにより異なる. 熱傷の範囲が広く, 深さが深い重症の熱傷の場合には, 障害は皮膚にとどまらず, 全身の炎症反応をひき起こし, ショック（⇨ **コラム55**）などの重篤な状態に陥る.

熱傷によりタンパク質が変性し, 凝固, 壊死をきたす. 凝固組織の周辺には血小板が凝集し, 臓器・組織内の静脈や毛細血管内の血流が停滞し充血（またはうっ血）状態となる. また, 血管透過性が亢進し, 血管から血管外に移行した血漿成分が組織間に貯留するために浮腫を呈する.

正常な表皮の損傷により皮膚のバリア機能が失われ, 細菌の侵入および体外への体液喪失を起こし, 脱水をさ

コラム54 放射線皮膚障害

しきい線量（影響の発生する最小の線量）を超える放射線被曝をした場合には, **放射線皮膚障害**を発生する（放射線皮膚障害の場合のしきい線量は 3〜6 Gy）. 放射線皮膚障害の重症度（通常の熱傷と出現する症状は同様である）は, 被曝線量, 被曝部位, 被曝した放射線の種類, エネルギーなどによって異なる. 熱線などによる熱傷と異なり, 症状の出現までに一定の時間（潜伏期間 1〜4 週間）があり, 直後に熱傷の症状（紅斑, 水疱, 浮腫など）が出現することはない.

コラム55 熱傷ショック

熱傷により血管透過性が亢進し, 循環血液量が減少するために起こる急性全身性の循環障害である. 体表面の 20〜30 % 以上が Ⅱ 度, Ⅲ 度の熱傷を受傷した後に適切な輸液が行われないと早期に出現する. **頻脈, 血圧低下, 呼吸窮迫, 乏尿, 意識障害**などのショック症状を呈する.

らに進行させる．損傷した真皮では体温調節が行われないため，熱放散が進行する．

5・27・2 おもな症状
重症度によって出現する症状は異なる（表5・31）．

5・27・3 判断の基準
a. 熱傷の深度による重症度分類　図5・39に皮膚の組織と深度による熱傷の重症度の分類を示す．

熱傷深度の推定方法として，肉眼的観察法が臨床的に最も広く用いられている．精度よく深度を推定するためには，超音波法，近赤外反射分光法，レーザー・ドップラー血流計測法の併用などが行われる．

重症度は，気道熱傷の有無（⇨コラム56），年齢などによっても左右される．

b. 熱傷面積による重症度分類　成人では，図5・40に示す**体表面積の9の法則**，乳小児の場合は**体表面積の5の法則**により，熱傷の面積を判断する．

小さな部分の面積を推定する場合には，患者の手掌部

コラム56 気道熱傷
気道熱傷は，火炎，熱気，水蒸気などの熱の直接作用による気道粘膜の損傷や，有毒ガスや煤など化学物質の吸入が原因で起こる気道組織の障害で，気管の炎症，浮腫，分泌物の増加などに起因する気道閉鎖，換気障害などが発症し，急性呼吸不全に陥る．初診時に臨床症状が乏しくても，その後，重篤な状態に陥るケースもあり，継続的な診断がきわめて重要である．

表5・31　熱傷の深度と症状（日本熱傷学会）

熱傷の深度分類		外見所見	症状	傷害組織	治癒期間
表層	Ⅰ度	発赤，紅斑	疼痛，熱感	表皮	数日
	Ⅱ度 真皮表層熱傷	水疱，発赤，びらん	強い疼痛，灼熱感，知覚鈍麻	表皮～真皮（浅い）	1～2週
	Ⅱ度 真皮深層熱傷			表皮～真皮（深い）乳頭下層	4～5週
全層	Ⅲ度	蒼白，羊皮紙様	無痛†	表皮から真皮全層，皮下組織	1カ月以上

† 痛覚が喪失するため．

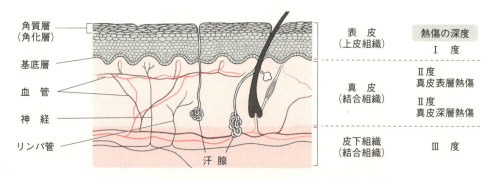

図5・39　皮膚の組織と深度による熱傷の重症度の分類

(手首から指全部)の面積が体表面積のほぼ1%に相当するとして算定する.

熱傷面積が,成人では20%以上,乳小児では10%以上の場合は重症熱傷と判断する.

c. 熱傷指数　熱傷の重症度・予後を判断するための指標として,熱傷の深度と熱傷面積から次式を用いて**熱傷指数**を算出する.

熱傷指数
$= Ⅱ度熱傷面積（\%）\times \dfrac{1}{2} + Ⅲ度熱傷面積（\%）$

熱傷指数が10～15以上の場合は重症と判断され,熱傷専門病院での治療が必要となる.重症熱傷の場合は,血管透過性が亢進し,血漿成分が血管外に移行し,循環血液量が減少することによりショックを起こす可能性が高い.

5・27・4 疾病への対応

a. 患部の冷却と洗浄　水道水などの流水による冷却と洗浄を痛みのとれるまで続ける.低体温症の誘発を避けるため,水温は室温以上とする.

酸,アルカリ,有機化合物(フェノール,クレゾール,石油化学物質など)による熱傷は,大量の水で原因溶液を取除くよう,30分以上洗浄を続ける.

b. 輸液　重症熱傷の急性期には血管透過性が亢進し,血漿成分の血管外への移行により循環血液量が著しく低下するので,細胞外液成分を含む大量輸液が必要となる.

c. エネルギーの補給(熱傷患者に必要なエネルギー)　熱傷患者は,基礎エネルギー消費量(BEE)が増大し,さらに創傷治癒のためのエネルギーが消費されるので,BEEは健康時の1.5～20倍に及ぶ.エネルギーの消費量は呼気ガス分析装置を用いた間接熱量測定法で正確に求めることができる.

d. 看護
① 循環管理: バイタルサイン,SpO₂,心電図,尿量などの管理
② 感染防止: 熱傷が真皮まで及ぶⅡ度およびⅢ度の熱傷では,表皮のバリア機能が失われ病原菌が侵入し感染が起こる.MRSA(メチシリン耐性黄色ブ

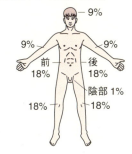
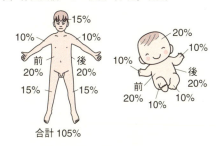

図 5・40　体表面積の9の法則(a)と5の法則(b)

BEE: basic energy expenditure(基礎エネルギー消費量)

ドウ球菌）や緑膿菌による院内感染に対する予防が必要である. 局所への外用抗菌剤の塗布, 必要に応じて抗菌剤を投与する.

5・28　骨　折　fracture

5・28・1　病　態

骨折は, 骨の本来もつ強度を超える外力の負荷が加わり, 骨構造が破壊した状態をいう. 骨折の発生部位・状態により治療法などが異なるので, さまざまな分類がされている. 骨折の原因や状態などによる分類を以下に示す.

1）**発生原因**による分類
　① **外傷骨折**: 健康な骨に対して外力が加わったことによる骨折. 事故による骨折など
　② **疲労骨折**: 健康な骨に繰返し外力が加わったことにより発生する骨折. 疲労により起こるため不全骨折（亀裂骨折）となりやすい. スポーツ選手に起こる骨折など（⇨ **コラム57**）
　③ **病的骨折**: 骨肉腫, 多発性骨髄腫, 転移性骨腫瘍などにより, 骨の耐久度が低下したために生じる骨折
2）**発生部位**による分類
　① **骨幹部骨折**: 骨の中央付近の骨折
　② **骨端部骨折**: 骨の端部（遠位端および近位端）の骨折
　③ **関節骨折**: 関節部の骨折. 脱臼骨折など
3）**骨折の状態（完全性）**による分類
　① **完全骨折**: 骨が完全に連続性を失っている状態の骨折. 一般的に骨折とはこの完全骨折をいう.
　② **不全骨折**: 骨が連続性を完全に失わない状態の骨折. 骨にひびが入っている状態である**亀裂骨折**や, 緻密質以下の部分が離断しているにも関わらず骨膜に損傷がないため, 外形的には変化がみられない**骨膜下骨折**など
4）**骨折の状態（開放性）**による分類
　① **閉鎖骨折（単純骨折）**: 骨折部が体外に開放されていない状態の骨折. 骨折部に細菌が感染するリスクが低いため, 治療は筋骨格系の治療が中心となる.

コラム57　疲労骨折

　同じ部位の骨に繰返し加わる小さな力によって骨にひびが入ったり, ひびが進行して完全な骨折に至った状態. 好発部位は, 第2中足骨, 脛骨・腓骨, 肋骨, 足関節内果, 尺骨の順である. スポーツ選手では短期的に集中的なトレーニングを行ったときに生じることが多い.

② **開放骨折**：骨折部が体外に開放されている状態の骨折．多量の出血や細菌感染などのリスクが高く，緊急手術が必要となる．

5）**骨折線の数**による分類

① **単独骨折**：1つの骨の1箇所のみが離断している状態（骨折線が1つ）の骨折．なお，複数の骨が骨折していたとしても，1つの骨につき1箇所しか離断していなければ単独骨折である．

② **複合骨折（重複骨折）**：1つの骨が複数箇所で離断している状態（骨折線が複数存在）の骨折．特に細かく離断している場合には**粉砕骨折**とよばれる．

6）**骨折方向**による分類

① **横骨折**：骨折線が骨の長軸に対してほぼ直角となっている骨折

② **縦骨折**：骨折線が骨の長軸に対してほぼ平行となっている骨折

③ **斜骨折**：骨折線が骨の長軸に対して斜めとなっている骨折

④ **らせん骨折**：骨折線が骨の長軸に対してらせん状となっている骨折

7）**外力のかかり方**による分類

① **せん断骨折**：骨の長軸に対して垂直方向に滑らせるような力が働いたこと（せん断）により生じた骨折．横骨折を生じやすい．

② **圧迫骨折**：骨が過度に圧迫されたことにより生じた骨折

③ **捻転骨折**：骨に対してねじれる力が働いたことにより生じた骨折．らせん骨折を生じやすい．

④ **屈曲骨折**：骨に対して折り曲げる力が働いたことにより生じた骨折．複合骨折を生じやすい．

⑤ **剥離骨折**：骨に対して外力が直接働かず，筋・腱・靱帯などの牽引力によって，その付着部の骨が引き裂かれて生じた骨折

5・28・2 おもな症状

骨折特有の症状として，**異常運動**（長骨の完全骨折では顕著である），**軋轢音**（異常運動が起こる場合，骨折端同士が触れ合って音を出す），**転位**（骨がずれたり曲がったりする状態，⇨ **コラム**🔢），**変形**が生じる．

骨折部位には，疼痛，腫脹を生じる．

コラム❽ マルゲーニュ骨折（骨盤骨折）

骨盤骨折で，前方骨盤輪骨折と後方骨盤輪骨折が合併した骨折で垂直方向にずれているものをいう．骨折に伴い回旋方向の運動が不安定になる．高所からの転落で下肢からの外力が骨盤に及ぶと発生することが多い．骨盤骨折のなかで最も重篤で血管・神経・臓器損傷を合併することが多く，適切な治療が行われないと後腹膜への大量出血をきたし，予後は不良となる．経カテーテル動脈塞栓術（TAE）と創外固定の適応である．

276 第5章 看護師が知っておきたい疾病

5・28・3 判断の基準

X線撮影，CT 検査で打撲や脱臼でないことを確認する．

5・28・4 疾病への対応

a. 骨折の治療　骨折の整復はできるだけ早期に行う．

開放骨折の場合は，感染症の予防が最重点課題となる．傷口の念入りな洗浄消毒と汚染されて挫滅した組織の切除（デブリードマン）が受傷後，直ちに行われる．抗菌剤の投与も必要とされる．

閉鎖骨折で骨の転位がなければそのまま固定し，骨の転位がある場合は徒手整復や牽引療法などの非観血的整復術や手術による観血的整復術によって正常な位置に戻

表 5・32　グートおよびコールドウェルによる骨折の癒合日数

部　位		グート[†]	コールドウェル		
			仮骨出現	骨癒合まで（累計）	機能回復まで（累計）
指　骨		2 週	2〜3 週	3〜6 週	6 週
中手骨		2 週	2〜3 週	3〜6 週	6 週
中足骨		2 週	2〜3 週	3〜6 週	6 週
肋　骨		3 週			
橈骨・尺骨	骨幹部	5 週	3 週	6〜8 週	10〜12 週
	肘関節内	5 週	3 週	5 週	12〜14 週
	手関節内	5 週	3 週	6 週	7〜8 週
鎖　骨		4 週			
上腕骨	下端部		2〜4 週	6 週	8 週
	骨幹部	6 週	2〜4 週	6 週	8 週
	上端部	7 週	2〜4 週	6 週	8〜12 週
骨　盤			4 週	8 週	8〜16 週
大腿骨	頸　部	12 週	12 週	24 週	60 週
	転子間部		4 週	12 週	16 週
	骨幹部	8 週	6 週	12 週	14 週
	顆上部		6 週	12 週	14 週
膝蓋骨			6 週	6 週	6〜12 週
脛骨・腓骨	膝関節内	7〜8 週	6 週	6 週	14 週
	骨幹部	7〜8 週	4 週	6 週	12 週
	足関節内	7〜8 週	6 週	6 週	12 週
踵　骨			6 週	8 週	12〜14 週

†　グートの値は，最良の条件の下における骨癒合までの最短の日数である．

し，一定期間固定して安静を保つ．

b．固定法　骨折の固定は二関節固定とする．

1) **内固定**：手術により金属のプレートやワイヤー，ピンなどの固定具を用いて骨を接合する．
2) **外固定**：ギプスなどを用い，身体の外側から，骨折部が動かないよう固定する．

　　上肢骨折の場合副子で固定し，三角巾を用いて上肢を安定させる．

　　長管骨骨折を起こした長管骨を副子にのせる場合には骨折部の上下を牽引させて行う．牽引することで軟部組織を傷つけることは少ない．

3) **創外固定**：手術によって骨折部周囲の骨にピンを串刺しにし，体外に出た部分を金属棒やレジン（樹脂）などで支持する方法．開放骨折などの場合に，損傷部への手術操作により感染リスクが高まる恐れのあるときや粉砕骨折などに有用である．
4) **経皮的鋼線固定**：キルシュナーワイヤーなどを用いて，X線透視下で皮膚の外から骨を串刺しにし固定する．

c．骨の融合　骨癒合に要する期間は損傷部位や年齢によって異なる．感染症や不適切な治療により骨癒合が遷延したり癒合しなかったりする場合もある．

グールト（Gurlt）とコールドウェル（Coldwell）の骨折の癒合日数を表5・32に示す．

d．骨折患者への対応

1) 早期離床を目指したケアを提供する．
2) 骨折の治療が始まったら，関節の拘縮や筋力の低下（医原性サルコペニア）を防ぐために，直ちに，その他の四肢の運動を始める必要がある．
3) 受傷以前の状態に完全に復帰することができない場合でも，ADLやQOLを高める方法を追求する．上肢の骨折の治療目標は手の機能の温存であり，下肢の骨折の治療目標は無痛で安定した荷重ができることである．
4) 強度の外力による骨折の場合は，患者の抱く後遺症への不安感などを緩和するようにケアする．
5) 長期臥床に伴う合併症（誤嚥性肺炎，褥瘡，尿路感染，深部静脈血栓症や肺塞栓など）を予防する．
6) 高齢者の骨折は，寝たきり状態のきっかけとなっている（⇨ コラム59，⇨ コラム60）．

コラム59　高齢者の骨折

　高齢者では，骨塩量の低下による骨の脆弱化（骨粗鬆症）や筋力の衰えによる歩行不安定から，転倒などによって，大腿骨頸部骨折，脊椎圧迫骨折，上腕骨骨折，頸骨骨折，橈骨遠位端骨折などを生じやすい．

　骨粗鬆症を罹患している高齢女性に多い脊椎圧迫骨折は，胸腰椎移行部（胸椎と腰椎の移行部）の椎体に発症しやすい．

コラム60　平均寿命と健康寿命

　2016年の日本人の平均寿命は女性87.14歳，男性80.98歳である．一方，健康寿命は，女性74.79歳，男性72.14歳で，男女ともに約10年間（平均寿命と健康寿命との差，下図）は，他者の支援が必要となる．"健康寿命の延伸"が超高齢社会を迎えたわが国にとって大きな課題である．

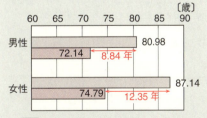

図　平均寿命と健康寿命の差（2016年）　平均寿命は厚生労働省"平成28年 簡易生命表"より，健康寿命は厚生労働省"平成28年 簡易生命表"などより算出．

5・29 パーキンソン病
Parkinson desease

5・29・1 病　態

パーキンソン病は英国の内科医 J. Parkinson によって 1817 年に報告された疾患で，**振戦**（安静時に発現し，運動時には減少する），**無動・寡動**，**筋固縮**，**姿勢反射障害**の四つの運動徴候を伴う．また，**パーキンソン顔貌**（がんぼう）とよばれる，無表情，瞬きが少ない，仮面のような表情，脂漏性顔貌（あぶら顔）が特徴である．

自分の意思によって行われる運動（随意運動）は，健常時は神経伝達物質であるアセチルコリン，**ドパミン**，セロトニン，GABA（γ-アミノ酪酸）などがバランスよく関与して円滑に行われている．

パーキンソン病は，中脳の黒質のドパミン性神経細胞の変性・脱落により，神経伝達物質であるドパミンの産生が減少し，大脳基底核にある線条体の興奮が低下し，相対的にアセチルコリン系の神経伝達物質が優位になり，さまざまな運動障害が発症する変性疾患である．症状は，緩徐進行性である．

黒質の神経細胞の変性の原因については，ミトコンドリアの呼吸障害や，活性酸素の生成増加が関与すると考えられているが不明である．

発症率は，人口 1000 人当たり 1 人とされ，50〜60 歳代に発症する．わが国では難病に指定されている．

GABA: γ-aminobutyric acid（γ-アミノ酪酸）

5・29・2 おもな症状

おもな症状として運動障害，自律神経障害，精神障害などが出現する．

1) 運動障害（パーキンソン病特有な姿勢，震えなど）: 安静時・静止時の振戦，筋固縮，無動・寡動，姿勢反射障害が特徴的な症状である（図 5・41）．
   ① **振　戦**: 上肢に一側性に始まることが多く，しだいに下肢にも広がる．安静時に顕著で，身体を動かすと軽減・消失する（安静時振戦）．手の震えは "丸薬を丸めている運動" にたとえられる（丸薬丸め運動）．
   ② **筋固縮**: 筋肉が固くこわばってしまい，身体全体の動きが悪くなる．力を抜いてリラックスすることができない．手や前腕の関節を伸展させようとする

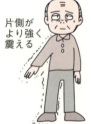
(a) 安静時振戦
片側がより強く震える
自然の状態で震えが現れ，何かをしようとすると止まる

(b) 無　動
表情の変化が乏しくなり，まばたきが減る

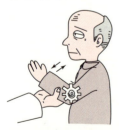
(c) 筋固縮
医師が患者の腕を持って動かすと関節が歯車様抵抗を示す

図 5・41　パーキンソン病の代表的な症状

と，柔軟に動かずギクギクとした歯車が回転するような抵抗を感じる（歯車現象）．

③ **無動・寡動**：動作の開始や動作全体が遅く，身体の動きが緩慢に見える．歯磨きのような反復する運動や二つの異なる動作を同時に行うことができなくなる（すくみ減少），仮面様顔貌で瞬きの回数が減少，口調が単調，嚥下に時間がかかる．自動的な唾液の嚥下が減少するために流涎（りゅうてい）の症状を呈する．

④ **姿勢反射障害**：立位の状態で体幹を前方，後方，側方から押されると，手足でバランスをとることができず，小刻みに足を出して前進するか，丸太のように倒れてしまい，転倒予防の動作をとることができない．前屈姿勢をとることが多い．

⑤ **歩行障害**：前かがみで膝も背中も曲がり，歩きだすと止まったり，向きを変えて歩くことができなくなる．手を振ることがなく，小刻み歩行，加速歩行，すくみ足がみられる．

2）自律神経障害：便秘，脂漏性顔貌，多汗，起立性低血圧，食事性低血圧，頻尿などの症状が出現する．

3）精神障害：抑うつ状態がみられることがあるが，知能は正常に保たれている．30～40％に認知症が発症するといわれている．

4）その他：小声，書字障害（小書字），表情の乏しさ（仮面様顔貌）などによりコミュニケーションが難しい．

5・29・3 判断の基準

a. 臨床検査

1）画像診断
　　① 頭部 CT
　　② MRI
　　③ MIBG 心筋シンチグラフィー：MIBG を静注し，心筋への取込みの低下を検査する．
　　④ ドパミントランスポーター（DAT）SPECT：DAT が減少，左右で非対称になる．

2）血中，髄液中のドパミン代謝産物の測定

b. 症状に観察に基づく判断　症状の観察結果に基づくパーキンソン病の重症度分類として，表5・33に示す**ホーン・ヤール**（Hoehn-Yahr）の**重症度分類**および生活機能障害度が用いられる．

MIBG: *m*-iodobenzylguanidine（*m*-ヨードベンジルグアニジン）
DAT: dopamin transporter（ドパミントランスポーター）

表 5・33　パーキンソン病の
重症度分類

(a) ホーン・ヤールの重症度分類

Ⅰ 度：　症状は片方の手足のみ
Ⅱ 度[†]：　症状は両方の手足
Ⅲ 度[†]：　姿勢反射障害が加わる．
Ⅳ 度[†]：　日常生活に部分的な介助が必要
Ⅴ 度[†]：　車いすでの生活や寝たきりになる．

(b) 生活機能障害度

1 度：　日常生活にほとんど介助を要さない．
2 度：　日常生活，通院に介助を要する．
3 度：　日常生活に全面的な介助を要し，歩行，起立が不能

†　特定疾患医療費補助制度の対象となる．

5・29・5　疾病への対応

1) 薬物療法：ドパミン補充療法
2) 運動療法：関節可動域訓練，筋力の増強訓練，バランス・歩行訓練により症状の進行を遅らせることができる.
3) 転倒による骨折や便秘などの予防が重要である.
　病状が進行して長期臥床した場合には，仙骨部などの褥瘡や誤嚥性肺炎が生じる可能性があり，予防が重要である.
4) 予　後：症状は徐々に進行し，発症十数年後には寝たきりになる場合がある.

コラム61　レビー小体型認知症

　小阪憲司氏により発見された（1995年）認知症のひとつ. 神経細胞にできる特殊なタンパク質レビー小体の増加が原因となる. 進行性の認知機能障害に加えて，幻視症状とパーキンソン症候群を示す変性性認知症である. 行動のスロー化，手足の震え，幻視，レム睡眠行動障害，失神，バランス失調，転倒などの症状を生じる. 覚醒状態は日々変化し，はっきりしているときもあれば，短期記憶が失われている日もある. 65歳以下が罹患することはまれである. 認知症の約10％を占める.

NFT: neurofibrillary tangle（神経原線維変化）

コラム62　家族性アルツハイマー型認知症（FAD）

　FADの頻度は全アルツハイマー型認知症のうち1％程度である. 常染色体優性（顕性）遺伝の形式をとる単一遺伝子疾患である. 3つの原因遺伝子（浸透率がほぼ100％）と1つの関連遺伝子が同定されている. 3つの原因遺伝子は21番染色体, 14番染色体, 1番染色体上にある. 1つの関連遺伝子は1番染色体上にある. 親族に50〜54歳のアルツハイマー型認知症患者がいる場合，発病するリスクは約20倍に上るというデータがあり，家族集積性がある.

5・30　アルツハイマー型認知症
Alzheimer's disease

5・30・1　病　態

　脳が萎縮し，認知機能の低下，人格の変化を主症状とする三大認知症〔アルツハイマー型認知症，レビー小体型認知症（⇨ **コラム61**），脳血管性認知症〕のひとつである.

　アルツハイマー型認知症の脳病変の特徴として，① **神経細胞の変性・消失**とそれに伴う**大脳萎縮**，② **老人斑**，③ **神経原線維変化**（NFT）があげられている. 老人斑は，**アミロイドβタンパク質**（A_β）が凝集・蓄積したものであること，NFTは，微小管結合タンパク質であるタウが凝集線維化したものであることが明らかにされている.

　脳病変の進行は，海馬（大脳辺縁系の一部で，記憶や空間学習能力に関わる）を含む側頭葉内側部に始まり，側頭頭頂連合野や前頭連合野に及ぶ. 病変部位の拡大に伴ってさまざまな症状が出現する. 症状は慢性，進行性に進み，最終的には，意思疎通もできなくなり，寝たきりの状態になる（**図5・42**）.

　アルツハイマー型認知症が認知症の約60％を占めている（**図5・43**）. アルツハイマー型認知症と脳血管性認知症の特徴を**表5・34**に示す.

　アルツハイマー型認知症には，遺伝が疑われる家族性アルツハイマー型認知症がある（⇨ **コラム62**）.

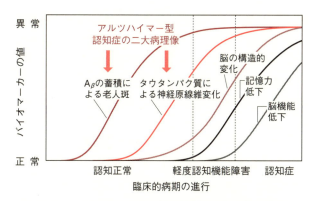

図 5・42 アルツハイマー型認知症の脳病変の特徴
[C.R.Jack, *Lancet Neurol.*, **9**, 119 (2010) より]

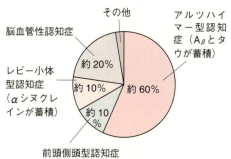

図 5・43 認知症の種類と発症割合

表 5・34 アルツハイマー型認知症と脳血管性認知症の特徴

	アルツハイマー型認知症	脳血管性認知症
原因	アミロイドβ (Aβ), タウの蓄積	脳梗塞, 脳出血など
症状	中核症状: 記憶障害, 見当識障害, 認知機能障害など 周辺症状 (BPSD): 抑うつ, 意欲の低下, アパシー, 妄想, 焦燥, 異常行動, 睡眠障害など	障害を受けた脳の部位によって, 記憶障害が出現しても判断力は保たれているなど出現する症状が異なる. 知的障害以外に, しびれ, 麻痺などの身体機能の低下 (多くの場合一側性) を伴う.
症状の進行	徐々に進行する (慢性・進行性)	発作を繰返すたびに段階的に進行する.

5・30・2 おもな症状

中核症状 (すべての患者に出現する症状) としては, **記憶障害**, **見当識障害** (時間・場所・人物の失見当識), **認知機能障害** (計算能力の低下, 判断力低下, 失語・失認・失行・実行機能障害) などがある.

アルツハイマー型認知症の BPSD (行動・心理症状, 中核症状に対する周辺症状, ⇨ コラム63) としては, 初期から悲壮感や自責の念を伴わない**抑うつ**, **意欲の低下**や**アパシー**〔感情 (pathy) がなくなった状態で, 刺激対象に対して関心を示さない状態〕がみられる. **妄想**, **焦燥**も早期にみられる症状である. "大切なものを盗られた" (物盗られ妄想), "家族が自分を追い出そうといじわるしている" (迫害妄想) などが家族を含む介護者に向けられる. **興奮**や**徘徊**, **不穏**などの異常行動, **睡眠障害**も初期から認められる. 病変部位の進行とともに, 慢性・進行性の経過をたどる.

a. 第 1 期　記銘力 (新しく体験したことを覚える能力) 低下で始まり, 学習障害, 失見当識, 感情の動揺の症状が認められるが, 人格は保たれている.

コラム63　BPSD

患者によって症状が出現したり, しなかったり, また, 発現する症状の種類が異なる. すべての患者に普遍的に現れる症状を**中核症状**といい, 患者によって出現したりしなかったりする症状を**周辺症状**という. 行動・心理的な症状に注目して **BPSD** (behavioral and psychological symptoms of dementia; 行動・心理症状) あるいは "non-cognitive symptoms (非認知症状)" とよぶ.

認知症の BPSD のおもな症状としては幻覚, 妄想, 徘徊, 異常な食行動 (異食症), 睡眠障害, 抑うつと不安, 焦燥, 暴言・暴力, 性的羞恥心の低下などがある. 中核症状と違い, 必ずしもすべての患者に同一の周辺症状がみられるとは限らない. 中核症状が認知症の初期・軽度・中等度・重度と段階的に進行していくのに対し, 周辺症状は時期に関係なく症状が出現する. 初期では不安や気分の落ち込みといった精神症状が多く, 中等度になると幻覚や妄想などが発現する. BPSD の出現により, 患者は日常生活を行う能力を急速に喪失するために, 家族などの介護負担は増大する.

> **コラム64　失外套症候群**
> 大脳皮質全般（外套）の機能が完全に失われた病態で，自発性が欠如し，人格が完全に失われた状態．眼球以外の身体を動かすことができず言葉も出ない．

b. 第2期　側頭頭頂葉連合野や前頭連合野が障害され，記憶・記銘力の障害に加えて高次機能障害や実行機能障害が出現する．前頭葉の障害により視空間認知障害や地理的見当識障害がみられ，外出すると家に帰れなくなることが多い．さらに周囲に無頓着となり，昼夜逆転，被害妄想（物盗られ妄想），不穏，徘徊といったBPSDの症状が出現する．特に初老期発症例では，感覚失語，構成失行，観念失行，観念運動失行，着衣失行などの症状が出現する．

c. 第3期　広範な大脳皮質が障害されるため判断力は高度に低下し，人格は変化し，コミュニケーションも不良となっていく．小刻み歩行や前傾姿勢などの運動障害もみられ，最終的には失外套症候群（⇨ **コラム64**）に至る．

5・30・3　判断の基準
a. 神経心理学的検査
1) 認知症のスクリーニング検査
　① 長谷川式認知症スケール
　② MMSE
2) 三宅式記銘力検査
3) 時計描画試験
4) キツネの逆組合わせ

b. 画像検査
1) CT：脳の一部に血流の低下がみられる．
2) MRI検査：脳萎縮が認められる（**図5・44**）．軽度認知障害の患者がアルツハイマー型認知症かレビー小体型認知症かを判別するために有効である．
3) PET検査：放射性物質である ^{11}C で標識した製剤（[^{11}C]PiB，[^{11}C]BF-227）や ^{18}F で標識した製剤（[^{18}F]FPIB，[^{18}F]AV-1.45 など）を用いて，アミロイドイメージングを行い，アミロイドβの集積部位を検出する．
4) SPECT検査：[^{99m}Tc]ECD などの放射性医薬品を用いて脳血流低下を検査する．

c. 診断基準
認知症の診断基準としては，WHOによるICD-10，アメリカ精神医学会（APA）によるDSM-Ⅲ-TRやDSM-Ⅳ-TRが使われている．DSM-Vによる認知症の診断基準を**表5・35**に示す．

(a) 健常

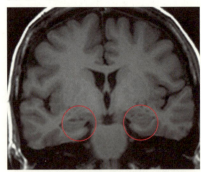

(b) アルツハイマー型認知症患者

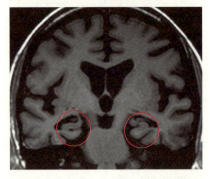

図5・44　アルツハイマー型認知症患者の脳のMRI冠状断像　アルツハイマー型認知症患者では海馬（赤丸で囲んだ部分）に萎縮がみられる．［写真提供：東京医科大学病院高齢診療科　金高秀和氏］

表 5・35　認知症の診断基準（DSM-Ⅴ，2013 年）

A	1つ以上の認知領域（複雑性注意，遂行機能，学習および記憶，言語，知覚－運動，社会的認知）において，以前の行為水準と比べ有意な認知の低下があるという証拠が以下に基づいている． 1) 本人，本人をよく知る情報提供者，または臨床家による，有意な認知機能の低下があったという概念および 2) 標準化された神経心理学的検査によって，実質的な認知行為の障害
B	毎日の活動において，認知欠損が自立を阻害する（複雑な手段的日常生活動作に援助を必要とする）．
C	認知欠損は，せん妄の状況でのみ起こるものではない．
D	認知欠損は，他の精神疾患（例：うつ病，統合失調症）によって説明される．

5・30・4　疾病への対応

a. 看　護　患者との対応にあたっては，話しやすい雰囲気をつくり，尊厳を守り，自尊心を傷つけない言葉遣いで，真剣に，受容的な態度でゆっくりと傾聴する．"忘れる，間違える，できない"は認知症の障害としてやむを得ない症状であるから，記憶障害や行動異常などに対して批判や叱責をしないようにする．患者が関

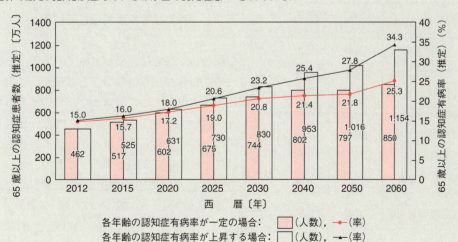

コラム65　わが国における認知症患者の推定数および推定有病率

わが国における 65 歳以上の認知症患者の推定数および推定有病率を下図に示す．
経済協力開発機構（OECD）の報告（2017 年）では，世界で最も高齢化が進んでいるわが国の認知症患者の有病率は 2.33 % であり，OECD 加盟 35 カ国中で最も高い．高齢化が進むとともに有病率はさらに上昇し，20 年後の 2037 年には 3.8 % に達すると推定されている．

図　わが国における認知症患者数および有病率の予測　［厚生労働省，"新オレンジプラン"（2015）より．］

心のある記憶に残っている過去の話を積極的にするなど
を通して，患者自身の役割を患者とともに見出し，自己
肯定感を保てるようにし，患者の自立支援を行っていく．

① 患者の病態のアセスメントと体調管理
② 療養環境の整備
③ 精神的支援
④ 患者家族の支援

b. 生活習慣のコントロールの支援　高血糖状態や
喫煙，飲酒，運動不足などは発症リスクを高めるといわ
れている．

脳内のアミロイドβは，睡眠中に減少し，起床中に蓄
積するという実験結果が得られているので，睡眠を確保
する．

コラム66　障害調整生命年（DALY）

死亡によって失われた潜在的な年数，お
よび，疾病や障害のために失われた健康的
な生活の年数を総合的に表す指標で，
WHO が 2000 年に採用した．DALY を用
いることにより，死亡率と疾病率を単一の
共通指標で表すことができる．1DALY は，
1 年間の健康生活が失われたことと同等で
ある．DALY は，公衆衛生と健康影響評
価の分野で一般的なものとなってきてい
る．

DALY から疾病による損失をみると，
死亡率が小さい大うつ病が，第 3 位（表
5・37）の位置にあり，大きな影響を与え
ていることがわかる．

表 5・36　世界の疾病負荷
（WHO，2004 年）

順位	疾患	DALY（100万）	割合（%）
1	下気道感染症	94.5	6.2 %
2	下痢性疾患	72.8	4.8 %
3	大うつ病	65.5	4.3 %
4	虚血性心疾患	62.6	4.1 %
5	HIV/AIDS	58.5	3.8 %
6	脳血管疾患	46.6	3.1 %
7	未熟児, 低出生体重児	44.3	2.9 %
8	出生時仮死・出生外傷	41.7	2.7 %
9	交通事故	41.2	2.7 %
10	新生児の感染症など	40.4	2.7 %

5・31　うつ病　depression

5・31・1　病態

うつ病は，気分障害のひとつであり，抑うつ気分，意
欲・興味・精神活動の低下，焦燥，食欲低下，不眠，持
続する悲しみ・不安などを特徴とした精神障害である．

わが国のうつ病の診療ガイドラインでは，うつ病と
APA の DSM-Ⅴの大うつ病性障害（MDD），また単極
型（短極性）うつ病はほぼ同じ意味であるとされている．

発病の原因などは不明であり，心理・社会的，生物学
的要因などの複雑な要素が関係していると考えられてい
る．

うつ病として適切な診断がされておらず，そのため適
切な治療につながっていないことが多く，その一方，う
つ病と誤診されたために間違った抗うつ薬投与がなされ
ている場合があることが報告されている．WHO は
mhGAP プログラムにて診療ガイドラインおよびクリニ
カルパスを公開し，未治療率を下げる努力をしている．

うつ病は世界の障害調整生命年（DALY，⇨ コラム
66）の第 3 位（4.3 %）を占め（表5・36），2030 年
には DALY の第 1 位（6.2 %）になると推測されてい
る．

うつ病は，**うつ病性障害**（抑うつ障害群：抑うつ気分
がおもな症状のうつ病）と**双極性障害**（抑うつ気分と，

その反対に気分が過剰に高揚した '躁状態' の，両極端の症状をもつうつ病）とに分けられていたが，DSM-Ⅴでは "気分障害" という分類がなくなり，うつ病性障害，双極性障害は，それぞれ別の疾病として区別されている．

APA: American Psychiatric Association（アメリカ精神医学会）
DSM: Diagnostic and Statistical Manual of Mental Disorders（精神障害の診断と統計の手引き）
MDD: major depressive disorder（大うつ病性障害）
mhGAP: mental health Gap Action Programme
DALY: disability-adjusted life year（障害調整生命年）
ICD: International Statistical Classification of Diseases and Related Health Problems（疾病及び関連保健問題の国際統計分類）

5・31・2 おもな症状

精神的な症状としては，抑うつ気分（はっきりした理由がなく気分が滅入る），好奇心や意欲の減退，集中力の低下，ネガティブ思考，焦燥感，罪悪感，希死念慮・自殺念慮などがおもなものとされており，身体的な症状として，睡眠障害，食欲不振，体重低下，疲労感（⇨ コラム67），性欲減退などがあげられ，これらの症状が持続する（たとえば，2週間以上続く重症の抑うつ気分）．

5・31・3 判断の基準

a. 診断基準　広く用いられている診断基準は，アメリカ精神医学会によるDSM-Ⅴ（表5・37）と，

コラム67　慢性疲労症候群

疲労によって行動能力が低下し，うつ病と鑑別が難しいものに**慢性疲労症候群**（chronic fatigue syndrome; CFS）がある．CFSは，原因不明の強い疲労が長期間（一般的に6カ月以上）継続する病態である．

わが国では長年にわたり神経症性障害に分類されて精神疾患と認識されており，PS（パフォーマンス・ステイタス）値が3以上の場合に疑いとしている（下表）．基本的には十分な休養をとっても回復しないものをさす．

表　PSによる疲労・倦怠の程度（旧厚生省，"慢性疲労症候群診断基準（試案）"より）

PS値	疲労・倦怠の程度
0	倦怠感がなく平常の生活ができ，制限を受けることなく行動できる．
1	通常の社会生活ができ，労働も可能であるが，疲労を感じるときがしばしばある．
2	通常の社会生活ができ，労働も可能であるが，全身倦怠のため，しばしば休息が必要である．
3	全身倦怠のため，月に数日は社会生活や労働ができず，自宅にて休息が必要である．
4	全身倦怠のため，週に数日は社会生活や労働ができず，自宅にて休息が必要である．
5	通常の社会生活や労働は困難である．軽作業は可能であるが，週のうち数日は自宅にて休息が必要である．
6	調子のよい日には軽作業は可能であるが，週のうち50％以上は自宅にて休息している．
7	身の回りのことはでき，介助も不要であるが，通常の社会生活や軽労働は不可能である．
8	身の回りのことはある程度できるが，しばしば介助がいり，日中の50％以上は就床している．
9	身の回りのことはできず，常に介助がいり，終日就床を必要としている．

表 5・37　うつ病の診断基準[a]　診断の確定には A，B，C のすべてを満たすことが必要である．

A	以下の 9 症状のうちの 5 つ以上の症状が 2 週間以内に存在し，症状は毎日継続し，病前の機能からの変化を起こしている．5 症状のうち少なくとも 1 つは，1) あるいは 2) である．
	1) 1 日中，抑うつ気分（本人が悲しみ，または，空虚感を感じるか，他者の観察により涙を流しているように見える.）
	2) 1 日中，すべての活動に対して，興味，喜びの著しい減退
	3) 著しい体重減少あるいは体重増加，または，食欲の減退あるいは増加
	4) 不眠または睡眠過多
	5) 精神運動性の焦燥または制止
	6) 易疲労性，または気力の減退
	7) 無価値観，または過剰あるいは不適切な罪責感
	8) 思考力や集中力の減退，または決断困難
	9) 死についての反復思考，反復的な自殺念慮，自殺企図，または自殺するためのはっきりとした計画
B	症状は臨床的に著しい苦痛または社会的・職業的・他の重要な領域における機能の障害をひき起こしている．
C	症状が，物質や他の医学的状態による精神的な影響が原因とされない．

a) DSM-Ⅴを一部改変.

WHO の ICD-10 である.

　大うつ病の確定には，"気分の落ち込み（気分の落ち込みや，何をしても晴れない嫌な気分や，空虚感・悲しさ）"と"興味・喜びの喪失（以前まで楽しんでいたことにも楽しみを見いだせず，感情が麻痺した状態）"の 2 つの主要な症状のうちどちらかが必要である.

　b. 光トポグラフィー検査　患者の頭部に光トポグラフィー装置を装着し，頭部の血流の状態を測定する. 簡単な質問に対して回答を考えているときと答えているときに頭部の血流の変化する状態を測定する.

5・31・4　疾病への対応

1) 心理療法: 精神科医，公認心理士，作業療法士，理学療法士，ソーシャルワーカー，カウンセラー，訓練を受けた精神保健福祉士が実施する. 治療には患者と信頼関係を結び，適切なコミュニケーションが不可欠である.

2) 薬物療法: 抑うつの背後にある認知のゆがみを自覚させ，合理的で自己擁護的な認知へと導くことを目的とする. 考え方のバランスをとってストレスに上手に対応できるこころの状態をつくっていく.

3) **経頭蓋磁気刺激療法（TMS）**: 脳の特定の部位の血流を増加させることによって，低下した機能をもとに戻すことを目的とした治療法

TMS: transcranial magnetic stimulation（経頭蓋磁気刺激法）

5・32 統合失調症 schizophrenia

5・32・1 病　態

思考，知覚，感情，言語，自己の感覚，および行動において他者との通常のコミュニケーションがとれないなどの症状をもつ精神障害である．わが国では2002年まで"精神分裂病"とよばれていた．

脳内の神経伝達物質（ドパミン，セロトニン）の代謝異常，環境因子，社会的・心理的因子，大脳の構造的異常など多くの因子が関連して発症すると考えられているが，発症メカニズム，原因は不明である．

根本的な原因は不明であるが，双子を対象にしたメタ分析では遺伝率が約80％であるとの報告もされており，遺伝性素因も大きいと考えられている．

病期は，前兆期，急性期（症状が最も著しい時期），消耗期（休息期，感情の平坦化や意欲低下がみられる時期），回復期（症状は徐々に治まるが，認知機能障害が現れる時期）に分類され，それぞれ出現する症状が異なる（図5・45）．

病型は，① 妄想型，② 破瓜型，③ 緊張型に分けられる．

① **妄想型統合失調症**：妄想・幻覚の症状が中心で，陰性症状（連合障害，自閉など）の出現は目立たない．思春期から青年期に発症する場合が多い．薬物療法の効果が比較的高いとされ，予後はよいとされている．

② **破瓜型統合失調症**：思春期・青年期に好発する．連合弛緩などの連合障害が主要な症状で，まとまりのない思考や行動が目立つ．感情の表出，自発的行動が徐々に失われ，慢性化し，最終的に人格荒廃に

コラム⑱　ASD と ADHD

ASD（autism spectrum disorder，**自閉症スペクトラム・アスペルガー症候群**）は知的障害を伴わず，

① 社会性に乏しい異様な行動
② コレクションなど，ものへの執着
③ 表情と身振りによる表現の乏しさ
④ ものまねをしているような不自然な言語表現

がおもな症状である．視線が合わなかったり，1人遊びが多く，関わろうとするとパニックになったり，特定の物に強いこだわりがみられたり，コミュニケーションを目的とした言葉が出ない，などといった行動特徴からASDであることが明らかになる．音や光，肌触りの刺激に鋭敏だったり，鈍感だったりする．味や食感が鋭敏で特定の食べ物しか受け付けない子どももいる．

ADHD（attention deficit/hyper activity disorder，**注意欠如多動性障害**）とは，注意，関心が散漫，身体の多動がみられる状態であり，物をなくしやすい，ミスが多い，気が散りやすい，過集中で切替えが難しいなどの症状と，1箇所にじっとしていることができず，さまざまな刺激に直ちに反応して，まるでエンジンがついたかのごとく走り回ったり，机に上ったりする行動が顕著である．成長とともに多動性は収まる．ストレスを受けたり自分でどうにもならないような状況になると，パニックになったり，簡単に落ち込んでしまう．

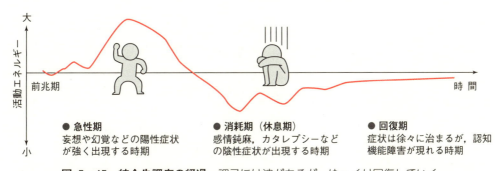

● **急性期**　妄想や幻覚などの陽性症状が強く出現する時期
● **消耗期（休息期）**　感情鈍麻，カタレプシーなどの陰性症状が出現する時期
● **回復期**　症状は徐々に治まるが，認知機能障害が現れる時期

図 5・45　統合失調症の経過　調子には波があるが，ゆっくり回復していく．

至るケースもあるとされている．予後は不良とされているが，比較的軽症な程度ですみ，人格のまとまりを保つ症例が報告されるようになってきている．

"破瓜"とは女子の16歳の名称で，思春期の年頃を表す．

③ **緊張型統合失調症**：筋肉の硬直症状が特異的で興奮，昏迷などの症状を呈する．陽性症状出現時（急性期）には不自然な姿勢で静止したまま不動となったり，また逆に無目的の動作を繰返したりする．

統合失調症患者の死亡率は，一般人口の死亡率の約2倍以上とされている．WHOの報告（2000年）では，年間有病率は0.1〜7.5％，生涯有病率は0.1〜1.8％とされている．

5・32・2 おもな症状

陽性症状，**陰性症状**，その他の症状に分けられる．すべての患者にすべての症状が出現するわけではない．

a. 陽性症状　急性期に生じる症状で，妄想や幻覚（あるはずのないものが現れること）などが特徴的である．

1) 思考の障害（**妄想**）：妄想は，① **被害妄想**，② **微小妄想**，③ **誇大妄想**に大別される（表4・44参照）．被害妄想には，関係妄想（周囲の出来事をすべて自分に関係付けて考える），注察妄想（常に誰かに見張られていると思い込む）などがある．微小妄想（自己を過小評価する妄想）には，貧困妄想（財産を失ってしまい貧乏になったという妄想），心気妄想（重篤な病気にかかっていると思い込む）などがあり，誇大妄想（実際の状態よりも，誇大に思い込む）には，血統妄想（高貴な家柄の出自であると思い込む），宗教妄想（"自分は神だ"などと思い込む）などがある．

2) 知覚の障害

① **幻覚**（幻聴，幻視，幻臭，幻味，幻触，体感幻覚）：幻聴（多くの場合，幻聴の内容は悪言の内容をもつ）は多くの患者にみられるが，幻視はきわめてまれである．患者は，幻覚の症状を説明するために，妄想を形成している．

② **知覚過敏**：音やにおいに敏感になる．光を異常にまぶしく感じる．

③ **知覚変容発作**：数分から数時間，知覚過敏，外界

の見え方の変化，空間構造の変化のような視覚的な変化が発作的に出現する．

3) 自我意識の障害：自己と他者を区別することができない．**自己モニタリング機能**の障害といわれている．自己モニタリング機能が障害されているために，空想時などの内的な音や思考などを他者からのものととらえてしまい，幻聴などが生じる．

① 思考操作（考想操作）：他人の考えが入ってくると感じる．

② 思考奪取（考想奪取）：自分の考えが他人に奪われていると感じる．

③ 思考伝播（考想伝播）：自分の考えが他人に伝わっていると感じる．

④ 思考即迫（考想即迫）：常に頭のなかに患者特有の考え・思考があり，思考が次々と湧いてきて自らの意思で抑えられない異常状態となる．最も深刻で重要な精神症状であるとされている．

⑤ 思考察知（考想察知）：自分の考えが他人に知られていると感じる．

⑥ 強迫思考：ある考えを考えないと気がすまない強迫状態となる．

4) 行動や思考の変化：行動が無秩序で予測不可能となる．

① 興奮：妄想などにより興奮し，意味もなく叫ぶ場合もある．

② 昏迷：外からの刺激にほとんど反応しない状態．表情や姿態が冷たく固いうえ，周囲との接触に対して拒絶反抗的であったり（拒絶症），終始無言（無言症），受動的にとらされた不自然な同じ姿勢をいつまでもとり続ける（強硬症：**カタレプシー**）．

③ 拒食

b. 陰性症状 活動エネルギーの低下から生じる症状で，消耗期に出現する．無表情，アパシー（感情の欠如），活動低下，会話の鈍化，社会的引きこもりなどがあり，場合によっては自傷行為などもある．

1) 感情の障害

① 感情鈍麻：感情が平板化し，感情の起伏が外面に現れない．

② 疎通性の障害：他人と心が通じ合わない．

③ 緘黙：まったく口をきかない．

④ 拒絶: 面会などを拒否する.

⑤ 自閉: 自己の内界に閉じ込もる.

2) 思考の障害

① 常同的思考: 無意味な思考にこだわり続ける. 興味の対象が限定されている.

② 抽象的思考の困難: 物事の分類や抽象化・一般化することが困難である. 問題解決においてかたくなで自己中心的となる.

3) 意思・欲望の障害: 自発性の低下, 意欲低下, 無関心, 引きこもり (外出意欲の低下)

c. その他の症状

1) 認知機能障害: 統合失調症の中核をなす基礎的障害である. 認知機能 (記憶力, 注意・集中力などの基本的な知的能力・思考・判断・実行・問題解決などの複雑な知的能力) が障害されるため, 作業能力の低下, 臨機応変な対処の困難, 経験に基づく問題解決が困難, 新しい環境に慣れにくい, などの状態になり, 社会活動全般に支障をきたす.

2) 感情の障害: 不安感・焦燥感・緊張感, 挑戦的行動, 躁状態 (何でもできる気分・万能感, 金遣いが荒くなる, 睡眠時間が少ないなど). 理性および感情面で, 鈍感と敏感の共存状態に陥る例が多く認められる.

3) パニック発作: パニック障害類似のパニック発作が起こることがある.

4) 連合弛緩: 連想が弱くなり, 話の内容がたびたび変化してしまう. 単語同士の連合ができなくなるためにまったく関係のない単語を連想することになる.

5) 両価性: ひとつの物事に対して, 逆の感情を同時にもつ.

6) 独言・独笑: 幻聴や妄想世界での会話の状態.

7) 言葉のサラダ: ワードサラダともよぶ. 単語が並んでいるだけで正しい文章にならず, 作語もある.

5・32・3 判断の基準

a. 評価尺度

1) 陽性・陰性症状評価尺度 (PANSS) による評価

① 陽性尺度 (7項目: 妄想, 概念の統合障害, 幻覚による行動, 興奮, 誇大性, 猜疑心, 敵意)

② 陰性尺度 (7項目: 情動の平板化, 情動的引きこもり, 疎通性の障害・受動性/意欲低下による社会

PANSS: positive and negative syndrome scale (陽性・陰性症状評価尺度)

的引きこもり，抽象的思考の困難，会話の自発性と流暢さの欠如，常同的思考）

2) 総合精神病理評価尺度（16項目；心気症，不安，罪責感，緊張，衒奇症と不自然な姿勢，抑うつ，運動減退，非協調性，不自然な思考内容，失見当識，注意の障害，判断力と病識の欠如，意志の障害，衝動性の調節障害，没入性，自主的な社会回避）

b. 臨 床 検 査

1) CT，MRI 検査：CT や MRI にて，側頭葉・頭頂葉の灰白質の容積の減少を認める場合がある．白質の容積は減少しない．

2) SPECT による検査：SPECT により，課題遂行中や会話時に通常みられる前頭前野の血流増加が少ないという報告がある．

3) 遺伝子検査

c. 診 断 基 準
ICD-10 および DSM-Ⅴの診断基準をそれぞれ表5・38 および表5・39 に示す．

5・32・4 疾病への対応

a. 治 療

1) 薬物療法

2) 認知行動療法：行動実験，現実的体験，認知再構成法・論理的分析法，代替療法，フォーカシング治療など

3) 作業療法

4) 芸術療法

表 5・38　統合失調症の診断基準（ICD-10）

(1)
(a) 考想反響，考想吹入，考想奪取，考想伝播，自他の境界が敏感で曖昧になる境界障害
(b) 他者から支配され，影響され，服従させられているという妄想で，身体，手足の動き，思考，行為，感覚に関連していること，および妄想知覚
(c) 患者の行動を注釈し続ける幻声
(d) 不適切でまったくありえないような持続的妄想

(2)
(a) 1カ月以上の持続的幻覚
(b) 言語新作，支離滅裂，的外れ会話
(c) 緊張病性の行動
(d) 陰性症状

表 5・39　統合失調症の診断基準（DSM-Ⅴ）　診断の確定には，A～E までのすべてを満たすことが必要である．

A	以下のうち2つ以上が1カ月間（または治療が成功した際はより短い期間）いつも存在する．これらのうち少なくとも1つは，1），2），3）のいずれかである． 1) 妄 想 2) 幻 覚 3) まとまりのない発語（例：頻繁な脱線または滅裂） 4) ひどくまとまりのない，または緊張病性の行動 5) 陰性症状（感情の平板化，意欲欠如）
B	障害が始まった後，仕事，対人関係，自己管理などの面で1つ以上の機能のレベルが病前に獲得していた水準より著しく低下している（または，小児期や青年期の発症の場合，期待される対人的，学業的，職業的水準にまで達しない）．
C	障害の持続的な徴候が少なくとも6カ月間存在する．
D	統合失調感情障害と，"抑うつ障害または双極性障害，精神病性の特徴を伴う"が除外されていること
E	障害は，物質（例：乱用薬物，医薬品）または他の医学的疾患の生理学的作用によるものではない．

5）電気ショック療法: 左右の額の部分から100 V, パルス電流を脳に1〜3秒間通電してけいれんをひき起こす療法である.

b. 看 護

1）患者との対応の基本姿勢: 患者は, 自らが病気であることを認識できていないことがある. 患者の妄想・妄言を否定すると孤立感を増し症状が悪化する例が多いとされる. 患者の話を根気よく聞く必要があるが, 真剣に聞きすぎると, 聞き手側のストレスになり, 場合によっては聞き手側にうつ病などの精神疾患をもたらすことがある. 妄想の話をしているときには, 否定も肯定もせず, 中立的に話を最後まで聴くようにする.

2）社会資源の活用の支援: 治療や社会復帰を進めるために必要な生活保護などの公的扶助制度, "精神保健及び精神障害者福祉に関する法律" などに規定された社会的資源の活用を支援する.

3）健康的な生活支援: 食事, 適度な運動など

c. 予 後　　統合失調症の予後はかなり向上しているといわれている. 患者の生活態度や薬物投与を含めた環境を改善することで症状を軽減できるが, 生活レベルでの具体的な改善策は得られていないのが現状である.

索　　引

あ

IgE 抗体　19
IgA　62
ICHD　108
IgM　19, 62
IgM 抗体　19
IgG　19, 62
IgG 抗体　19
IVR　82, 84
亜急性頭痛　109
亜急性脳炎　20
亜急性腰痛　120
アキレス腱反射　46
悪液質　6
悪性関節リウマチ　259
悪性腫瘍　4
悪性貧血　16
悪性発作性頭位めまい症　191
握雪（あくせつ）感　47
浅い触診　52
アシドーシス　76
アスパラギン酸アミノトランス
　　　　フェラーゼ　59, 220
アスペルガー症候群　287
圧痛点　52
圧迫骨折　275
圧迫痕（あっぱくこん）テスト
　　　　131
圧迫療法　132
圧　力　175
アディポサイトカイン　207
アテローム　13
アテローム血栓性脳梗塞（こう
　　　　そく）　222
アテローム硬化　222
アドバンスディレクティブ
　　　　31
アトピー性皮膚炎　19, 173
アナフィラキシー　19
アナフィラキシーショック
　　　　173
アナフィラキシー様反応　174
アニソコリー　99
あぶみ骨　191
アポトーシス　5
アミノ酸代謝異常　16
網目状静脈瘤　230
アミロイドβタンパク質　280
アーム・ドロップ・テスト
　　　　98
アメンチア　97

アラニンアミノトランスフェ
　　　　ラーゼ　59, 220
RS3PE　262
Rh 式血液型 D 抗原　57
R on T　148
アルカリホスファターゼ　59
アルカローシス　76
アルコール性肝炎　248
アルツハイマー型認知症　280
アルテプラーゼ　225
RBC　54
α₁ ミクログロブリン　60
アルブミン　59, 129
アルポート症候群　22
アレルギー　1, 18, 130
アレルギー性鼻炎　19
アレルゲン　19
アロディニア　267
アンギオテンシン変換酵素
　　　　265
安静時狭心症　217
罨法（あんぽう）107
安楽死　31

い

ESR　220
イオントフォレーシス　139
E 型肝炎　248
異型狭心症　216
異型肺炎　241
医原性気胸　243
胃　酸　244
意　識　35, 43
意識狭窄（きょうさく）97
意識混濁　97
意識障害　44, 97
意識変容　97
意識レベル　44
石原式色覚検査　92
胃・十二指腸潰瘍　244
異常感覚　183
異常 Q 波　219
異常呼吸音　48
異常自動能　148
異常ヘモグロビン症　22
移植片対宿主病　19
異所性調律　145
異所性 P 波　144
異所性不整脈　145
イソスポラ症　20
I 音　49, 73
I 型アレルギー　19

1 型糖尿病　21, 208
位置感覚検査　186
一次性頭痛　108
I 度房室ブロック　145
1 秒率　75
1 秒量　75
1 回換気量　75
一過性脳虚血発作　187
一酸化窒素　213
一般血液検査　53
溢流（いつりゅう）性尿失禁
　　　　168
遺伝カウンセリング　90
遺伝学的検査　88
遺伝子　86
遺伝子検査　86
遺伝子疾患　21
遺伝子変異　4, 86
遺伝性疾患　21
遺伝性腫瘍　23
遺伝病　21
遺尿（いにょう）168
医療・介護関連肺炎　241
イレウス　6, 119, 160
陰圧個室　9
インスリン　61, 207
インスリン抵抗性　207
陰性症状　288
陰性 T 波　220
インターフェロンγ　238
インターベンショナルラジオロ
　　　　ジー　82, 84
咽頭（いんとう）反射　46
院内肺炎　241
陰部神経　169
インフルエンザ　9, 231
インフルエンザウイルス　231
インフルエンザワクチン　231

う

ウイルス　8
ウイルス性肝炎　248
ウイルス性肺炎　240
ウィルヒョウ転移　6, 142
ウィルムス腫瘍　213
ウェスターグレン法　57
ウェーバー法　95
ウェンケバッハ型　145
右脚（うきゃく）ブロック
　　　　145
うっ血　12
うっ血乳頭　109, 111

うつ病　201, 284
うつ病診断基準　286
うつ病性障害　284

え

ARDS　255
エイズ（AIDS）　19
エイズ指標疾患　20
ASD　287
AST　59, 220
AF　144
AFib　144
AFL　144
ALT　59, 220
Alb　59
ALP　59
A 型肝炎　248, 249
腋窩（えきか）動脈　37
液性免疫　19
エコー検査　78
ACE　265
ACCE の評価基準　89
壊死組織　177, 179
SR　70
SARS　9
SaO₂　76, 77
SGA　181
STEMI　219
ST 上昇　219
ST 上昇型心筋梗塞（こうそく）
　　　　219
エストロゲン　20, 203
SPECT　225
SpO₂　39, 77
エタノール　10
エチレンオキシドガス　10
X 線　7
HIV　8, 142
HIV 感染症　9
HIV 消耗（しょうもう）性症候
　　　　群　20
HIV 脳症　20
HRT　206
H-FABP　220
HOT　236
Ht　54
HDL コレステロール
　　　　59, 211
HDL-C　59, 211
Hb　54
HbA1c　61
ADHD　287

索 引

ADL 126
エドワーズ症候群 24
NIPT 88
NRS 109
NSAIDs 111, 245
NSTEMI 219
NMR 85
NOMI 118
N95 マスク 9
NGSP 61, 210
エヌセイズ 111, 245
NPUAP 分類 177
ABO 式血液型 57
ABC 100
APC 144
FAST 79
f 波 144, 144
MRI 検査 85
MRSA 感染症 9
MR ワクチン 268, 270
MMT 126
MONA 220
MCH 55
MCHC 55
MCV 55
LOHF 248
LOH 症候群 204
LDH 59, 220
LDL コレステロール 59, 211
LDL-C 59, 211
エルプ領域 49
遠隔（えんかく）転移 5
塩基過剰 77
遠 視 195, 196
炎 症 1
炎症性細胞浸潤（しんじゅん）
　　　　　　　　　　　　　2
エンゼルケア 29
エンゼルメイク 30
エンドトキシン 14
エンドトキシンショック 14

お

横骨折 275
黄疸（おうだん） 16
嘔吐（おうと） 109, 164
黄斑（おうはん） 92
オージオグラム 94
オージオメーター 94, 194
OGTT 61, 210
温罨法（おんあんぽう） 107
音響外傷 192
音叉（おんさ） 95
温熱性発汗 136
温熱中枢 105

か

外殻温 36

外呼吸 39
外固定 277
外耳道 191
外耳道炎 192
外傷骨折 274
外傷性気胸 243
咳嗽（がいそう） 151
咳嗽反射 152
回転性めまい 188
回復体位 101
開放骨折 275
潰 瘍 172
下顎（かがく）呼吸 40
化学受容器引金帯 165
下顎反射 46
化学療法 7
過活動膀胱 168
過活動膀胱質問票 169
蝸牛（かぎゅう） 191
蝸牛神経 191
過共鳴音 47
核医学検査 78, 83
核医学診断 81
核医学治療 7
核磁気共鳴 85
核心温 36
覚せい剤乱用 201
拡大 ADL 126
喀痰（かくたん） 151
喀痰吸引 154
喀痰塗抹（とまつ）検査 238
喀痰排出 152
拡張期血圧 40, 213
拡張期雑音 49
核の左方移動 55
角 膜 195
角膜炎 198
角膜反射 46
かさぶた 172
下肢静脈瘤 229
下肢伸展挙上テスト 123
過剰心音 49
過食症 162
下垂体不全 215
風 邪 232
家族性アルツハイマー型認知症
　　　　　　　　　　　280
家族性高コレステロール血症
　　　　　　　　16, 22, 212
家族性高トリグリセリド血症
　　　　　　　　　　　　16
家族歴 33
カタル期 268
カタレプシー 289
可聴閾値 94
喀 血 155
褐色（かっしょく）脂肪腫
　　　　　　　　　　　213
活動性結核 20
滑膜（かつまく）検査 127
家庭血圧 40, 43, 214
カテーテルアブレーション
　　　　　　　　　　　148
寡動（かどう） 278
化膿性細菌感染症 20

化膿性脊椎炎 124
化膿性椎間板炎 124
痂皮（かひ） 172
過敏性血管炎 262
過敏性腸症候群 156
ガフキー号数 239
下腹神経 169
下部尿路 167
芽胞（がほう） 10
カポジ肉腫 20
ガラス圧法 174
カラードップラー法 80
カリウム 62
カリウムイオン（K^+） 133
カーリング潰瘍 246
カルシウム 62
カルシウム拮抗（きっこう）剤
　　　　　　　　　　　221
カルシウム代謝異常 17
加齢黄斑変性（かれいおうはん
　　　　　　　へんせい） 197
ガレノスの五徴候 1
が ん 4
眼 圧 93
眼圧計 93
眼圧検査 93
簡易更年期指数 205
がん遺伝子 5, 23
肝うっ血 12
肝 炎 16, 247
感音性難聴 94, 192, 193
感覚過敏 183
感覚脱失 183
感覚鈍磨（どんま） 183
眼窩蜂巣炎（がんかほうそうえ
　　　　　　　ん） 198
換気機能検査 74
換気機能障害 76
肝機能検査 58, 59
肝機能障害 129
眼球解剖図 92
眼球構造 195
関係妄想 201
間欠熱 37, 106
がん原遺伝子 23
眼瞼（がんけん）けいれん
　　　　　　　　　　　102
肝硬変 252
観 察 33
カンジダ症 20
肝疾患 201
間質性肺炎 233, 241
癌腫（がんしゅ） 4
眼振検査 190
がん深達度 5
乾性咳嗽（がいそう） 151
がん性胸膜炎 6
肝性昏睡（こんすい） 247
肝性脳症 247
眼精疲労 199
がん性腹膜炎 6
関 節 124
関節液検査 127
関節可動域訓練 127
関節鏡検査 127

関節骨折 274
関節痛 124
関節リウマチ 21, 258, 262
感 染 8
感染経路 8
感染経路別予防策 9
感染源 8
完全骨折 274
感染症 8, 215
感染する個体 8
感染性胃腸炎 9
感染性リンパ節腫脹 140
感染の三要素 8
完全房室ブロック 145
周代性けいれん 102
浣 腸 160
眼底検査 92
眼底写真 92
感 度 53
冠動脈 216
がん取扱い規約 5
乾熱滅菌 10
ガンマカメラ 83
ガンマ線 7, 10
顔面痛 108
緘黙（かんもく） 289
がん抑制遺伝子 5, 23
寒冷中枢 105
冠攣縮（かんれんしゅく）性狭
　　　　　　　　心症 216
関連痛 112, 116
緩和（かんわ）療法 7

き

既往歴（きおうれき） 33
機械的イレウス 119
機械的変形 175
気管呼吸音 48
気管支拡張剤 154
気管支喘息 19, 233
気管支肺炎 241
気管支肺胞呼吸音 48
気 胸 150, 243
起坐呼吸 150
器質性狭心症 216
器質性便秘 159
器質的イレウス 119
基準値 53
寄生虫検査 69
基礎体温 36
疑 DTI 177
気導聴力 194
気導聴力検査 94
気道熱傷 272
企図振戦（きとしんせん） 190
きぬた骨 191
機能性難聴 192, 193
機能性尿失禁 168
機能性便秘 159
機能的イレウス 119
気分障害 201, 285

索引 295

き（続き）

基本的 ADL　126
キメラ　24
キャリア　22
QRS 波　72
吸引力テーテル　154
嗅覚（きゅうかく）　33
9 区分法　50
丘疹（きゅうしん）　172
急性胃潰瘍　246
急性炎症　3
急性肝炎　248
急性呼吸窮迫（きゅうはく）症候群　255
急性骨髄性白血病　26
急性糸球体腎炎　19, 64
急性心筋梗塞（こうそく）　113
急性腎不全　256
急性頭痛　109
急性ストレス性潰瘍　246
急性前骨髄球性白血病　26
急性腹症　118, 119
急性便秘　159
急性腰痛　120
急性緑内障発作　198
吸入療法　154
胸式呼吸　39
凝視野　93
狭心症　216
行政解剖　29
強直性けいれん　102
胸痛　112, 217, 219
強迫思考　289
強皮症　21, 262
胸腹式呼吸　39
胸部のフィジカルアセスメント　47
強膜炎　198
共鳴音　46
局所再発　6
局所性アナフィラキシー　174
局所性けいれん　101
局所性多汗症　136
虚血（きょけつ）　12
虚血性心疾患　216
挙睾筋（きょこうきん）反射　46
巨細胞性動脈炎　262
鋸歯（きょし）状波　144
拒食症　162
巨赤芽球（きょせきがきゅう）性貧血　55
去痰（きょたん）剤　154
起立性低血圧症　215
キリップ分類　220
亀裂（きれつ）骨折　274
筋硬直　120
筋固縮（こしゅく）　278
近視　195, 196
筋ジストロフィー　22
筋性防御　120
緊張型統合失調症　288
緊張性気胸　244
緊張度　38
筋力増強訓練　127
筋力測定　126

く

空気感染　8, 268
口すぼめ呼吸　40, 234
屈曲骨折　275
クッシング潰瘍　246
クッシング症候群　213
クッパーマンの更年期指数　205
くも状血管腫　252
クモの巣状静脈瘤　230
くも膜下出血　13, 111, 187, 227
クラインフェルター症候群　24
グラスゴー・コーマ・スケール　99
グリコアルブミン　61
グリコーゲン　208
グリコヘモグロビン　61
クリプトコッカス症　20
クリプトスポリジウム症　20
グリーフワーク　30
グルコース　15, 208
γ-グルタミルトランスフェラーゼ　59
グルタミン酸-オキサロ酢酸トランスアミナーゼ　59
グルタミン酸-ピルビン酸トランスアミナーゼ　59
グルタルアルデヒド　10
グールトとコールドウェルの骨折の癒合日数　277
クレアチニンクリアランス　59
クレアチニンクリアランス検査　58
クレアチンキナーゼ　220
クロール　62
クロルヘキシジン　10

け

経口感染　9
経口糖負荷試験　210
経口補液　135
経口補水液　135
経産道感染　9
痙縮（けいしゅく）性神経因性膀胱　170
頸静脈怒張（どちょう）　150
痙性斜頸（けいせいしゃけい）　102
経胎盤感染　9
経頭蓋（けいとうがい）磁気刺激療法　286
軽熱　37
経皮的冠動脈形成術　221
経皮的鋼線固定　277

経皮的動脈血酸素飽和度　39, 77
頸部前屈試験　111
稽留（けいりゅう）熱　37, 106
けいれん　101
劇症肝炎　248
血圧　35, 40
血圧計　40
血圧測定法　40
血液　11
血液型検査　57
血液型不適合輸血　19
血液感染　8
血液凝固・線溶試験　54
血液腫瘍　4
血液浄化療法　187
血液生化学検査　58
血液循環　11
結核　9
結核菌　236
血管炎　131
血管音　42
血管内皮増殖因子　197
血球　56
血球数　54
月経随伴性気胸　243
血行性転移　5
血腫　226
血腫量　227
血漿（けっしょう）　133
血小板　59
血小板数　54
血清アルブミン　59
血清総タンパク質　59
血清中クレアチニン　60
血清中尿酸　60
血清病　19
結石　65
結節　172
結節性紅斑（こうはん）　265
結節性多発動脈炎　262
血栓（けっせん）症　13
血栓症　12
血栓溶解療法　221, 225
結滞　39
結滞（けったい）　147
血中グルコース　61
血中尿素窒素　60
血糖　61
血糖値　208
血統妄想（もうそう）　201
血尿　255
結膜炎　198
血友病　22
ケトン体　61
ゲノム　86
ゲノム医療　86
下痢　155
ケルススの四徴候　1
ケルニッヒ徴候　111
眩暈（げんうん）　187
幻覚　200, 288
健康歴　33

言語聴覚士　194
言語療法士　194
幻肢　200
幻視　201, 288
幻肢痛　200
幻臭　200, 288
顕性（けんせい）遺伝　22
原虫　8
幻聴　200, 288
原発疹　171
原発性アルドステロン症　213
原発性高 LDL 血症　16
原発性脂質異常症　211
原発性胆汁性肝硬変　21
原発性胆汁性胆管炎　248
原発性脳リンパ腫　20
原発巣（げんぱつそう）　5
顕微鏡的多発血管炎　262
現病歴　33
幻味　200, 288

こ

抗アセチルコリン受容体抗体　21
高圧蒸気滅菌　10
降圧目標　214
高アンモニア血症　16
抗 SS-A 抗体　21
抗 SS-B 抗体　21
高 LDL コレステロール血症　211
好塩基球　19
抗核抗体　21
高カルシウム血症　6
抗がん剤　7, 186
交感神経遮断術　139
抗凝固（ぎょうこ）療法　225
口腔検温　36
後脛骨動脈　37
高血圧　22
高血圧症　213
高血圧性脳出血　226
高血圧性網膜症　197
抗血小板抗体　21
抗血小板剤　221, 246
抗血小板療法　225
膠原病（こうげんびょう）　130, 262
抗コリン剤　170
虹彩（こうさい）　195
交差感染　9
交差適合試験　57
好酸球性多発血管炎性肉芽（にくげ）腫症　262
抗 Jo-1 抗体　21
高脂血症　211
高脂質血症　212
抗 CCP 抗体　21
甲状腺機能亢進症　213
甲状腺機能低下　215
甲状腺機能低下症　55, 130

索引 296

こ

口唇口蓋裂（こうしんこうがいれつ）　22
高浸透圧性高血糖症候群　209
腔水（こうすい）症　12
抗膵島細胞抗体　21
抗精神病剤　203
抗赤血球抗体　21
考想察知　289
考想操作　289
考想即迫　289
考想奪取　289
考想伝播（でんぱ）　289
梗塞（こうそく）　12
拘束（こうそく）性換気障害　233
交代性半身感覚障害型　183, 184
好中球　2, 55
高張性脱水　133
抗チログロブリン抗体　21
交通枝　229
後天性免疫不全症候群　19
行動・心理症状　281
後頭葉（こうとうよう）　224
高トリグリセリド血症　211
高二酸化炭素血症　201
高　熱　201
更年期　204
更年期障害　203
高濃度乳房　80
紅斑（こうはん）　172
抗ヒスタミン剤　175
項部硬直（こうぶこうちょく）　111
興　奮　289
抗ミトコンドリア抗体　21
後迷路性難聴　192, 193
肛門反射　46
抗U1-RNP抗体　21
誤嚥（ごえん）性肺炎　240
鼓　音　46
語音聴力検査　94
コーガン症候群　262
呼　吸　35, 39
呼吸音　47
呼吸器系検査　74
呼吸困難　148
呼吸性アシドーシス　66, 77
呼吸性アルカローシス　66, 77
呼吸停止　26
呼吸不全　148, 155, 234
呼吸理学療法　154
国際頭痛分類　108
コクシジオイデス症　20
固形腫瘍　4
個人遺伝情報　89
個人防護具　10
個人歴　33
姑息（こそく）的手術　7
姑息の照射　7
個体内変動　53
誇大妄想（こだいもうそう）　201, 288
骨幹部骨折　274

骨　折　128, 274
骨折の固定　277
骨端部骨折　274
骨導聴力　194
骨導聴力検査　94
骨盤骨折　275
骨盤神経　169
骨盤底筋群　168
骨膜下骨折　274
5点誘導　71
コドン　86
5年生存率　7
5pモノソミー症候群　24
コプリック斑　174, 269
鼓　膜　191
鼓膜検温　36
鼓膜穿孔（こまくせんこう）　192
コーマ体位　101
コリンエステラーゼ　59
コリン作動剤　170
コレステロール　211
コロトコフ音　42
コロトコフ法　41
混合性結合組織病　21, 262
混合性難聴　192, 193
混濁尿　255
根治（こんち）切除　4
根治的手術　7
コンピューター断層撮影　82
昏　迷　289

さ

再灌流障害　175
細　菌　8
細菌性肺炎　240
細菌尿　255
最高血圧　40
罪業妄想（ざいごうもうそう）　201
最小血圧　40
細小血管障害　209
再生不良性貧血　55
最大血圧　40
在宅酸素療法　236
最低血圧　40
サイトカイン　1, 19
サイトメガロウイルス感染　192
サイトメガロウイルス感染症　9, 20
サイナリズム　70
採　尿　63
再　発　6
細胞壊死（えし）　2
細胞外液　11, 133
細胞性免疫　19
細胞内液　11, 133
細胞変性　2
細網（さいもう）内皮系細胞　17
逆さごと　30

左脚（さきゃく）ブロック　145
錯（さく）感覚　183
SARS　9
錯　覚　201
サドル型　184
サルコイドーシス　264
サルモネラ菌血症　20
3LSB　49
Ⅲ　音　49, 73
Ⅲ型アレルギー　19
残気量　75
3-3-9度方式　99
三尖弁領域　49
酸素分圧　76
酸素飽和度　76
酸素療法　77
3点誘導　71
Ⅲ度房室ブロック　145
残　尿　168
残尿感　168

し

次亜塩素酸ナトリウム　10
CRP　62, 220
死　因　28
シェーグレン症候群　21, 262
JCS　44, 99
ChE　59
CO_2ナルコーシス　151
GOT　59
COPD　232, 233
視　覚　33
視覚検査　91
C型肝炎　9, 248
G型肝炎　248
耳管狭窄（じかんきょうさく）症　192
弛緩（しかん）性神経因性膀胱　170
時間尿　64
色覚異常　92
色覚検査　92
磁気共鳴画像診断　85
色相検査　92
色素性乾皮症　22
色素代謝異常　16
色素斑　17, 172
糸球体腎炎　213
CK　220
CK-MM　220
CK-MB　220
刺激伝導系　70, 143
止　血　57
止血時間　54, 57
CKD　256
CK-BB　220
耳垢（じこう）　193
耳硬化症　192
思考察知　289
耳垢栓塞（せんそく）　192, 193

思考操作　289
思考即迫　289
思考奪取　289
思考伝播（でんぱ）　289
自己抗体　20
死後の処置　29
自己免疫疾患　20
自己免疫性肝炎　248
自己免疫性溶血性貧血　19, 21
自己モニタリング機能　289
死　産　29
死産証書　29
死産届　29
死　児　29
GCS　44, 99
指示検査　190
脂質異常症　211
脂質異常症診断基準　212
脂質検査　58, 59
脂質代謝異常　15
脂質代謝障害　209
視床（ししょう）　224
視床下部　224
耳小骨　191
視床出血　226
視床障害型　183, 184
視　診　45
システムレビュー　34
姿勢反射障害　278
自然気胸　243
事前指示　31
持続性心室頻拍（ひんぱく）　144
死体検案書　27
死胎検案書　29
耳朶（じだ）採血　54
市中肺炎　241
弛張（しちょう）熱　37, 106
膝蓋腱（しつがいけん）反射　46
失外套（しつがいとう）症候群　282
膝窩（しっか）動脈　37
失禁質問票　169
実質性肺炎　241
湿性咳嗽（がいそう）　151
実測生存率　7
失調性歩行　190
嫉妬妄想（しっともうそう）　201
CT検査　82
CTZ　165
γ-GTP　59
CD4陽性細胞　19
指頭（しとう）採血　54
死化粧　30
死に水　30
死の三徴候　26
紫　斑　172
C反応性タンパク質　62, 220
GPT　59
しびれ　183
CVA叩打痛（こうだつう）　255

索　引　297

シープ分類　231
しぶり腹　156
自閉症スペクトラム　287
C ペプチド濃度　61
死　亡　26
司法解剖　29
脂肪肝　16
死亡診断書　26, 27
死亡届　27
死亡の判定　26
シムス体位　101
視　野　93
遮眼（しゃがん）書字検査
　　　　　　　　　　190
灼熱（しゃくねつ）感　183
若年性関節リウマチ　259
雀卵斑（じゃくらんはん）　17
視野検査　93
斜骨折　275
尺骨動脈　37
ジャパン・コーマ・スケール
　　　　　　　　　　99
集学的治療　7
宗教妄想　201
充　血　2, 12
自由行動下血圧　40
縦骨折　275
13-トリソミー症候群　24
収縮期血圧　40, 213
収縮期雑音　49
重症急性呼吸器症候群　9
重症筋無力症　21
重症心不全　220
重心動揺検査　190
12 誘導心電図　72
10 年生存率　7
18-トリソミー症候群　24
重複骨折　275
周辺症状　281
終末滴下　168
羞明（しゅうめい）　103
主観的包括的栄養評価　181
粥腫（じゅくしゅ）　13
宿　主　8
粥状（じゅくじょう）硬化
　　　　　　　　　　222
手指衛生　10
手術療法　7
手掌紅斑（しゅしょうこうはん）
　　　　　　　　　　252
主　訴　33
手段的 ADL　126
腫脹（しゅちょう）　1, 2
出　血　13
出血性脳梗塞（こうそく）　223
出生前診断　88
シュテンマーサイン　131
腫瘍（しゅよう）　3
腫瘍性リンパ節腫脹　140
腫瘍マーカー　6
腫瘤（しゅりゅう）　172
循　環　11
循環障害　11
漿液（しょうえき）性痰　153
障害調整生命年　284

消化管穿孔（せんこう）　119
小球性低色素性貧血　55
消極的安楽死　31
症候性高血圧症　213
症候性低血圧　215
症候性便秘　159
硝酸剤　221
上室頻拍（ひんぱく）　144
常染色体　90
上大静脈症候群　142
小腸性下痢　156
常同姿態（じょうどうしたい）
　　　　　　　　　　289
常同的思考　290
消　毒　10
小　脳　224
小脳出血　226
上皮性腫瘍　4
静脈圧　40
静脈瘤（りゅう）　12
小葉性肺炎　241
上腕三頭筋反射　46
上腕動脈　37
上腕二頭筋反射　46
食後低血圧　215
食事指導　210
食事性低血圧　215
触　診　45
触診法　41
褥瘡（じょくそう）　175
褥瘡経過評価用　179
食中毒　9
食物アレルギー　19
食欲不振　162
触　覚　33
ショック　13, 135, 215
徐　脈　38
自律神経失調症状　203
視　力　91, 195
視力検査　91
視力障害　195
ジルベール症候群　16
耳漏（じろう）　193
心因性難聴　192, 193
腎盂腎炎（じんうじんえん）
　　　　　　　　　　254
心　音　48, 73
腎機能検査　58, 63, 66
腎機能障害　129
心気妄想（しんきもうそう）
　　　　　　　　　　201
真　菌　8
真菌検査　174
心筋梗塞（こうそく）
　　　　　　　150, 216, 218
神経原線維変化　280
神経根型　183, 184
神経性食思不振症　162
神経性無食欲症　162
神経叢（しんけいそう）型
　　　　　　　　183, 184
神経内分泌腫瘍　4
腎血管性高血圧症　213
心原性ショック　220
心原性脳梗塞（こうそく）　222

人工気胸　243
進行性　3
進行性多巣性白質脳症　20
人工透析　258
人工内耳　194
深呼気位　49
心雑音　49
診察室血圧　40, 43, 214
腎疾患　201
心室細動　144
心室期性外収縮　39, 144
心室頻拍（ひんぱく）　144
滲出（しんしゅつ）　2
滲出液　179
滲出性下痢　156
滲出性中耳炎　192
浸潤（しんじゅん）性子宮頸癌
　　　　　　　　　　20
新生血管　3
新生児マススクリーニング　16
腎性貧血　257
振　戦　278
心尖部（しんせんぶ）　49
心臓型脂肪酸結合タンパク質
　　　　　　　　　　220
心臓カテーテルアブレーション
　　　　　　　　　　148
心臓カテーテル検査　147
心臓ペースメーカー　70
迅速（じんそく）簡易超音波検
　　　　　査法　79
靭帯（じんたい）損傷　128
シンチグラフィー　83
心的外傷後ストレス障害　201
心電図　70, 147
心電図波形　144
浸透圧　128
浸透圧性下痢　156
振動覚検査　186
心　拍　38
心拍停止　26
深部温　36
深部感覚　186
深部感覚機能検査　186
深部腱反射　123
深部静脈　229
深部静脈血栓症　230
心不全　12, 129, 220
腎不全　130, 209
深部組織損傷　177
深部反射　46
心房細動　144
心房性期外収縮　39, 144
心房粗動　144
心膜炎　215

す

水銀レス血圧計　40
随時尿　64
水晶体　195
錐体（すいたい）外路　46

垂直感染　249
水　痘　9
水痘・帯状疱疹ウイルス　266
膵頭部（すいとうぶ）がん　16
水分代謝　62
水平感染　249
水疱（すいほう）　172
髄膜（ずいまく）　227
髄膜炎　192
髄膜刺激症状　103, 228
髄膜刺激徴候　111
スキンケア　175
スクイージング　154
スタンダードプリコーション
　　　　　　　　　　9
頭　痛　108, 109
ステージ分類　5
STEMI　219
スパイロメトリー　74
SPECT　235
ずれ力　175
スワンネック変形　261
スワンの点　42

せ

性感染　9
性感染症　9
正球性正色素性貧血　55
清拭（せいしき）　30
脆弱（ぜいじゃく）X 症候群
　　　　　　　　　　25
正常組織傷害性　3
正常洞調律　70
成人型 T 細胞白血病　9
成人型 T 細胞白血病 I 型ウイ
　　　　　ルス　5
成人スティル病　262
精神性発汗　136
精神療法　203
性染色体　90
生存率　7
整　脈　72
生命倫理の四原則　31
正乱視　196
脊髄完全横断型　183, 184
脊髄腫瘍　124
脊髄反射　46
脊髄半側障害型　184
咳中枢　152
赤　沈　54, 56
赤沈値　57
脊椎（せきつい）骨折　124
積極的安楽死　31
赤血球指数　54, 55
赤血球数　54
赤血球沈降速度　56, 220
赤血球沈降速度検査　54
接触感染　8, 268
接触皮膚炎　19
切迫性尿失禁　168
背抜き　182

セロトニン　2
線維筋痛症　262
全眼球炎　198
潜在（せんざい）性結核感染症
　　　治療　237
染色体　90
染色体異常　23
染色体検査　90
全身性アナフィラキシー　174
全身性エリテマトーデス
　　　19, 21, 262
全身性炎症反応症候群　107
全身性けいれん　101
全身性循環障害　13
全身性多汗症　136
仙髄回避型　184
潜性（せんせい）遺伝　22
浅側頭動脈　37
せん断骨折　275
センチネルリンパ節　143
前庭神経　191
前庭神経炎　188
前庭誘発筋電図検査　190
先天性アポ C-Ⅱ 欠損症　16
先天性 LPL 欠損症　16
先天性心疾患　22
先天性代謝異常　16
先天性風疹症候群　192, 270
前頭葉　224

そ

造影検査　81
造影剤　82
騒音性難聴　192
創外固定　277
臓器移植　27
早期腎症　209
臓器提供　27
臓器特異的自己免疫疾患　20
臓器非特異的自己免疫疾患
　　　20
双極性障害　201, 284
双極誘導　70
総頸動脈　37
造血器腫瘍　25
総コレステロール　59
相対生存率　7
総タンパク質　59
早朝尿　63
相同染色体　90
躁病（そうびょう）　201
総ビリルビン　59
僧帽弁狭窄（きょうさく）症
　　　215
僧帽弁領域　49
側枝型静脈瘤　230
塞栓（そくせん）症　12, 13
足底（そくてい）反射　46
側頭葉　224
足背（そくはい）動脈　37
続発疹　171

続発性脂質異常症　211
側副血行路　253
阻血（そけつ）性障害　175
組織液　11
組織呼吸　39
粗動波　144
尊厳死　31

た

体圧分散ケア　182
ダイアフラム面　46
体位ドレナージ　154, 235
体液　11, 133
体温　35
体温計　36
体温測定　106
体温調節中枢　1
体外照射療法　7
体感覚　201, 288
大球性正色素性貧血　55
対光反射消失　26
体細胞遺伝子検査　88
代謝　14
代謝障害　14
代謝性アシドーシス　66, 77
代謝性アルカローシス
　　　66, 77
代償休止期　144
帯状ヘルペス　266
帯状疱疹（たいじょうほうしん）
　　　266
帯状疱疹後神経痛　267
体性痛　112, 116
大腿（だいたい）神経伸展テスト
　　　123
大腿動脈　37
大腸性下痢　156
大動脈解離　113, 150
大動脈弁狭窄（きょうさく）症
　　　215
大動脈弁領域　49
大動脈瘤破裂　13
大脳　223
大脳基底核　224
大脳性感覚障害型　183, 184
大脳辺縁系　224
第Ⅷ脳神経　191
対標準1秒量　234
体表面積の5の法則　272
体表面積の9の法則　272
大葉性肺炎　241
ダウン症候群　24
多汗症　136
濁音　46
多剤耐性結核　237
打診　45
立ちくらみ　188
脱臼（だっきゅう）　128
脱水　133
ターナー症候群　25
多尿　64

多発血管炎性肉芽（にくげ）腫
　　　症　262
多発性筋炎　21, 262
WBC　54
WPW症候群　144
ダーモスコピー検査　174
単一光子放射断層撮影　225
単脚直立検査　190
単球　2
単極誘導　70
単クローン性　3
炭酸水素イオン濃度　76
単純X線撮影　81
単純検査　81
単純骨折　274
単純ヘルペスウイルス感染症
　　　20
単神経型　183, 184
胆石症　16
断層撮影　82
単独骨折　275
タンパク尿　209

ち

チアノーゼ　150
チェーンストークス呼吸　150
知覚過敏　288
知覚変容発作　288
蓄尿　64
蓄尿症状　168
遅発性肝不全　248
チャイルド・ピュー分類　253
注意欠如多動性障害　287
中核症状　281
中間尿　64
注察妄想　201
中耳炎　192, 193
注視眼振検査　190
中耳奇形　192
中枢性嘔吐（おうと）　165
中枢性めまい　188
中性脂肪　15, 59, 211
肘（ちゅう）正中皮静脈　53
宙づり型　184
中等熱　37
超音波検査　78
聴覚　33
聴覚障害　191
聴覚中枢　192
腸管運動異常　156
腸管狭窄（きょうさく）　160
腸管癒着（ゆちゃく）　160
超女性　25
聴診　46
聴神経腫瘍　192
聴診法　41
腸蠕動（ちょうぜんどう）音
　　　51
超多剤耐性結核　237
腸内細菌叢　69
聴力　93

聴力検査　93, 194
直接ビリルビン　59
チール・ニールセン染色　238
鎮咳（ちんがい）剤　154

つ

椎間板ヘルニア　124
つち骨　191
ツベルクリン反応　19, 238
つわり　163

て

TIA　185
DIC　14, 255
DALY　284
低 HDL コレステロール血症
　　　211
低温　37
D型肝炎　248
低血圧　215
低血糖　201, 210
T細胞　19
低酸素血症　148, 155, 201
TC　59
TG　15, 59, 211
低張性脱水　133
DTI　177
TT型肝炎　248
T波　72
TP　59
D-BIL　59
T-BIL　59
t-PA　225
DVT　230
摘便（てきべん）　161
DESIGN-R®　179
デシベル　194
鉄欠乏性貧血　55
鉄代謝異常　17
テネスムス　156
手袋・靴下型　183, 184
デブリドマン　181
デューク法　57
デュシェンヌ型筋ジストロ
　　　フィー　22
デルタ波　144
デルマトーム　186
転移性再発　6
転移性脊椎腫瘍　124
伝音性難聴　94, 192
電解質異常　201
てんかん　22, 102, 201
点眼指導　199
転換性感覚障害型　184
電気生理学的検査　186
電子線　7, 10
点頭てんかん　103
電離療法　139

と

頭位眼振検査　190
頭位変換眼振検査　190
頭蓋（とうがい）内圧亢進症状　109
頭蓋内圧亢進の三徴　109
洞機能不全症候群　148
洞結節　143
瞳孔散大　26
統合失調症　22, 201, 287
統合失調症診断基準　291
橈骨（とうこつ）動脈　37
透視検査　81
洞性P波　144
糖代謝異常　15
等張性脱水　133
頭頂葉　224
疼痛（とうつう）　1
疼痛行動評価表　126
疼痛評価スケール　110
糖尿病　22, 65, 207
糖尿病ケトアシドーシス　209
糖尿病検査　60
糖尿病診断基準　210
糖尿病性昏睡（こんすい）　209
糖尿病性神経障害　209, 215
糖尿病性腎症　209
糖尿病性前増殖網膜症　196
糖尿病性増殖網膜症　196
糖尿病性単純網膜症　196
糖尿病性網膜症　196, 209
頭部外傷　192
洞房結節　143
動脈圧　40
動脈血ガス分析　74
動脈血酸素分圧　77
動脈血酸素飽和度　77
動脈硬化　13, 209
動脈硬化指数　211
動脈硬化症　16, 213
動脈瘤（りゅう）　13
トキソプラズマ　142
トキソプラズマ脳症　20
特異度　53
毒素　1
特発性難聴　188
床ずれ　175
徒手筋力テスト　123, 126
突発性血小板減少性紫斑病　19, 21
突発性てんかん　101
突発性難聴　192, 193
ドパミン　278
トリアシルグリセロール　15
トリグリセリド　15, 211
トリソミー　23
トリプルX症候群　25
努力呼吸　40
努力性肺活量　75
ドレッシング　181
ドレッシング材　179

な

内呼吸　39
内固定　277
内耳機能検査　190
内耳神経　191
内耳性難聴　192, 193
内臓痛　112, 116
内毒素　14
内分泌機能検査　61
ナトリウム　62
ナトリウムイオン（Na⁺）　133
ナトリウムイオン欠乏性脱水　133
難聴　191
難聴度　95
難聴度分類　95
難病　264

に

2RSB　49
2LSB　49
Ⅱ音　49, 73
Ⅱ型アレルギー　19
2型糖尿病　209
肉芽（にくげ）　3
肉芽形成　2
肉芽腫　264
肉芽組織　179
肉腫　4
二酸化炭素分圧　76
二次性音　48
二次性高血圧症　213
二次性頭痛　108
二次性低血圧　215
21-トリソミー症候群　24
二重造影法　82
日常生活動作　126
二点識別覚検査　186
Ⅱ度房室ブロック　145
ニトログリセリン　218
二分脊椎　22
二峰性発熱　269
日本昏睡尺度（にほんこんすいしゃくど）　44, 99
日本臨床検査標準化協議会共用基準範囲　53
乳酸デヒドロゲナーゼ　59, 220
ニューモシスチス肺炎　20
尿意切迫　168
尿意切迫感　168
尿検査　63
尿生成　63
尿勢低下　168
尿線途絶（とぜつ）　168
尿沈渣検査　65

尿道拡張　170
尿毒症　256
尿の色調異常　64
尿pH　65
尿比重　66
尿閉　168, 171
尿量　64
尿路感染症　171
尿路腫瘍　65
妊娠悪阻（おそ）　163
妊娠検査薬　65
妊娠高血圧症候群　213
認知症　20, 201
認知症診断基準　283
認知療法　203

ね

猫なき症候群　24
熱感　1
熱型（ねつけい）　37, 106
熱傷　271
熱傷指数　273
熱傷ショック　271
熱中症　137
ネフローゼ症候群　129
粘液　244
粘液水腫　12
捻転（ねんてん）骨折　275

の

脳圧亢進　213
脳炎　201, 213
脳幹出血　226
脳血管障害　201
脳血管性認知症　280
脳梗塞（こうそく）　187, 222
脳死　27
脳出血　13, 187, 226
脳腫瘍　201, 213
膿性（のうせい）痰　153
脳卒中　227
脳動静脈奇形　228
脳動脈瘤　228
膿尿（のうにょう）　255
脳波聴力検査　93
脳ヘルニア　109
膿疱（のうほう）　172
ノロウイルス　9
NSTEMI　219

は

肺うっ血　12
肺炎　6, 240
肺炎球菌　241

肺炎球菌ワクチン　242
肺外結核　237
肺活量　75
肺気腫　233
肺結核　236
敗血症　255
肺呼吸　39
肺真菌症　241
肺シンチグラフィー　78
肺生検　78
肺線維症　233
バイタルサイン　35
バイタルの逆転　107
肺動脈弁領域　49
梅毒　9, 142, 192
排尿後尿滴下　168
排尿困難　168
排尿障害　167
排尿症状　168
排尿遅延　168
排尿日記　169
肺胞呼吸音　48
肺胞性肺炎　241
肺リンパ過形成　20
破瓜（はか）型統合失調症　287
パーキンソン顔貌（がんぼう）　278
パーキンソン病　278
迫害妄想　201
白内障　196
白斑（はくはん）　17
剥離（はくり）骨折　275
橋本病　19, 21
播種（はしゅ）性血管内凝固症候群　14, 255
播種性転移　5
波状熱　37, 106
％肺活量　75
パーソナリティー障害　201
ばち状指　150
発汗　136
発がん因子　5
発汗の異常　136
白血球数　54, 56
白血球百分率　54, 55
発症前診断　88
発疹（はっしん）　171
ハッチンソン・ギルフォード・プロジェリア症候群　22
発熱　1, 105
発熱性サイトカイン　105
ハッフィング　154
発明妄想　201
パトー症候群　24
羽ばたき振戦　253
馬尾腫瘍（ばびしゅよう）　124
バビンスキー反射　46
針刺し事故防止　9
バルサルバ洞　214
パルスオキシメーター　38, 77
バレー徴候　111
瘢痕（はんこん）　3
瘢痕浸潤　265

300 索 引

反 射 46
反射異常 46
反射弓 46
反射性嘔吐（おうと） 165
反射性尿失禁 168
伴性遺伝疾患 22
反跳（はんちょう）痛 120
ハンチントン病 88
ハントとヘスの重症度分類 227
パンヌス 259
反応性リンパ節腫脹 140
汎発（はんぱつ）性腹痛 118
反復性肺炎 20

ひ

非アルコール性脂肪性肝炎 248
BRTP 126
BE 77
PET 83
PaO2 76
PAC 144
PaCO2 76
非 ST 上昇型心筋梗塞（こうそく） 219
PSP 66
PSP 排泄試験 66
pH 76
BMI 212
PLT 54
ビオー呼吸 150
非回転性めまい 188
被害妄想（もうそう） 201, 288
被殻（ひかく）出血 226
B 型肝炎 9, 248
B 型肝炎ウイルス 5
B 型肝炎ウイルス検査 251
非器質性難聴 193
非結核性抗酸菌症 20
非高血圧性脳出血 226
PCI 221
BCG ワクチン 237
皮質下出血 226
微小血管狭窄症 205
微小血管狭心症 216
非上皮性腫瘍 4
微小妄想（もうそう） 201, 288
皮 疹 171
非侵襲（ひしんしゅう）的出生前遺伝学的検査 88
ヒスタミン 2, 172
非ステロイド性抗炎症剤 111, 246
ヒストプラズマ症 20
微生物 8
ビタミン D 抵抗性くる病 22
PT 57
PTSD 201
PTCR 221

PTCA 221
非特異的腰痛 121
被毒妄想（もうそう） 201
ヒトパピローマウイルス 5
ヒト免疫不全ウイルス 8
微 熱 37
P 波 72
BPSD 281
皮膚アレルギー検査 174
皮膚温 36
皮膚筋炎 21, 262
皮膚サルコイド 265
皮膚分節 186
非閉塞性腸管虚血 118
非ホジキンリンパ腫 20
飛沫（ひまつ）核 9
飛沫核感染 8, 268
飛沫感染 8, 155, 268
肥満細胞 19
肥満症 212
BUN 60
病原体遺伝子検査 88
表在感覚 186
表在感覚機能検査 186
表在静脈 229
表在反射 46
表在リンパ節 140, 141
標準予防策 9
病的骨折 274
表皮剝離（はくり） 172
鼻翼（びよく）呼吸 40, 234
日和見（ひよりみ）感染 19
日和見感染症 8
びらん 172
微粒子用マスク 9
ビリルビン 16
ビリルビン代謝異常 16
疲労骨折 274
貧 血 54, 55
貧困妄想（もうそう） 201
頻尿（ひんにょう） 168
頻脈（ひんみゃく） 38

ふ

ファウラー位 254
ファンコーニ症候群 60
VEGF 197
VAS 109
VF 144
フィジカルアセスメント 45
VZV 266
フィッシュバーグ尿濃縮試験 67
VT 144
VPC 144
フィブリノーゲン量 54
フィブリン 2
フィラデルフィア染色体 25
風 疹 9, 270
風疹ウイルス 270

フェイススケール 109
フェニルケトン尿症 22, 65
フェノールスルホンフタレイン 66
深い触診 52
腹圧性尿失禁 168
腹圧排尿 168
複合感覚 186
複合感覚機能検査 186
複合骨折 275
伏在（ふくざい）型静脈瘤 230
副雑音 48
腹式呼吸 39
副腎皮質ホルモン 213
副腎不全 215
腹 水 129
腹 痛 116
腹部大動脈瘤 124
腹部のフィジカルアセスメント 50
腹壁反射 46
腹膜刺激症状 118
腹膜痛 117
不顕性（ふけんせい）感染 8
ブジー 170
浮腫（ふしゅ） 2, 12, 65, 128
ブースター効果 268
不整脈 38, 74, 143
不全骨折 274
フタラール 10
浮動感 188
ブドウ糖 208
ぶどう膜炎 198, 265
ブ ラ 243
ブリストル便性状スケール 68, 155
ブリンクマン指数 233
ブルジンスキー徴候 111
ブルンス症候群 191
ブルンベルグ徴候 119
フレッチャー・ヒュー・ジョーンズ分類 150
ブレーデンスケール 178
ブレブ 243
フレンツェル眼鏡 190
プロスタグランジン 173
プロトロンビン 57
プロトロンビン時間 54, 57, 248
プローブ 79
フローボリューム曲線 76
粉砕骨折 275
分子標的薬 7
分泌性下痢 156

へ

平均赤血球ヘモグロビン濃度 55
平均赤血球ヘモグロビン量 55
平均赤血球容積 55

平均聴力 95
閉経症候群 203
平衡感覚 188
平衡感覚検査 190
閉鎖骨折 274
閉塞性換気障害 233
平 熱 36
β 遮断剤 221
β 受容体 221
β2 ミクログロブリン 60
β ブロッカー 221
ベーチェット病 262, 263
PET 83
ペプシン 244
ヘマトクリット値 54
ヘモグロビン A1c 61
ヘモグロビン量 54
ヘリコバクター・ピロリ 245
ベル面 46
変形性関節症 259
便検査 67
ベンザルコニウム塩化物 10
便潜血検査 69
片側顔面けいれん 102
便 秘 158

ほ

蜂窩織炎（ほうかしきえん） 131
膀胱炎（ぼうこうえん） 65
膀胱カテーテル 170
放散痛 112, 117
房室伝導比 144
房室ブロック 39
放射線検査 81
放射線診断 81
放射線皮膚障害 271
放射線療法 7
膨疹（ぼうしん） 172
乏尿（ぼうにょう） 64
泡沫（ほうまつ）細胞 13
泡沫性痰 153
ポケット 179
母子感染 8
ポジショニング 182
補助呼吸筋 40, 234
補 体 19
ボタン穴変形 261
補聴器 194
発疹（ほっしん） 171
発赤（ほっせき） 1
ボツリヌス毒素 104
ボツリヌス療法 139
母乳感染 9
ポビドンヨード 10
保有者 22
ポルフィリン 64
ホルモン補充療法 206
ホルモン療法 7
本態性高血圧症 213
本態性脂質異常症 16
本態性低血圧 215

ま

ホーン・ヤールの重症度分類　279

膜　面　46
マクロファージ　1, 2, 19, 140
麻　疹　9, 192, 268
麻疹ウイルス　268
麻疹ゼラチン粒子凝集法　269
麻疹風疹混合ワクチン　268, 270
マックバーニー点　52
末期（まつご）の水　30
末梢性めまい　188
マーフィー徴候　119
マルゲーニュ骨折　275
マルファン症候群　122
マン検査　190
マンシェット　41
慢性炎症　3
慢性潰瘍　244
慢性肝炎　249
慢性気管支炎　233
慢性甲状腺炎　21
慢性高二酸化炭素血症　234
慢性骨髄性白血病　26
慢性腎臓病　256
慢性腎不全　256
慢性頭痛　109
慢性肺性心　215
慢性疲労症候群　285
慢性閉塞性肺疾患　232
慢性便秘　159
慢性腰痛　120
マントル細胞リンパ腫　26
マンモグラフィー　80, 82

み, む

ミオグロビン　64, 220
味　覚　33
味覚性発汗　136
水欠乏性脱水　133
三日はしか　270
密封小線源療法　7
ミネラル　17

ミネラル代謝異常　17
脈　圧　40, 213
脈　拍　35, 37
脈拍欠損　39
脈拍数　38, 77
mmHg　40

無汗症　136
無機質　17
無気肺　6
むくみ　128
無症候性キャリア　250
無症候性脳梗塞（こうそく）　224
無　動　278
無　尿　64
無脳症　22
無目的性　3

め

迷路性難聴　192
メタボリック症候群　213
メタボリックシンドローム　213
滅　菌　10
メドゥーサの頭　252
メニエール病　188, 193
めまい　187
めまいリハビリ体操　191
メラニン色素代謝異常　16
免　疫　17
免疫寛容　20
免疫機能検査　62
免疫機能亢進　18
免疫機能低下　19
免疫グロブリン　2
免疫トレランス　20
免疫複合体　19
面　接　33

も

毛細血管圧　40
網状（もうじょう）赤血球　55
妄想（もうそう）　200, 288
妄想型（もうそうがた）統合失調症　287

妄想性障害　201
網膜（もうまく）　195
網膜動脈硬化症　197
毛様体（もうようたい）　195
モザイク　24
文字識別覚検査　186
MONA　220
モニター心電図　70
モノソミー　23
モビッツⅠ型　145
モビッツⅡ型　145
問　診　33
門脈圧亢進症　12, 252

や　行

夜間頻尿（ひんにょう）　168
薬剤性肝炎　248
薬剤性難聴　192
薬物性便秘　159
夜尿症　168

優性遺伝　22
遊　走　2
有痛性脳神経ニューロパチー　108
幽門狭窄症（ゆうもんきょうさくしょう）　22
輸　液　135, 158, 273
U　波　72

溶血性貧血　16, 55
陽性症状　288
ヨウ素デンプン試験　139
腰椎椎間板ヘルニア　122
腰　痛　120
陽電子放射断層撮影　83
腰部脊柱管狭窄（きょうさく）症　124

ヨード製剤　82
4LSB　49
Ⅳ　音　49, 73
Ⅳ型アレルギー　19
4区分法　50

ら　行

落屑（らくせつ）　172
ラクナ梗塞（こうそく）　222

らせん骨折　275
乱　視　196
ランツ点　52

リウマチ因子　21, 259
リウマチ性疾患　260
リウマチ性多発筋痛症　262
リエントリー　148
裏急後重（りきゅうこうじゅう）　156
リズム　38
リビングウィル　31
流行性角結膜炎　9
流行性耳下腺炎　9, 192
硫酸バリウム　82
良性腫瘍　4
緑内障　197
臨床検査　53
鱗屑（りんせつ）　172
リンネ法　95
リンパ液　11
リンパ液循環　11
リンパ管　11
リンパ球　140
リンパ系機能障害　175
リンパ行性転移　5
リンパ性間質性肺炎　20
リンパ節　140, 141
リンパ節腫脹　140
リンパドレナージ　132
リンパ浮腫（ふしゅ）　130

冷罨法（れいあんぽう）　108
レイノー現象　263
レイノー症状　174
劣性遺伝　22
レット症候群　22
レニン　213
レビー小体型認知症　201, 280
連続性雑音　49

労作（ろうさ）性狭心症　217
老　視　196
老人性難聴　192, 193
老人性白斑　17
老廃物　11
肋間（ろっかん）神経　114
肋間神経痛　114
濾胞（ろほう）性リンパ腫　26
ロンベルグ検査　190
腕橈骨筋反射　46

【監修・編集・執筆】
草 間 朋 子
　1941年　長野県に生まれる
　1965年　東京大学医学部衛生看護学科 卒
　東京大学医学部 助教授，大分県立看護科学大学
　　学長を経て
　現 東京医療保健大学 副学長
　専門 看護教育，看護政策，健康科学
　医 学 博 士

【監修・編集・執筆】
松 本 純 夫
　1947年　大阪に生まれる
　1973年　慶應義塾大学医学部 卒
　藤田保健衛生大学医学部 教授，国立病院機構東京
　　医療センター 病院長などを経て
　現 国立病院機構東京医療センター 名誉院長
　　東京医療保健大学 学事顧問
　専門 消化器外科，内視鏡外科
　医 学 博 士

【監　修】
脊 山 洋 右
　1941年　東京に生まれる
　1973年　東京大学大学院医学系研究科博士課程 修了
　現 東京医療保健大学 客員教授
　　医学中央雑誌刊行会 理事長
　東京大学名誉教授，お茶の水女子大学名誉教授
　専門 生化学
　医 学 博 士

【執　筆】
穴 沢 小 百 合
　2003年　日本赤十字看護大学大学院
　　看護学研究科修士課程 修了
　元東京医療保健大学東が丘・立川看護学部 准教授
　専門 基礎看護学，看護教育学
　修士（看護学）

【執　筆】
松 本 和 史
　2004年　東京大学大学院医学系研究科修士課程 修了
　現 東京医療保健大学東が丘・立川看護学部 准教授
　専門 看護学，臨床試験
　修士（保健学）

【執　筆】
竹 内 朋 子
　2012年　東京大学大学院医学系研究科博士課程 修了
　現 東京医療保健大学東が丘・立川看護学部 准教授
　専門 看護管理学，緩和ケア
　博士（保健学）

【執　筆】
松 山 友 子
　2017年　日本赤十字看護大学大学院
　　看護学研究科博士後期課程 修了
　現 東京医療保健大学東が丘・立川看護学部 教授
　専門 看護教育学，基礎看護学
　博士（看護学）

第1版 第1刷 2018年9月7日 発行

基本を学ぶ 看護シリーズ 3
病気の成り立ちを知る

© 2 0 1 8

　　　　　　　草　間　朋　子
監　修　　脊　山　洋　右
　　　　　　　松　本　純　夫

発 行 者　　小　澤　美　奈　子

発　行　株式会社 東京化学同人
東京都文京区千石 3 丁目 36-7（☎112-0011）
電話（03）3946-5311・FAX（03）3946-5317
URL：http://www.tkd-pbl.com/

印 刷　日本ハイコム株式会社
製 本　株式会社 松岳社

ISBN 978-4-8079-1802-7
Printed in Japan
無断転載および複製物（コピー，電子デー
タなど）の無断配布，配信を禁じます．

基本を学ぶ 看護シリーズ

草間朋子・脊山洋右・松本純夫 監修

B5判　2色刷　各巻 200 ページ内外

看護を実践する人が最低限身につけておくべき基礎知識を学ぶための教科書.
1回の講義で 1〜2 章教えることを想定した構成. 国試対策も考慮.

1. 自然科学の基礎知識を知る　本体 2400 円

今井秀樹・草間朋子 編

今井秀樹・高木晴良・松本和史・草間朋子 著

2. からだの仕組みと働きを知る　本体 2700 円

高野海哉・川岸久太郎・草間朋子 著

3. 病気の成り立ちを知る　　　本体 3100 円

草間朋子・松本純夫 編

穴沢小百合・竹内朋子・松本和史
松山友子・草間朋子・松本純夫 著

4. くすりの基礎を知る

松本純夫・今井秀樹・草間朋子 編

片桐正孝・田邉由幸・茅野大介・前田智司 著

5. 健康を維持する仕組みを知る

佐藤 潤・石田千絵・脊山洋右・草間朋子 編

石田千絵・駒田真由子・佐藤 潤・村瀬 誠 著

看護師のための
英会話ハンドブック

上鶴重美・Eric M. Skier 著　CD付

新書判　2色刷　192 ページ　本体 1800 円

外来・病棟・検査室・手術室といった多様な看護場面を取上げ, 各場面でよく使う表現
と英語のコツを学べるように, 実際の場面に沿った会話例を豊富に掲載. ネイティブ
スピーカーによりすべての場面を録音した付録CDは, 聞き取りや発声練習に役立つ.

定価は本体価格＋税